야경증과 야제증은 영아산통이 아니에요!

야경증과 야제증은 영아산통이 아니에요!

발행일   2017년 5월 12일

지은이   황 지 모
펴낸이   손 형 국
펴낸곳   (주)북랩
편집인   선일영   편집   이종무, 권혁신, 송재병, 최예은
디자인   이현수, 김민하, 이정아, 한수희   제작   박기성, 황동현, 구성우
마케팅   김회란, 박진관
출판등록   2004. 12. 1(제2012-000051호)
주소   서울시 금천구 가산디지털 1로 168, 우림라이온스밸리 B동 B113, 114호
홈페이지   www.book.co.kr
전화번호   (02)2026-5777   팩스   (02)2026-5747

ISBN   979-11-5987-543-4 03510 (종이책) 979-11-5987-544-1 05510 (전자책)

이 도서의 국립중앙도서관 출판예정도서목록(CIP)은 서지정보유통지원시스템 홈페이지(http://seoji.
nl.go.kr)와 국가자료공동목록시스템(http://www.nl.go.kr/kolisnet)에서 이용하실 수 있습니다.
(CIP제어번호: CIP2017010879)

(주)북랩 성공출판의 파트너

북랩 홈페이지와 패밀리 사이트에서 다양한 출판 솔루션을 만나 보세요!
홈페이지 book.co.kr   자가출판 플랫폼 해피소드 happisode.com
블로그 blog.naver.com/essaybook   원고모집 book@book.co.kr

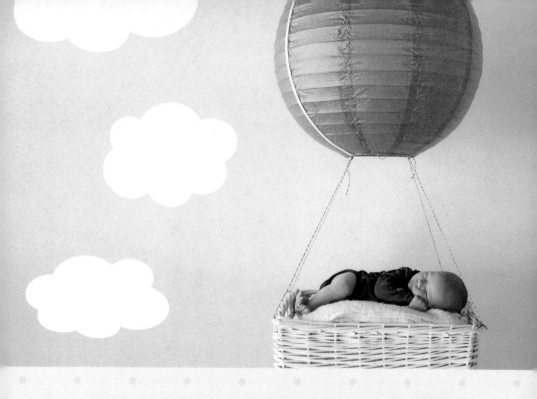

잠 못 자는 우리 아기, 잠 잘 재우는 비법

야경증과 야제증은 영아산통이 아니에요!

황지모 지음

북랩 book Lab

안녕하세요, 반포한의원 원장, 한의사 황지모입니다.

제가 아이들의 잠 문제(야경증/야제증)에 대한 책을 내야겠다는

생각을 하고 준비를 시작한 것은 오래되었습니다. 그러나 굳이 제 이름으로 출판한다는 것이 겸연쩍어 미루다 보니 2년 이상의 시간이 흘렀습니다. 하지만 그동안 진료하러 오신 어머니들을 통해 아이의 잠 문제와 관련된 사연을 많이 들었습니다. 어머니들은 여전히 많은 정보와 편견의 홍수 속에서 갈피를 못 잡고 고민하시는 모습이었습니다. 그러면서 아이들의 수면 장애 진료를 많이 하고 있는 제가 그분들께 도움이 될 만한 지침을 드리는 게 좋겠다는 결론에 이르게 되었습니다.

"언젠가는 좋아지니까 그냥 참고 지내봐"라는 주변인들의 말
"수면 교육을 꼭 해야 돼"라는 절대적 주장이나
"어릴 땐 다 그래. 크면 저절로 나아져"라는, 자연적 습득만을 강조하는 한방 및 양방 선생님들의 의견

그리고 '아기 잘 재우는 비법'으로 알려진, 이론에만 치우쳐 잘못된 수면 습관을 조장하는 대중 요법적 정보와 책들….

이러한 것들은 저의 도움을 간절히 필요로 하는 분들이 있고, 그분들을 제가 도와드릴 수 있을 거라는 확신을 가지게 하였습니다.

이 책은 부끄럽지만 저의 고백서이기도 합니다.

저는 한의사지만, 저의 건강에 대해 과신한 나머지 우리 아이를 임신하기 전 준비가 거의 전무했습니다. 담배는 원래부터 시작도 안 했고 지금도 안 피우지만 술자리는 굳이 피하지 않았고, 운동도 꾸준히 하지 못했습니다. 각종 패스트푸드나 인스턴트, 외식을 즐겨 했으며 규칙적인 식사도 잘 하지 못했습니다. 그러던 중에 아내가 임신을 하였습니다. 저는 야간 진료와 학회 등 바쁜 병원 일로 인해 직접 태교에 신경을 쓸 형편이 못 되었고, 아내가 힘들거나 증상이 있으면 그때그때 한약 처방을 해주는 것이 전부였죠. 예정일이 되어 다행히도 무사히 출산을 하였고, 아기가 남자아이치고는 다소 작지만 건강하게 태어났습니다. 하지만 그때부터 저희 부부는 편안한 밤잠은 반납하는 처지에 이르고 말았습니다.

우리 아이도 아기일 때 혼자서는 잠들기 어려웠습니다.

아이 엄마는 매일 밤 이른 시간부터 같이 누워서 아이를 재워줘야 했습니다. 아기는 밤중이나 새벽에 수시로 깨어 앙- 울면서 엄마가 있는 침대로 오거나 혹은 엄마가 자다가 벌떡 일어나 아기가 있는 곳으로 내려가곤 했습니다. 덩달아 옆에서 자던 저도 잠을 깨다 보니 밤잠을 푹 자지 못하면서 늦잠을 자게 되었고 그러다 보니 급기야 병원 진료시간에도 늦게 되었습니다. 한번은 환자가 진료 첫 타임에 예약을 해달라고 했는데 당시 병원 신규직원이 "우리 원장님 잘 늦으셔서 그 시간에는 예약 안 된다"고 대답하는 것을 듣고 웃어야 하나, 울어야 하나 헛웃음이 나온 적도 있습니다.

저만 아기 잠 때문에 그런 곤란한 상황을 겪었을까요?

제가 모르긴 몰라도 일반 직장인분들은 더 했으면 더 했지 덜하지는 않을 것입니다. 저야 개인 병원이라 진료 시작 시간도 비교적 자유롭고 예약제라서 조정하면 되지만, 일반 직장인분들은 보통 출근 시간도 이르고 직장 상사나 선후배의 지시나 눈치가 있는 상황에서 아이의 야경증/야제증 때문에 잠을 못 자서 늦잠을 자고 지각한다면 너무 곤란할 것입니다. 게다가 이런 상황이 하루 이틀에 끝나는 게 아니라 계속되는 것이므로, 밤새 잠을 푹 못 잔 상황이 이어지면 하루하루의 컨디션이나 업무 효율성이 매우 떨어지게 될 것입니다. 따라서 이러한 상황이 그 이상, 더 장기간 이어진다면 엄마 아빠의 건강에도 상당한 악영향을 끼칠 것입니다.

한의대 학부 시절 소아과학 시간에 배운 야제증에 대한 내용은 간략했습니다.

원인은 아이들이 놀라거나 소화기관이 약하기 때문이며, 그 증상은 밤에 깨서 운다는 것이고, 일시적으로 안정시키는 약이나 손가락을 따는 사혈 요법을 실시할 수 있는데, 심기(마음心氣)나 비위 (소화기脾胃氣)가 약한 아이들은 그에 따라 한약을 처방할 수 있다 는 것이 거의 전부였습니다. 그리고 대부분의 아이들은 '시간이 지나면 저절로 없어진다'고 나와 있습니다.

그러나 실제 육아의 현실은 완전히 달랐습니다.

간략하게 '별것 아니라고' 배웠던 야제증이었는데 우리 아기가 3 개월, 6개월 이렇게 시간이 지나도 좋아지기는 커녕

1) 혼자 잠자리에 드는 것도 거부하고
2) 새벽에 꼭 깨서는 울면서 엄마를 찾고
3) 잠뿐 아니라 피부에 태열도 있어 아토피성 습진이 나타났으며
4) 코 막힘과 누런 코딱지, 재채기와 콧물을 달고 살게 되었습 니다.

저는 그제야 이대로 둬서는 안 되겠다는 생각이 들어 아기에게 맞는 한약을 처방하여 복용시켰습니다.

기존의 한약으로는 복용이 어려웠습니다.

맛이나 향도 그렇고 기존 갈색/검정 한약의 특성 자체가 수유 중인 어린 아기에게 충분히 복용시키기 힘들며 또 한약의 독성은 양약에 비해서 현저히 낮은 수준이지만(대략 평균적으로 1/7 정도) 어린 아이에게도 100% 안심하고 먹일 수 있는 조제법이 필요했습니다.

그래서 생수보다 안전하고 향과 맛이 미미한 맑은 탕전법(100일 미만의 갓난아기들이 복용해도 안전에 전혀 문제가 없도록 특허 및 검증받은 탕전법)으로만 처방·조제한 투명 한약을 아이의 분유 물로 사용해서 복용시키기 시작했습니다.

잠재우는 약이 아니라 아이의 건강과 체질 개선을 위한 처방입니다.

꾸준히 수개월 이상 장복시키면서 잠은 진즉에 좋아졌고, 다음으로 피부가 좋아졌습니다. 태열기도 싹 가셨고 팔, 다리, 엉덩이에 있던 아토피성 습진이 95% 이상 깨끗해졌으니까요. 코도 그렁그렁 항상 꽉 차있던 상태에서 개선되어 고열이나 중이염, 기관지염, 폐렴 등으로 웬만해서는 잘 이행되지 않았고, 또 생겨도 금방 회복되는 정도가 되었습니다. 비로소 집에서 한의사 아빠이자 남편으로서 위신이 섰다고 할까요? 어린아이에게 이렇게 약을 오래 먹여도 되는 건지 의아해하면서도 남편을 믿고 지켜봐온 아내에게 떳떳하게 할 말이 생긴 겁니다.

너무나 많았습니다.

잠 문제로 힘들어하는 엄마, 아빠, 아기들은 물론 할아버지, 할머니들까지 너무 많았습니다. 엄마 아빠 이전에 요즘은 할아버지 할머니들이 직접 먼저 검색해보시고 찾아보셔서 손주와 아들, 딸(혹은 사위, 며느리)을 이끌고 오시는 경우도 있을 정도입니다. "죽고 싶다"고 까지 표현한 숱한 엄마들의 사연과 눈물을 수없이 접하면서 꼭 드리고 싶은 말씀이 있었습니다. 야경증/야제증은 굳이 그렇게 온 가족이 고생하면서 언제나 좋아질까 하염없이 기다릴 필요도 없는 것이고, 아이의 건강을 생각해서라도 마냥 기다려서는 안 될 일이라는 것입니다.

생각보다 빨리 좋아지고, 체질까지 개선됩니다.

야경증/야제증으로 아주 오래 고생하고 있던 아이가 기억나는데, 그 아이는 만 5세까지 꼬박 5년간 고생하고 있던 아이였습니다. 몇 년간 나름대로 양방, 한방, 민간요법 등 해볼 건 다 해봤던 아이였는데 불과 2~3개월 안에 잠 문제가 현저히 좋아졌습니다. 그리고 이 아이가 가지고 있던 알레르기 증상들, 소화기 증상들도 같이 개선이 되었죠. 이렇게 짧게는 몇 개월부터 길게는 몇 년까지 야경증/야제증으로 고생하던 아이들의 90% 이상이 치료만 시작하면 잠 증상 자체는 상당히 빨리 개선됩니다. 어른들의 불면증보다는 훨씬 가벼운 증상이기 때문입니다. 동시에 아이들의 체질까지 한결 튼튼해지는데, 이것은 제가 야경증/야제증 아이들을 진료하는 과정에 있어서 이 부분(체질 개선)을 더 본질적으로 중요하게 여기기 때문입니다.

아기가 잠을 잘 자는 것은 아이 평생 건강의 기초가 됩니다.

세 살 버릇 여든까지 간다는 속담이 있습니다. 똑같은 이치로 저는 "세 살 체질 여든까지 간다"고 말씀드립니다. 아이가 어릴수록 잠 증상이 빨리 좋아지고, 체질 개선도 잘 이루어지며 더 양호한 지점까지 좋아집니다. 그리고 만4세 이전의 체질은 거의 평생

토록 한 사람의 건강과 면역력을 좌우하게 됩니다. 만4세 이후에도 체질 개선은 가능하지만 더 어릴 때와 비교하면 제한적인 편입니다.

본 책에서는 야경증/야제증의 원인 및 기준, 치료와 개선 팁, 질문 답변 등에 대한 그동안의 글들을 분류하고 정리하였습니다. '아기 잘 재우기 위한 100가지 방법…' 이런 류가 아니라 야경증/야제증에 대해 보다 근본적인 관점으로 접근하였습니다. 다만 한 가지 독자분들께서 혜량해주실 점이 있습니다. 내용을 전달하는 방식을 대화하듯 구어체로 하여서 간단명료하지는 않을 수 있다는 점입니다. 실제 말하는 내용을 듣듯 편하게 읽어주시면 감사하겠습니다. 더 이상 정보의 홍수 속에 길 잃고 헤매지 마시고 그 누구도 정말 제대로 가르쳐 준 적이 없는 아기의 잠 문제에 대해 이 책이 많은 참고가 되길 바랍니다. 감사합니다.

2017년 5월
황지모

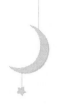

머리말 _ 004

1장 / **아기가 잠을 못 자는 이유** _ 013

2장 / **야경증의 기준과 아기에게 중요한 잠** _ 051

3장 / **야경증/야제증 치료는 어떻게 할까** _ 079

4장 / **체질 개선과 치료 후기** _ 119

5장 / **꼭 챙겨야 할 개선 팁** _ 143

    1. 수면 관련 _ 145

    2. 음식/환경/습관 _ 193

6장 / **엄마들의 궁금증** _ 223

    1. 야경증 Q&A _ 225

    2. 기타 Q&A _ 255

맺음말 _ 285

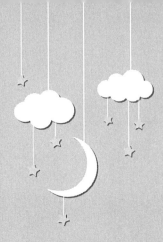

아기 잠이 좌우하는 삶의 질과 건강

수시로 깨고 못 자는 아기가 밉고 원망스러울 때

배 속에 있을 때가 가장 편했어

야경증/야제증이란?

아기 본인이 힘들다는 첫 번째 의사 표시

우리 아이는 왜 프랑스 아이처럼 잠을 못 잘까 1

우리 아이는 왜 프랑스 아이처럼 잠을 못 잘까 2

아기들은 잠을 못 잡니다

자다가 깨면 아기들은 왜 울까요

자다가 깬 아기들이 잘 먹는 이유

밤중 수유를 하니까 자다가 깬다?

자다 깨서 우는 어린 아기는 영아산통?

영양분(철분)이 부족해서 잠을 못 자는 것인가요

잠 못 자고 놀랐으니까 손 따주고 포룡환(抱龍丸)

분리불안 때문일까요?

1장

아기가 **잠을**
잘 **못 자는** 이유

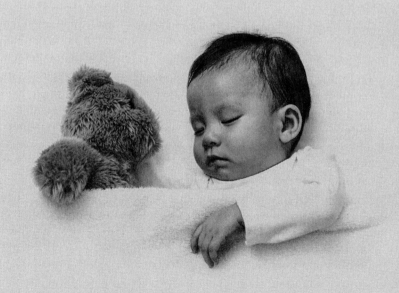

아기 잠이 좌우하는
삶의 질과 건강

어린 아기를 키워본 부모들, 특히 엄마라면 누구나 공감할 법한 유머 글을 먼저 보시겠습니다.

1. 아이 키우며 가장 행복할 때 - 길게 잘 때
2. 아이 키우며 가장 기특할 때 - 나 밥 먹는 동안 잘 때
3. 아이 키우며 가장 대견할 때 - 늦게까지 잘 때
4. 아이 키우며 가장 가슴 졸일 때 - 낮잠 자고 거의 깰 시간 됐을 때
5. 아이 키우며 가장 공포스러운 순간 - 자다가 눈 동그랗게 떠서 나랑 마주쳤을 때
6. 아이 키우며 가장 힘들 때 - 안 잘 때
7. 아이 키우며 가장 기쁠 때 - 재우기 시작하자마자 잘 때
8. 아이 키우며 가장 극적인 반전 - 일어난 것 같더니 또 잘 때

이걸 보고 웃기지 않거나 공감이 안 된다면 아기가 아주 순하고 잘 자는 경우이거나, 본인은 육아에서 한 발 떨어져 있는 경우일 것입니다. 아이의 잠이 육아를 담당하는 엄마와 가족들의 건강과 삶의 질에 얼마나 크나큰 영향을 미치는지 단적으로 알 수 있는 이야기입니다. 아기가 잘 자는 것은 신체적 건강뿐 아니라 더 나아가 우울, 기쁨 등 정신건강까지 좌우합니다. 잠을 못 자는 아기 엄마 입에서 "죽고 싶다"는 표현이 괜히 나오는 것이 아니라는 점을 아빠를 비롯한 가족구성원은 물론이고 직장 및 사회에서도 이해할 필요가 있습니다.

주 양육을 하지 않는 아빠(혹은 엄마)라도 아기가 잠을 못 자면 엄마(아빠)만큼은 아니지만 매우 힘듭니다. 야경증/야제증이 있는 아기들 아빠 중에 엄마와 아기가 같이 자고 아빠는 따로 각방을 쓰거나 거실에서 잔다고 하는 경우를 상당히 많이 봅니다. 당장 내일 출근은 해야 하고, 그러려면 잠을 자야 하니까 어쩔 수 없다고요. 우리 집 아기의 과거 경험을 돌이켜봐도 십분 이해가 됩니다.

아기가 먹고 싸는 것이 좋지 않다 해도 엄마나 가족의 생활 리듬에 직접적으로 영향을 주지는 않죠. 그러나 잠은 다릅니다. 아기가 잠을 못 자면 엄마의 눈과 생각이 다른 데 머무를 수가 없습니다. 잘 잘 때도 혹여나 싶어서 안심이 안 되는 것이 엄마 마음인데, 아기가 잠을 자고 싶어 하는 것이 빤히 눈에 보이는데도 잠들 수 없어서 울고 보채고, 또 한밤중이나 낮에도 못 자고 수시로 깨서 울고 엄마를 찾으면 "밥 먹을 시간도 없다"는 말이 저절로 나옵니다.

수시로 깨고 못 자는
아기가 밉고 원망스러울 때

사람의 3대 기본욕구 중 하나인 수면 욕구. 이 수면 욕구가 충족되지 않으면 사람의 몸과 마음은 피폐해지고, 때론 극단적인 생각까지 일으키곤 합니다. 물론 가장 힘든 건 당연히 잠 못 자는 아기지만, 그런 아기를 재우고, 깰 때마다 어르고 달래고 수유도 해야 하는 엄마(때론 아빠) 역시 아기 이상으로 힘들 것입니다. 더구나 낮에 직장에서 일까지 해야 한다면, 피로누적으로 말미암아 직장 일도 잘 되지 않는 이중고가 생깁니다.

자다가 수시로 깨고, 잠 못 자는 아기 때문에 시달리는 엄마들의 적나라한 표현들을 접해보면 잘 모르시는 분들이 듣기에 섬뜩할 때도 있을 것 같습니다. "아기를 어디 그냥 보내고 싶은 심정이다"거나 "문밖에 내버리고 싶을 때가 한두 번이 아니다", "죽고 싶다"와 같은 표현을 하시기 때문이죠. 주변 친구와 이렇게라도 수다를 떨어서 공감을 받고 해소하는 분들은 차라리 낫습니다. 본인이 생각하기에도 그런 마음이 드는 것이 끔찍하고 주변이나 가족 중에도 알아주는 사람이 없으면 말도 못하고 끙끙 앓는 경우가 더 많은 듯합니다. 실제로 쌓였던 스트레스가 폭발해서 말귀도 잘 못 알아듣는 어린 아기에게 빽-하고 소리를 지르거나 아기를 심하게 흔드는 경우가 있습니다. 심지어 자기도 모르게 엉덩이나 등 같은 데를 때리고 나서 죄의식을 가지고, "나도 내가 왜 그랬는지 잘 모르겠다"는 우울 증상을 보이기도 합니다.

아기가 아주 심한 야경증/야제증 증상을 보여도 별다른 스트레스나 체력적인 부담 없이 받아주는 엄마 아빠들도 계시겠죠. 이런 경우는 적극적인 해결책을 도모하지 않고 지내시겠지만 헌신적인 엄마 아빠들이라 해도 대부분 6개월에서 1년 정도면 참을성과 체력의 한계를 절감하기 시작합니다.

잠 못 자는 아기에게 더 많은 사랑을 주기 위한 최소한의 필수 조건은 엄마 아빠 본인들의 몸과 마음의 여유입니다. 마음의 빈자리에 사랑보다 짜증과 스트레스가 더 많다면 어떻게 아이에게 사랑이 전달될까요? 지속적인 수면의 부족으로 인해서 나의 체력이 고갈된 상태라면 아기에게 충분한 사랑을 주기란 더 힘들겠죠? 잠을 못 자서 수시로 깨는 것이 너무 힘들어서 때론 아이가 원망스러운 마음이 드는 것은 지극히 당연합니다. 내가 뭘 잘못해서 그런가 하는 죄책감도 우울감도 가질 필요가 없습니다. 다만 이러한 상태를 참고 가슴에 묻어두지 말고 개선하고자 하는 의지를 가지는 것이 해결의 첫 발걸음이 됩니다. 그래서 저는 야경증/야제증을 치료하는 것은 아이의 체질 개선을 넘어서 부모와 자식 간의 사랑의 끈을 더 단단하게 동여매는 일이라고 생각합니다.

배 속에 있을 때가 가장 편했어

처음 임신 사실을 알고 난 뒤 엄마는 정말 많은 상상을 하게 됩니다. 우리 아이는 어떤 모습을 하고 있을까? 남자일까? 여자일까? 혹은 어떻게 생겼을까? 머리는 좋을까? 등 다양한 상상을 하다가 출산일이 다가오면 모든 부모들이 다 그렇듯 딱 한 가지만 원합니다.

'제발 건강하게만 태어나 줘!'

그렇게 온 가족의 기원과 축복 속에 태어난 아기건만, 조리원에서 나오고 나서 이내 엄마 아빠는 전쟁 같은 날들을 보내게 됩니다. 그 순간 엄마들은 이렇게 생각합니다.

'배 속에 있을 때가 가장 편했어.'

끊임없이 수유하고, 젖병 소독하고, 트림시키고, 재우고, 기저귀 갈고…. 하루가 눈코 뜰 새 없이 지나가면 정작 엄마인 나는 밥 한 번 제대로 먹을 시간도 없어집니다. 친정 엄마나 도와줄 누군가 있으면 그래도 좀 나은데, 그렇지 않은 경우에는 엄마의 건강이 급속히 약해지는 경우를 많이 보게 됩니다. 문제는 거기에 아이의 자고 먹고 싸는 문제는 물론이고, 습진, 아토피, 비염, 폐렴 등 건강 상 문제 등이 추가로 발생하는 경우입니다. 이렇게 되면 아이는 아이대로 부모는 부모대로 참 힘들기 마련입니다. 아토피 같이 심한 피부 증상은 말할 것도 없이 힘들지만, 그런 증상들뿐만 아니라 아기가 잠을 잘 못 자는 문제만 생겨도 부모는 매우 괴롭습니다. 어린 아기가 잠을 자주 깨는 것은 당연하지만 동일 월령 대비 정상 범위를 넘는다면 '야제증', 잠을 깨는 양상이 많이 안 좋을 때는 '야경증'을 의심해 볼 수 있습니다.

주변에서는 아이가 원래 영유아 시기엔 잠을 잘 못 자는 거라고, 크면 괜찮아질 테니 참고 더 견뎌보라고 합니다. 그런데 아기들의 수면장애인 야경증과 야제증을 특화해서 치료하고 있는 한 의사로서 볼 때, 대부분의 아기가 크면서 잠 못 자는 증상이 없어진다고 해서 안심할 수 있는 것은 아닙니다. 야경증/야제증이 있으면 '우리 아이 몸의 순환이 좋지 않구나' 하고 생각해야 합니다. 이렇게 순환이 잘 안 되는 증상을 한의학에서는 '기체증'이라고 합니다. 잠을 잘 못 자는 경우는 특히 상초 부분의 순환이 잘되지 않는 '상초 기체증'이 있는 경우입니다.

　야경증/야제증은 시간이 지나서 잠을 잘 자게 됐다고 다 괜찮은 게 아니라, 아이 몸의 기체증이 없어져야 확실히 다른 탈 없이 건강하게 잘 자랄 수 있습니다. '좀 크면 낫겠지'라는 막연한 기대를 가지고 잠자는 것만 좀 좋아졌다고 해서 그대로 놔두면 향후에 더 심각하고 고질적인 다른 알레르기 증상 등으로 발전할 수 있습니다. 이것은 이론적인 것만이 아니라 실제 임상에서도 많이 보고되는 상황입니다. 보다 자세한 내용과 실제 사례 소개는 뒤에 하겠습니다.

야경증/야제증이란?

　야경증이란 무엇일까요? 야경은 밤 풍경을 뜻하는 것인데 말이죠. 어린 아기를 키워본 엄마 아빠라고 다 아는 것은 아니고 잠에서 자주 깨는 아기를 둔 엄마 아빠들이 정보를 찾다가 알게 되는, 혹은 소아과에서 간혹 듣게 되는 용어입니다. 야경증에서 '야경'은 밤 풍경의 야경(夜景)이 아니라 야경증(夜驚症)으로, 밤에 경련(경기)을 일으키는 듯한 수면 장애 증상을 말합니다. 고열로 인한 열성경련이나 혹은 비열성경련, 뇌전증과 같은 진짜 경련이 아니라 잠에서 깨서 자지러지게 울면서 소리를 지르거나 몸과 사지에 뻣뻣하게 힘을 주고 휘젓거나 활처럼 휘는 증상입니다.

실제 야경증의 정의를 찾아보면 '빠른 안구 운동이 없는 비렘 (Non Rem) 수면 단계 중 초반 3분의 1쯤에 일어나는 수면 장애'인 데, 주로 소아에게서 발생하며 갑자기 잠에서 깨어 비명을 지르며 공황 상태를 보이기도 한다'고 나옵니다. 쉽게 표현하면 얕은 잠에서 깊은 잠으로 들어가는 단계에서 아이가 깨어서 난리가 나는 상황입니다. 실제 영문으로는 'sleep terror disorder'라고 할 정도의 이런 공황과 같은 상태를 보고서 처음 접하는 엄마 아빠들은 거의 공포 수준의 두려움을 겪게 됩니다. 그래서 양방에서는 이것을 정신과 질환, 소아정신과 영역으로 간주해서 진료를 보고 있기도 합니다. 그러나 겉으로 보이는 양상과는 달리 야경증을 정신과 질환으로 봐야 하는 경우는 매우 드물다고 확신합니다. 만약 야경증이 소아 때부터 시작해서 성인까지 불면증이나 기타 정신질환으로 이어진다면 정신과 질환일 가능성도 있을 수 있지만, 소아 야경증은 그렇지 않기 때문입니다.

야제증(夜啼症)이라는 것도 있습니다. 이것은 또 무슨 말인지 어렵기만 합니다. 대부분의 의학 용어들이 한자어 혹은 영어(프랑스어 라틴어) 등이다 보니 더욱 그러합니다. 이는 전통적으로 한의학에서 사용해온 용어로 밤에 운다는 뜻입니다. 교과서적으로 보면 속이 냉해서(脾寒), 열이 많은 경우(心熱), 입안에 염증이 있거나(口瘡), 낯선 것에 놀라서(客忤) 발생한다고 하였습니다. 대부분 일시적으로 나타났다가 증상이 소실되며 지속될 때는 원인에 따라서 치료하라고 합니다. 이 내용이 맞긴 하지만 야경증/야제증을 완전히 설명하지는 못하다 보니 이대로만 따르다 보면 치료가 잘 되지 않거나 방치하게 되는 문제가 발생할 수 있습니다. 대표적인 예 중 하나가 호흡 기능이 약해서 생기는 야제증입니다.

야경증이 땀이나 경련 등과 같은 자율신경계 증상에 좀 더 주목한 것이라면 야제증은 잘 자지 못하고 깨서 우는 수면 양상에 따른 용어입니다. 결국 야경증과 야제증의 공통점은 아이의 수면에 장애가 발생한다는 것이 핵심입니다. 그 원인을 두고 심리적 원인이 있을 수 있다고 보는 것은 한방, 양방 모두 같지만, 한의학에서는 보다 자세한 분류를 해두었습니다. 그러므로 야경증/야제증이라는 말 자체보다 중요한 것은 아기가 잠을 편안히 못 이룬다는 점, 그리고 그 원인은 아이마다 다양하다는 것이며 오래 지속되거나 반복된다면 정신과적 원인은 아니라는 것입니다.

아기 본인이 힘들다는
첫 번째 의사 표시

말을 하기 전의 아기들이 모두 그렇지만 특히 영아라 일컫는 생후 3~4개월 이전의 갓난아기들은 몸 어딘가 불편하고 힘들 때 어떻게 의사 표시를 할까요? 울음으로 합니다. 울음소리의 톤, 높낮이와 지속시간 등 그 양상을 보고서 다른 사람들은 알 수 없는 아이의 상태나 의사를 엄마 아빠는 때론 놀랄 정도로 정확하게 파악합니다. 지금 배가 고픈 것인지, 덥거나 추운지, 응가나 쉬를 하고 나서 기저귀를 갈아 달라는 건지, 어디가 아픈지, 또 그러한 것들을 급하게 해결해줘야 하는지까지 말입니다.

당연하다고 생각할 수도 있지만 이것은 거저 되는 것은 아닙니다. 부모들이 그렇게 할 수 있는 원천은 무엇일까요? 바로 아이에 대한 애정과 관심입니다. 아이의 몸짓, 울음소리와 표정 등의 작은 변화도 예민하게 알아차리는 것입니다. 바로바로 정확하게 대처가 가능하고 또 좀 안 맞더라도 얼른 다른 방법을 찾아내게 됩니다. 그런데 이상하게도 다른 것과 달리 유독 아이가 잠을 못 자고 울면 이유도 모르고 당황스러운 마음이 들어서 어떻게든 달래기에만 급급하다 보니 일시적인 수면 장애조차도 잘못된 수면 습관으로 만들어 장기적인 야경증/야제증으로 굳어지게 하는 경우를 봅니다.

우리 아기가 잠이 들지 못하거나 자다가 깨서 우는 것은 내 몸 어딘가 불편하고 힘들다는 것을 나타내는 첫 번째 의사 표시라는 점을 유념하셔야 합니다. 그리고 그것이 일시적인 이상인지 장기적인 것인지를 살펴봐야 합니다. 이때 일시적이냐 아니냐의 기준은 일차적으로는 길어도 2주 이내로 끝나느냐 아니냐로 판단하면 됩니다. 그리고 그 2주 이내에 자칫 새로운 잘못된 수면 습관을 들여 주면 안 됩니다. 예를 들어 수유를 계속 더 해준다든지, 쪽쪽이 (공갈 젖꼭지)를 물려 준다든지, 안거나 업어준다든지 등의 행동이 모두 해당됩니다. 아기가 깨어나서 세게 우는 것은 얼마든지 괜찮습니다. 경련, 과호흡, 호흡부전 등 그 이상의 위험한 징후나 양상이 없는지만 잘 살펴보시면 충분합니다. 그리고 대체 왜 아기가 잠에서 깨었을지 생각하면서 엄마나 아빠가 곁에 있음을 목소리로 확인시켜주고 아이에게 지금 진정 필요한 것이 뭔지 한걸음 물러서서 곰곰이 생각해보는 시간을 잠시 가지는 것이 좋습니다. 그런 시간을 조금이라도 가진 이후에 달래주거나 안아주는 것은 괜찮습니다.

  요점은 아이가 운다고 해서 단순히 잠투정으로 생각하거나, 아이니까 당연하다고만 여기지 않고 엄마 아빠가 왜 그런 건지 생각하는 시간을 꼭 가져야 하며, 2주 이상 그러한 기간이 길어지거나 일정한 기간 동안(3개월) 반복된다면(4회 이상) 진료를 통해 그 원인을 찾아주어야 한다는 것입니다. 일시적 이상이 아닌 장기적 이상인 경우 아기 몸의 체질적인 순환 상태를 개선해 주지 않으면 오히려 더 안 좋은 증상들이 연이어 발생할 수 있어 주의가 필요하기 때문입니다. 따라서 "잠투정이 심해서 잠을 못 자는 아기는 시간이 지나면 좋아진다"는 말만 믿고 있지 말고, 정확한 진단을 받은 뒤 판단을 하는 것이 바람직합니다. 정말 야경증/야제증이 심하다고 판명되면 어릴 때 체질 개선 치료를 해야 성장 장애, 비염, 아토피, 소화 장애, 잦은 감기 등의 질환으로 이어지지 않는다는 것이 저의 임상적 결론입니다.

우리 아이는 왜
프랑스 아이처럼 잠을 못 잘까 1

『프랑스 아이처럼』이라는 책은 육아 정보에 관심이 있는 부모님들이라면 한 번쯤 들어봤을 법한 책입니다. 2013년에 번역본이 출간된 이후 꽤 많은 중쇄를 거듭하였고, 개인적으로도 출산 전/후의 엄마 아빠라면 읽어 볼 만한 가치가 있는 책으로 권하고 싶습니다. 그 책에서 저의 눈길을 끄는 챕터는 "프랑스 아기들은 생후

4개월이면 깨지 않고 12시간을 내리 잔다"는 내용인데, 한국 엄마들이 보기엔 다소 충격적인 글이죠. '아니 6개월, 심지어 돌이 되어도 그렇게 못 자는 아기들이 너무 많은데 그게 가능한가? 프랑스 아이들은 뭐가 다른가?'라는 의문이 듭니다.

그런데 이런 의문은 우리나라 엄마들만 가지는 것이 아닌가 봅니다. 저자인 미국 출신 엄마 또한 프랑스에 살면서 같은 부분에 충격을 받습니다. 책을 보다 보면 우리나라 엄마들은 전체적인 양육관이나 아이를 키우는 관점에서 프랑스보다는 미국 엄마들에 가깝다는 생각이 듭니다. 미국 엄마들이 우리나라 엄마들의 지극정성과 아기에 대한 꼼꼼한 헌신을 보면 너무 심하다고 느낄지 모르겠는데, 프랑스 엄마들이 보기엔 미국 엄마들이 그렇다는 겁니다. 아기 잠 문제에 대처하는 면에 있어서 프랑스 엄마와 미국 엄마(혹은 한국 엄마)의 결정적 차이가 이런 부분인 것 같습니다.

즉, 아기가 너무 어리기 때문에 잠에서 깨어 울 때는 당연히 엄마 아빠가 얼른 아이를 안아주고 달래주거나 수유까지 해야 한다는 관점과, 정말 잠에서 깬 것인지 수면 사이클에 따라서 당연히 나타나는 일시적인 수면 반응인지 지켜보고 나서 정말 잠에서 깨었거나 혹은 어딘가 불편하거나 아픈 경우라야 엄마 아빠가 개입한다는 관점의 차이입니다. 한국과 미국 엄마들이 전자의 반응을 흔히 보이고, 프랑스 엄마들이 후자의 패턴으로 반응하는 것입니다. 어느 쪽이 맞다 틀리다가 아닌, 잠과 아이에 대한 기본적인 인식 혹은 문화의 차이로 인한 것이라고 생각합니다.

아이는 미숙하기 때문에 아이 스스로 해결하는 것이 아직 힘들고 항상 적극적으로 보호자가 케어해야 하며 사랑을 듬뿍 주고 부족함을 느끼지 않도록 해야지, 아이를 방치해서는 안 된다는 미국

(한국) 쪽과, 아이이긴 하지만 하나의 인격체로서 스스로 세상일에 대해서 배워나갈 수 있고 또 그렇게 배울 수 있도록 도와줘야 한다는 프랑스식 관점의 차이로 인한 것입니다. 그러면 과연 우리나라나 미국 엄마들이 갓난아기 때부터 프랑스 엄마들처럼 아기를 키우면 아이들의 잠 문제(야경증/야제증)가 없어질까요?

결론부터 말씀드리면 상당 부분 줄어들 수는 있지만, 그럼에도 불구하고 여전히 많은 엄마와 아기들은 힘들 것이라는 생각입니다. 프랑스 엄마와 같은 인식을 가지고 아이의 수면 문제를 대하는 경우 아기들의 수면 장애가 상당 부분 줄어들 것이라고 한 것은 프랑스 아기나 우리 아기나 인간으로서 생물학적 동질성이 있기 때문입니다. 하지만 그럼에도 불구하고 상당수의 엄마와 아기들이 수면 문제로 여전히 힘들 것이라고 한 것은 인종적인 특성, 자연적 사회적 환경, 그리고 문화의 차이 때문입니다.

프랑스 엄마들처럼 키운다는 것은 한마디로 4개월 이전 시기의 영아 시기부터 수면 습관을 잡아서 수면 교육을 일찍 한다는 것입니다. 아이들의 잠 문제의 한 축인 수면 습관 문제가 해결된다는 점에서, 다른 요인 없이 오직 수면 습관 문제로 인해서만 나타날 수 있는 수면 장애는 덜 발생할 것이라는 것입니다. 그러나 이미 아기가 6개월이 넘어서 수면 장애 증상이 고착화되어 있는 경우에는 습관을 잡기도, 수면 장애 증상이 해결되기도 힘듭니다. 이는 프랑스 아기나 우리나 미국 아기나 동일합니다.

생물학적 측면에서 인종적 차이에 따른 아기 몸의 순환 상태에 대해서 말씀드리기 전에 환경/문화적인 부분을 먼저 설명드리면 환경은 크게 자연적 외부 기후와 사회적 양육 환경인데, 우리나라는 사계절이 뚜렷하고 아름답다고 자찬하지만 기후 면에서는 그다지 쾌적하지 않습니다. 특히 여름철의 더우면서 높은 습도는 불쾌지수를 높이는데, 이는 아기들에게도 그대로 영향을 미칩니다. 그래서 에어컨 사용을 많이 하게 되지만 이 또한 신체에 냉방병과 같은 호흡기 상태를 유발하기 쉽고 이로 인해서 잠을 방해할 수 있습니다. 꼭 여름이 아니라 해도 짧은 가을과 봄의 보름~한 달 정도를 제외하고는 우리나라 환경이 사람 몸의 순환 상태에 그리 좋은 조건은 아닙니다.

또 전통적으로 양육 환경을 보면 우리는 아기를 꽁꽁 싸매서 키우는 경향이 강합니다. 행여라도 찬바람이 들까 싶어 싸매는 것은 물론이고 이불을 꼭 덮어주려고도 하죠. 영유아들에게 목부터 가슴, 배까지 덮는 수면 조끼는 아주 유행입니다. 물론 찬 기운이 직접 들어가면 쉽게 호흡기 질환을 일으키긴 하지만 요즘 우리나라의 가정환경이 예전만큼 난방에 허술한 것도 아니고, 추위에 많이 노출되지 않음에도 불구하고 양육 방식은 예전 그대로인 것입니다. 또, 사회적으로 보면 육아 휴직하기가 쉽지 않은 현실에서 엄마나 아빠 어느 한쪽이 내일 당장 아침 일찍 출근해야 하거나 하루 종일 업무에 시달리는 상황이라면 아이를 울리면서까지 수면 교육을 하기가 힘듭니다. 집에 아이들 형제나 자매가 있는 경우에는 한 아이가 울면 다른 애들을 다 깨우게 되다 보니 더 감당이 안 됩니다. 일반 단독 주택가나 아파트에서 아이를 크게 울렸다가는 옆집, 위아래 집에서 난리가 납니다. 설령 이해해 준다 해도 여간 눈치가 보이는 것이 아닙니다.

문화적 차이와 양육관의 전통 차이도 상당한데, 수면 습관이나 수면 교육의 내용을 잘 알면서도 프랑스식으로 아이의 수면 문제에 대처하지 못하는, 혹은 더 적극적으로는 일부러 그렇게 하지 않는 부모들이 한국과 미국에는 많습니다. 그들은 "수면 교육이 그런 것은 알지만 그렇게까지 내 아이에게 냉정하기 싫고 부모의 사랑을 듬뿍 느끼게 해주고 싶다"고 말합니다. '퍼버식 수면 교육'(뒤에서 별도로 설명드리겠습니다)의 주된 내용인 '달래지 말고 계속 울려라'는 내용에 대한 반감인 것 같습니다. 또 다른 측면은 어린아이의 수면 문제에 대해서 놀랍게도 부모들의 사전 지식이 너무 없다는 것입니다. 아이가 잠을 못 자는 것은 당연하고, 또 그렇게 고생하는 것이 부모가 되는 길이며 시간이 지나서 아이가 첫돌, 두 돌 심지어 늦어도 세 돌이 되면 없어지는 문제라고 인식합니다. 그래서 방치하면서 문제를 더 키워 늦게 내원하시는 경우를 진료실에서는 많이 보고 있습니다.

자, 그러면 과연 이렇게 울리는 방식으로 수면 습관을 잡아주고, 아기가 지내는 기후를 쾌적하게 잘 조절하며, 문화적 인식까지 바꿔서 프랑스식으로 키우면 우리 아이들도 프랑스 아이들처럼 잠을 잘까요?

우리 아이는 왜
프랑스 아이처럼 잠을 못 잘까 2

사실 동서양 간 생물학적 측면에서 인종적인 차이가 없지 않습니다. 백인종과 황인종만 놓고 비교하면 평균적으로 황인종은 소화력, 특히 담/췌장 기능이 약한 반면, 노화에 강하며 피부 장벽 또한 튼튼합니다. 한편 상대적으로 말초 순환력은 떨어집니다. 이런 부분이 가장 극명하게 드러나는 사례가 여성분들의 '산후풍'과 주로 중년 이상 성인들의 대사질환 중 하나인 '마른 당뇨병' 유병률입니다. 산후풍 증상은 특히 동아시아 3국인 한국/중국/일본에 국한되고 마른 당뇨병은 아시아계에 주로 많이 나타납니다. 이런 차이를 보이는 큰 이유는 바로 인종적으로 다른 생물학적 소화기의 특징과 말초 순환 상태의 차이라고 하겠습니다. 그러나 그 차이는 같은 인종 내에서도 개인차가 크기 때문에 일단 논외로 하는 것이 좋겠습니다.

환경, 그리고 문화, 인종 등의 차이는 놔두고 오직 어린아이라는 것과 잠 문제라는 요소만을 놓고 보면 결국 아이들의 잠 문제는 수면 습관과 순환 상태에 의해 결정됩니다. 그것이 이 글의 제목인 "왜 우리 아이는 프랑스 아이처럼 잠을 못 잘까?"에 대한 답이 될 것입니다. 아기들의 수면 장애의 원인이 수면 습관만이 전부가 아니라 아기 몸의 혈액/신경 순환 저하로 인한 경우가 매우 많다는 것입니다. 만약 우리나라 엄마들이 프랑스식으로 똑같이 수면 습관을 들여준다면(이것도 쉽지는 않습니다. 지식도 필요하고 아이와 스스로에 대한 확신과 믿음이 필요하니까요) 상당히 많은 우리나라 아이들도 지금보다는 프랑스 아이들처럼 일찍부터 잠잘 것이라 생각합니다. 그러나 반대로 수면 교육 전혀 없이 깰 때마다 엄마가 계속해서 달래주는 아이들도 실제로 6개월이나 첫돌 정도의 시점을 변곡점으로 그전보다 잘 자게 된다는 것은, 아이들의 잠 문제가 수면 습관만이 아니라 순환 상태에 의해서도 결정된다는 점을 시사합니다. 월령이 높아짐에 따라 아이들의 순환력이 커지면 잠 상태도 그전보다는 나아지는 것입니다.

반대로 부모가 수면 습관을 잘 들인다고 했음에도 아이가 거기에 따라오지 못해서 실패하거나, 밤중 단유 등을 해서 수면 습관 개선에는 성공하더라도 계속 깨는 아이들도 상당히 많아서 야경증/야제증 진료를 보러 오는 환자는 여전히 있습니다. 그리고 월령이 높아지는데도 점점 더 심해지거나, 두 돌까지도 일관되게 계속 못 자는 아이들도 많습니다. 이는 아이가 체질적으로 순환 상태가 많이 약하든지 수면 습관 교육에 대한 부모의 확신과 믿음이 약한 경우입니다.

6개월, 첫돌 심지어 두 돌이 지나서도 수면 장애 증상이 계속 심하거나, 정말 하룻밤을 온전히 편히 자는 날이 손꼽을 정도인 상태가 계속된다면 이는 습관적인 것보다는 반드시 아이의 체질적 문제가 있음을 의미합니다. 이럴 때는 수면 습관의 교정이나 수면 교육에 집착하지 않는 것이 좋습니다. **계속 악쓰며 우느라 몸이 힘든 아이에게 수면 습관을 교정하기 위해서 억지로 수면 교육을 하는 것은 못 할 일입니다.** 이런 경우 수면 교육이 잘 되지도 않기 때문에 진료실에서 만나는 많은 엄마 아빠들은 실제로 아이들의 뒤늦은 수면 교육에 많이 실패한 상태로 내원하십니다. 대략 수면 교육의 기간은 6개월을 마지노선으로 보면 됩니다. 이미 6개월이 지났는데 아이와 부모가 모두 여전히 잠 문제로 힘들어하고 있다면 우선 아이의 체질을 개선하여 몸을 편하게 한 이후에 수면 습관 교정과 수면 교육을 진행해야 합니다. 그러면 생각보다 매우 빨리, 심지어 1~2일 이내라도 아이가 쉽게 적응할 수 있게 됩니다.

그러나 아이의 월령과 상관없이 만약 호흡기 증상(코 막힘, 잦은 감기, 비염, 중이염, 인후염, 기관지염, 폐렴, 열 감기, 천식)이나 피부 증상(태열, 습진, 지루성 피부염, 두드러기, 아토피), 소화기 증상(대변을 1일 1회 부드러운 반죽 상태로 밝은 색깔의 변을 보지 못하거나, 식욕 부진/과다, 성장부진, 면역력 저하)

을 보인다면 잠이 문제가 아니라 체질 개선이 시급합니다. 억지로 안정시키거나 열을 내리는 치료는 자제하고 아이의 체질적 건강을 개선해야 하는 것입니다. 저는 아이의 잠을 재우는 처방(수면제, 안정제 등을 말하는 것인데 결국 효과도 없습니다)이나 열을 식히거나 진정시키는 처방을 한 번도 한 적이 없습니다.

결론적으로 요약하면 우리 아기가 프랑스 아기들처럼 잠을 잘 못 자는 것은 단지 수면 교육을 일찍 시작하지 않은 것뿐 아니라 기후/환경/문화적 요인, 아기의 체질까지 원인이 될 수 있다는 점입니다. 6개월 이전의 아기라면 수면 습관의 교정을 시도해보는 것이 바람직하지만, 쉽게 수면 습관이 잡히지 않거나 잠 이외에 다른 피부/호흡기/소화 증상이 반복되거나 지속되면 체질 개선이 필요합니다. 그리고 생후 6개월 이후의 아기이거나, 잘 자던 아기가 6개월, 돌 이후에 수면이 나빠진 경우에는 아기가 그렇게 된 근본적 원인을 파악하는 것이 중요합니다.

아기들은 잠을 못 잡니다

저는 홈페이지, 블로그에 글을 종종 남깁니다. 여러 가지 일상의 이야기, 우리 아이 이야기, 가족들 이야기도 있지만 아무래도 아이를 중심으로 가족까지 진료하는 한의원의 원장으로서 한의학적인 지식을 여러분들과 함께 나누고자 쓰는 글이 많습니다. 그런 글을 보시고 잠 못 자는 아기, 잠투정 심한 아기를 둔 많은 부모님, 할아버지, 할머니들께서 쪽지, 댓글, 전화로 문의를 주십니다. 그중 가장 많이 하는 질문, 공통된 질문은 다음과 같습니다.

1) 아기가 너무 잠을 자주 잘 깹니다.
2) 잠들기도 힘들고, 잠투정도 심합니다.
3) 코 막힘, 잦은 감기, 변비 또는 설사, 아토피, 알레르기 등의 증상이 있습니다.
4) 잠을 잘 자려면 어떻게 해야 하나요?

이렇게 어린아이를 둔 많은 부모님들이 밤에 잠 못 자고 보채고 잠투정 심한 아기 때문에 걱정 많으신 것 같습니다. 그런데 막상 소아과에 데리고 가면 별다른 이상이 없는 것으로 나타나서 너무 답답하다고 하소연까지 하시는 어머님들도 계십니다. 사실 아기, 특히 생후 3개월 이전의 갓난아기일수록 통 잠을 못 자는 것은 당연합니다. 태어나기 전 엄마 배 속 양수 안에서 엄마의 보호 아래 탯줄을 통해서 편안하게 산소와 영양분을 공급받으면서 놀고 싶을 때 자유롭게 놀고 자고 싶을 때 자다가, 어느 날 갑자기 세상 밖으로 나오는 그 순간 새로운 공기와 낯선 환경에 맞닥뜨리게 되었으니 어쩔 수 없는 일입니다. 아이는 그 순간의 힘듦을 터뜨리는 울음을 통해서 표현합니다. 인생이라는 고해(苦海)에 첫발을 내디딘 것이죠.

그러므로 스스로 숨을 쉬고, 음식물을 삼키고 소화해야 하는 이 험난한 환경에 쉽게 적응하기란 튼튼하고 기질이 무던한 아기가 아니면 힘든 것입니다. 습도도 수시로 변하고, 공기도 걸러지지 않은 상태이며, 세상 어디에서나 피할 수 없는 각종 세균과 바이러스는 우리 몸에 좋은 면역 작용도 하지만 유해균들은 호시탐탐 아기의 건강을 해칠 틈을 노리고 있습니다. 모유든 분유든 먹는 것도 스스로의 힘으로 빨아야 하고 또 삼켜서 위장에서 애써 소화를 시켜야 합니다.

한마디로, 아이 입장에서 보면 천국 같은 곳에서 10개월간 편안하게 유유자적하다 '적자생존'의 아마존 정글 같은 현실에 어느 날갑자기 뚝 떨어진 셈이죠. 당연히 먹는 것, 싸는 것, 자는 것이라는 신체 건강 요소 중 기본적인 세 가지 모두 원활히 되기가 쉽지는 않습니다. 그나마 먹는 것과 싸는 것은 기본적으로 생명을 영위하기 위한 본능이라 잘 되든 안 되든 대부분은 아기 스스로 성장에 필요한 만큼은 먹고 싸게 됩니다.

그러나 잠을 푹 잘 자려면 모든 신체적, 정신적 조건이 좋은 상태여야 가능합니다. 신체나 정신에 조금만 지장이 있어도 금방 잠을 잘 못 잡니다. 우리 스스로 생각해보면 쉽게 이해가 될 것입니다. 근육통으로 어깨가 뭉쳐도, 두통이 있어도 잠을 잘 못 잡니다. 복통이나 요통, 다리가 아프거나 저려도 푹 못 자죠. 감기 걸려서열이 올라도 선잠밖에 못 이룹니다. 자다가 요의나 변의가 느껴져도 잘 못 자며, 낮 동안에 속상한 일이 있거나 심하게 스트레스를받아도 악몽을 꾸거나 금방 깹니다. 하물며 어른도 이러한데 신체적, 정신적으로 아직 불안정한 아기는 어떨까요?

아기는 어른에 비해서 잠을 잘 못 자는 것이 일단은 당연하다는것이죠. 엄마나 아빠가 뭘 잘못해서 그런 것이 아닙니다. 다만 다른 아기들에 비해서 어떠한가를 봐야 합니다. 동일한 월령 대의 다른 아기들은 잠드는 데 20분 정도 걸리는데 유독 우리 아이만 30분에서 1시간까지 걸린다면 단순히 어린 아기이기 때문에 괜찮다는 것은 말이 안 되겠죠. 반대로 아직 너무 어린 아기이므로 밤새

2~3번 정도는 깨는 것이 보통인데, 1~2번 깬다 해서 우리 아기가 밤새 통 잠을 못 잔다고 걱정할 필요는 없는 것입니다. 따라서 이러한 월령별 아기 잠 패턴의 비교는 야경증/야제증 유무와 정도를 파악함으로써 자연 경과를 관찰할 정도인지, 치료가 필요한 정도인지를 판단하는 중요한 기준이 된다고 할 수 있습니다. 일단 여기서는 이해만 하시고 구체적 기준에 대해서는 뒤에 따로 설명을 드리겠습니다.

자다가 깨면 아기들은 왜 울까요

아기의 잠 문제를 겪는 부모님들은 전국 각지와 해외에서까지 상담·진료를 받으러 오십니다. 또 얼마나 잠을 못 자는 것인지 체크해달라는 의뢰가 들어오기도 합니다. 그중 잠에서 깼을 때의 아기의 반응을 살펴보면 우는 아기와 그렇지 않은 아기로 나뉩니다. 또 수유를 하는 아기와 그렇지 않은 아기로 나뉘고요. 잠에서 깼을 때 운다는 것과 수유를 해야 한다는 것 두 가지는 살펴볼 점이 있는데, 여기서는 우선 우는 아기들의 문제를 살펴보려고 합니다.

아기들이 잠에서 깼을 때 보이는 반응들을 크게 분류해보면 칭얼거리다 다시 잠들거나, 자지러지게 울거나, 헛것을 본 것처럼 놀라거나, 그냥 멍하게 있다가 다시 잠들거나, 놀다가 잠들거나, 수유를 꼭 해야 잠들거나, 옆에 사람이 있어야 잠드는 경우까지 다양합니다. 그 밖에도 몸을 활처럼 젖히면서 울거나, 팔다리를 휘젓거나, 밖에 자꾸 나가려 하고, 물을 마시려 하는 등 특징이 있는 아기들도 있습니다. 아무튼 아기들의 자다 깨서 나타내는 반응의 **공통점은 아기들이 잠에서 깨는 것을 달가워하지 않고 많이 괴로워한다는 점이며, 잠을 안 자는 것이 아니라 잠을 못 자서 힘들어한다는 것입니다.**

앞서 아기가 깼을 때 우는 경우가 중요하다고 했는데 이 부분은 이해를 잘해야 합니다. 아기가 깼을 때 우는 이유를 엄마 아빠가 잘 이해하지 못하면 잘못된 대처로 인해 좋지 않은 수면 습관이 더욱 고착화되거나 없던 수면 습관도 새로 생기게 하는 경우가 많습니다. 그리고 이유를 잘 모르니까 할 필요 없는 걱정과 우려를 하게 되고 엉뚱한 데서 원인을 찾고 정신과적 치료를 받는 등 잘못 대처할 수도 있습니다. 아이가 왜 우는지 이유를 알고 있으면 엄마 아빠가 당황할 이유도 없고 차분히 대처할 수 있으며, 오히려 수면 습관을 잘 잡아줄 수 있는 기회로 활용할 수 있습니다.

우리의 수면 패턴은 일정한 단일 패턴이 아니라 잠 시작부터 아침까지 교대되는 패턴을 보입니다. 쉽게 단순화하면 얕은 잠(REM 수면)과 깊은 잠(non-REM 수면)으로 구분할 수 있고, 이 두 가지 수면의 패턴이 교대로 이루어진다고 할 수 있습니다. 물론 실제로는 잠이라는 것이 밤새 이렇게 단순한 패턴으로 이루어지진 않지만, 일단 설명과 이해를 위해서 이렇게 표현하겠습니다. 얕은 잠과 깊은 잠으로 이루어지는 하나의 수면 주기는 아기의 경우 2시간 정도가 보통이라고 보면 되며, 대부분 아이들이 깨는 시점은 얕은 잠에서 깊은 잠으로 진입하는 시점입니다. 이때 깊은 잠에 잘 들어가야 편안하게 푹 잘 수 있는데 그렇지 못하기 때문에 괴로워하며 깨어납니다.

그리고 얕은 잠 단계에서 깨기 때문에 울게 됩니다. 깊은 잠에 못 들어가는 짜증과 함께 얕은 잠 단계에서 꾸는 꿈의 내용이 고스란히 반영되어 짜증스레 혹은 무서워하며 자지러지게 우는 것입니다. 조금 큰 아기들은 허공을 보기도 하면서 무언가를 가리키기도 하고 발길질도 합니다. 모두 다 꿈의 연장선입니다. 이때 달래도 달래지지 않고 막무가내로 울다가 다시 잠들고 나면 아침에 일어나서 어제 간밤의 일을 전혀 기억도 못합니다. 왜냐하면 꿈을 꾼 것이기 때문입니다.

꿈은 긍정적인 면과 부정적인 면이 같이 있는데, 긍정적인 면은 우리의 기억을 정리한다는 것과 낮 동안의 여러 스트레스나 욕구불만을 해소한다는 측면입니다. 부정적인 면이라고 하긴 어렵긴 하지만, 안 좋은 측면은 선명한 꿈을 꾼다는 것 자체는 스트레스가 많거나 몸이 불편하거나 하는 등의 요인과 함께 숙면을 못 하고 있다는 반증입니다. 깊이 푹 잘 자는 잠치고 꿈 많이 꾸는 경우는 별로 없고, 얕은 잠일수록 꿈도 많이 꾸고 또 기억도 잘 나게 됩니다.

정리하면 아기들이 자다가 깨서 심하게 우는 것은 정신과적 문제가 있는 것이 아니므로 그 우는 상황을 그치게 하려고 업거나 안아주는 것, 먹거나 마실 것을 주는 것, 혼내는 것 등을 할 필요도 없고 해서도 안 된다는 것입니다. 그렇다고 아이가 울든 말든 놔두고 잠을 주무시라는 것이 아니라 **아이가 자다가 갑자기 자지러지게 울면 '아, 자다 깨서 짜증 나고, 꿈도 꿔서 그렇구나'라고 생각하면서, 잠의 정상 생리적인 특성으로 보고, 당연히 그럴 수 있음을 차분히 다시 한 번 상기하며 가만히 지켜보면 됩니다.** 울면서 혹여 위험한 상황(머리를 다른 데 부딪치거나, 경련, 과호흡, 호흡부전 따위의)만 미연에 막아주기 위해서 지켜보시고, 그렇다고 너무 오랫동안(10~15분 초과) 혼자 울게 방치하지만 않으면 됩니다. 엄마나 아빠가 옆에 있음을 목소리로 알려주고 안심시키는 것으로 필요한 일은 다 한 것입니다.

"얘야~ 엄마(아빠)는 너 옆에 여기 있단다. 잠에서 깨는 것은 누구나 그럴 수 있어. 무엇을 보았건 꿈꾼 것일 뿐이니까 실제는 아니야. 무서워 말고 눈감고 그저 누우면 다시 잠을 잘 수 있어."

이런 말은 아기도 아기지만, 아직 아기가 말을 알아듣지 못하는 경우에는 엄마 아빠 스스로를 더 안심시키는 말입니다. 아기를 얼른 안아주고 싶은 욕구를 차단함으로써 바른 수면 습관과의 전쟁에서 승리하도록 하는 마법의 주문이 됩니다.

자다가 깬 아기들이 잘 먹는 이유

야경증/야제증으로 부모님들이 진료실에 와서 하시는 말씀을 들어보면 "우리 아이는 아기 때부터 깨면 꼭 젖(혹은 분유, 물, 보리차, 우유 등)을 먹고 나면 그래도 다시 잘 잤어요. 그런데 요즘엔 먹어도 잘 못 자고 계속 우네요" 혹은 "깨서 먹으면 엄청 잘 먹어요. 그래서 배고파서 못 자나 싶은 마음에 안 줄 수가 없어요"라는 분들이 있습니다. 아기가 먹고 나면 잘 자고, 또 깼을 때 먹는 것은 어떻게 봐야 할까요?

먹고 나면 정말로 잘 자는가 하는 부분은 뒤에서 따로 말씀드리겠습니다. 여기서는 우선 자다가 깨면 아기들이 잘 먹는 것에 대해서 설명드릴 텐데요, 이런 아이의 행동을 엄마 아빠들이 잘못 이해하면 '아, 잘 먹는 것 보니 배고파서 깨는 것 같다'고 오해하기 십상이기 때문입니다. 결론부터 말씀드리면 **'배고파서 깨는 것'이 아니라 '깨고 보니 배고픈 것'**입니다. 즉, 정말 배 안에 음식물이 없어서 공복 때문에 힘들어 잠을 깨는 것이 아니라, 깊이 숙면을 못 해서 깨게 되었고 깨고 보니 식후 4시간 이상 지난 공복 상태라 주는 대로 잘 먹는 것이죠. 만약 공복 때문에 힘들어 잠을 깬다고 하면 이는 소화기 염증 혹은 궤양이 심한 것입니다. 위궤양이나 십이지장염/궤양이 있으면 공복에 속 쓰림으로 괴로워 잠을 못 이루게 됩니다. 그러나 일시적 급성장염이나 기능적 만성 장염이 있는 경우를 제외하고 이런 증상은 어린 아기들에게는 나타나기 힘든 증상입니다.

그러므로 밤에 아기들이 자다가 깨서 잘 먹는다고 배고파서 깨는 것은 결코 아니라는 것입니다. 이것을 잘못 이해해서 먹이기 시작하면 잘못된 수면 습관을 만들 수도 있습니다. 그다음부터는 깨면 뭘 줘서 먹어야만 다시 잠들려고 합니다. 먹기 전에는 잠을 안 자려고 더 난리 납니다. 또 그렇게 **먹어서 배가 부르면 일단 잘 수는 있지만 배부른 상태가 숙면을 방해하기 때문에 또 2시간이 채 되지 않아 칭얼거리거나 깨서 울 가능성이 매우 높아집니다.**

원래 생후 4개월, 늦어도 6개월만 되어도 생리적으로는 야간에 최소 8시간 이상 공복 상태로 숙면을 취할 수 있습니다. 아이마다 사람마다 체질적으로 차이가 있긴 하지만 일반적인 기준에서 많이 벗어나지는 않습니다. 잠든 지 8시간이 되기 전에 깨서 운다면, 설사 젖을 물리고 분유를 줬을 때 잘 먹는다고 해도 계속해서 먹이는 것으로 해결해서는 안 된다는 사실을 꼭 기억하시기 바랍니다. 잠에 푹 들지 못하는 뭔가 다른 근본 원인을 찾아야 합니다.

밤중 수유를 하니까 자다가 깬다?

밤중에 자다 깨서 수유를 하는 엄마 아빠들도 있는 반면, 밤중 수유가 잘못된 수면 습관이며 잠 못 자는 원인이라고 생각하고서 끊는 부모님들도 많습니다. 주변 친구들, 선배 엄마들, 인터넷 카페에서 들은 조언이나 경험담 중에서도 밤중 수유를 끊고 나서 아기 잠이 편해졌다는 내용이 많습니다. 그런 걸 보고 나면 이제 6개월 정도 되었으니까, 혹은 이제 돌 되었으니까 끊겠다는 마음을 먹고 한 번에 확 끊거나 혹은 서서히 밤중 수유 횟수와 양을 줄여가는 분들이 계십니다.

4개월령~6개월령 사이에 그런 시도는 바람직합니다. 아직 밤중 수유 수면 습관이 완전히 고착화되지는 않은 시기라 성공 확률이 높기 때문입니다. 문제는 많은 엄마들이 6개월이 지나서야 밤중 단유를 시도하는데, 이런 경우 실패할 확률이 높다는 것입니다. 이때쯤이면 아기가 밤중 수유하는 패턴에 수면 습관뿐 아니라 소화, 식습관까지 적응을 해버린 상태라서 아기의 저항과 마찰이 만만치 않습니다. 특히 이미 잠을 푹 못 자던 아기들은 실패하는 경우가 많죠. 그리고 밤중 단유에 성공한 분들 중에서도 내원하시는 분들이 많은데, 그런 분들은 밤중 단유 성공 이후 아이가 며칠 잘 자는 것 같더니 시간이 지나니까 다시 잠을 못 잔다는 말씀을 하십니다.

즉, 밤중 수유 여부가 아기 숙면의 핵심 요소는 아니라는 점입니다. 항상 숙면하는 건 아니라도 월령에 비해서 잘 자는 아기들은 밤중 수유라는 안 좋은 수면 습관만 막아주면 더 잘 자는 경우가 많습니다. 하지만 이미 잠 문제가 고착화된 야경증/야제증이 있는 아이들의 경우 밤중 수유를 끊는다고 해서 야경증/야제증이 개선된다고 보증하지 못한다는 것입니다. 오히려 밤중 단유를 시도했다가 실패만 하고 아기를 더 힘들게 하는 상황이 생기는 것은 이미 아이가 잠을 오랫동안 잘 못 자서 힘들고, 짜증나고 피곤한 상태에서 그나마 달래주던 밤중 수유까지 끊어버리려 하니 아기 입장에서는 더 힘들기 때문입니다. 더구나 6개월이 지나도 아직 소화관이 체질적으로 약해서 충분히 성숙하지 못한 아기들은 매우 괴로울 수 있습니다.

밤중 수유를 언제까지 하느냐의 여부보다 중요한 것은 아기 몸의 건강이라는 점을 잊지 말아야 합니다. 소화·흡수 기능이 충분히 성숙해서 수면 중 공복이어도 괜찮고, 잠을 잘 자서 몸과 마음의 컨디션이 좋은 상태일 때 밤중 수유를 끊으려고 시도해보는 것이 바람직하며, 그래야 아기도 쉽게 적응할 수 있습니다. 그래서 저는 진료할 때부터 처음부터 밤중 수유를 끊으라고 얘기하지는 않습니다. 체질 개선이 되어가는 과정에서 아기가 다소 편해졌을 때 끊으라고 말씀드리는데, 적절한 때가 되어 원칙대로 잘 해주시기만 하면 보통 1~2일 내로 아기가 금방 잘 적응하고 밤중 수유 없이도 잘 잡니다.

자다 깨서 우는 어린 아기는 영아산통?

아기를 처음 가진 초보 엄마 아빠들은 아기의 작은 증상 하나에도 불안하고 초조하고 걱정되게 마련입니다. 태어나서 한두 달은 그렇다 쳐도, 계속해서 자다 깨서 우는데도 불구하고 인터넷 정보나 육아서적 정보를 찾아보면 대부분 이것이 영아산통이고 일시적인 것이며 시간이 지나면 없어진다고만 나옵니다. 소아과를 가도 양방 선생님들은 영아산통이거나 아니라고 해도 별 문제 없을 거라며 시간 지나면 좋아진다고만 하시죠. 그렇게 자다가 우는 아기를 키운 엄마 아빠들은 '영아산통'이라는 낯선 용어를 알게 됩니다.

영아산통(infantile colic)이 과연 무엇일까요? 산통이라면 임산부의 진통을 의미하는 것 같은데 영아에게 산통이라니… 알쏭달쏭합니다. 이 산통이라는 말은 원래 한의학 용어인데, 임산부의 각종 진통/출산통을 일컫는 산통(產痛)이 아니라 산통(疝痛)이라고 하며 아랫배나 허리 부위에 찌르는 듯한 자극적인 통증이나 묵직하고 당기는 불편한 통증 등을 의미합니다. 대개 위, 대소장, 방광, 신장, 요관 등의 복부에 위치한 장기의 근육 경직 및 기능 이상에 의해서 발생합니다. 그래서 영아산통을 쉬운 말로 풀이하면 '아기 배앓이'라고 표현해도 무방하죠.

영아산통은 생후 4개월까지의 증상이라고 하지만, 임상적으로는 늦어도 생후 6개월 이전의 아기들에게 나타나는 증상입니다. 그 시기의 아이들 중에서 장염, 장 중첩증, 복강 장기의 염증 소견이 없는데 이유 없이 밤에 깨서 울고 달래기 힘든 경우, 이런 증상을 과거부터 영아산통이라고 불러왔습니다. 사실 왜 그런지 원인을 정확히 찾을 수 없었기 때문에, 아기의 배가 소화 문제나 기타 원인으로 인해 통증 혹은 통증까지는 아니더라도 참을 수 없는 불편함이 있을 거라 추정되는 것으로 영아산통을 지칭한 것입니다.

제가 자다가 깨서 우는 아기들을 영아산통으로 보는 양방 혹은 일부 한의사 선생님들의 관점을 이렇게 제한하는 이유는 다음과 같습니다. 보통 정말 일시적인 산통(疝痛)이라면 2주 이상 지속되지 않으며, 늦어도 생후 6개월(정확하게는 생후 4개월로 봅니다) 이후에는 끝나야 하죠. 물론 아기 잠 깨는 것이 일주일 이내로 끝나고, 생후 6개월 정도가 지나면 울지 않고 잘 자는 아기들도 많긴 합니다. 하지만 제가 자다가 우는 아기들을 자주 진료하다 보니 0~3세 사이의 야제증/야경증 아기들을 보면 대부분 그 증상 발생 시점이 6개월 이전이고, 지속시간이 2주일이 아니며 보통 4주 이상부터 몇 개월, 몇 년씩 이어지기 때문입니다.

그래서 영아산통은 일시적인 수면 장애 증상밖에 설명할 수 없는 반면, 야제증/야경증은 2주 이상 매일 지속적이거나, 3개월 이상의 기간 동안 반복되는 아기들의 수면 장애 증상을 설명한다고 보시면 됩니다. 야제증/야경증을 가진 아기들은 2주 이상 자다가 우는 아기인데, 영아산통처럼 통증이 있는 듯 자지러지게 울기도 하고, 계속 뒤척이면서 굴러 돌아다니기도 하며, 잠꼬대/헛소리, 몸부림, 팔다리 휘젓기 등 다양한 양상을 보입니다. 따라서 영아산통과 야제증/야경증의 공통점은 깊은 잠을 못 잔다는 점입니다.

야제증/야경증은 산통처럼 소화기 문제일 수도 있지만, 임상적으로 같이 발생하거나 보이는 증상은 오히려 호흡기 증상인 경우도 많습니다. 구체적으로는 비염이 가장 많은데, 그 밖에 피부 알레르기 및 기타 체질적 만성 증상도 나타납니다. 잠 자체야 아기가 크면서 느리든 빠르든 언젠가는 좋아질 수 있습니다. 그러나 한참 숙면을 통해서 성장과 발달을 해야 할 시기에 제대로 잠을 못 자면 몸 성장과 뇌 발달 두 가지에 크게 악영향을 미치게 됩니다. 또한 잠 증상은 없어지더라도 비염이나 아토피, 기타 만성적인 알레르기 증상들이 새로 나타나거나 기존 증상이 더 심해지는 것이 문제입니다. 그렇기 때문에 아이의 바른 성장과 뇌 발달에 방해되는 원인을 반드시 찾아서 치료를 해주고 재발하지 않도록 하여 아이가 건강하게 성장할 수 있도록 도와주어야 합니다.

영양분(철분)이 부족해서 잠을 못 자는 것인가요

아기들이 잠을 못 자서 집 근처 소아과에 가면 의사 선생님에게 가장 많이 듣는 말이 "영아 산통이에요. 좀 지나면 없어집니다", "어릴 때 아기들 다 그래요. 크면 좋아집니다"와 같은 답변입니다. 시간이 지나면 없어질 것이고 아기는 다들 그렇게 크니까 너무 걱정하지 말라는 거죠. 말 자체는 맞긴 하지만 아이의 건강이라는 관점에서 본다면 그렇게 가만히 지켜보기만 해도 괜찮을까요?

조금 꼼꼼하신 의사 선생님들은 수면 습관 지도도 해주시죠. "울면 달래지 말고 놔두세요"라고 말입니다. 하지만 그렇게 집에서 노력해서 수면 습관이 잘 잡히면 좋겠지만 대부분의 경우 실패하고 잘 안 되어서 도움을 청하러 가는 것인데 이런 말을 듣게 되는 것입니다. 요즘은 워낙 인터넷에 각종 정보가 넘쳐나고 카페 등 커뮤니티가 발달해서 일반적으로 통용되는 웬만한 육아 정보나 진료

정보는 대부분 접하고 병원에 오시는 경우가 많습니다. 앞에서 얘기한 영아산통과, 야제증/야경증이 시간이 지나면 없어지거나 줄어든다는 것, 파버식 수면 습관 들이기 등 이미 엄마 아빠들도 많은 것을 알고 계십니다.

또 하나 야경증/야제증에 해결법에 대해서 인터넷에 찾아보면 나오거나 소아과에서 많이 듣는 내용이 영양분에 대한 것인데, 그중에서도 철분 부족이라는 얘기가 많습니다. 잠 못 잔다고 하면 빈혈이 의심되니 철분제를 먹이라거나 실제 혈액검사 상 빈혈로 나오니까 철분제를 먹여야 한다는 것입니다. 철분은 혈액의 생성과 작용에 큰 영향을 미치는 요소인 만큼 아이들의 성장 발달에 있어 중요하게 봐야 한다는 점에는 이견은 없지만, 소아의 경우 성인과는 조금 다른 점이 있습니다. 칼슘, 아연 등의 다른 미네랄 성분도 마찬가지인데, 뼈와 근육이 한창 자라야 하는 소아는 항상 그 소모량이 많기 때문에 혈액검사 상으로는 정상수치라고 나오더라도 실제로는 낮을 가능성이 매우 높습니다. 특히 만2세 미만의 영유아인 경우는 더욱 그럴 수밖에 없는 것이, 이유식으로 고기를 섭취하기 전에는 직접적인 단백질과 미네랄 섭취가 어렵고 소화 기능이 아직 많이 미숙해 그 흡수량도 적기 때문입니다.

일반적인 아이들의 경우보다 더욱 소화·흡수 기능이 약한 아이들은 약간 심각할 정도로 철분이 결핍되어 있는 경우가 있습니다. 당연히 각종 신진대사, 특히 혈액 대사가 제대로 되지 않고 혈액 순환도 잘 이루어지지 않습니다. 뇌로 공급되는 혈액의 질과 양도 떨어지게 됩니다. 만약 이런 경우 아기가 잠을 잘 못 자고 있다면 철분제를 공급해주어 영양 균형을 맞출 수 있고, 대사 및 순환의 측면을 상당히 촉진할 수 있습니다. 그래서 철분제를 먹고 나서 못 자던 아기들이 잘 잔다고 하는 경우를 보게 됩니다.

문제는 철분제를 공급하는 것이 근본적인 해결책은 아니라는 점입니다. 원래 음식을 통해서 그 안에 함유된 성분을 소화·흡수하여 체내에서 이용하도록 하는 것이 가장 바람직한데, 철분제나 영양제만 먹으면서 넘어가면 체질적으로 약한 위, 췌장, 간담 기능은 그대로이기 때문에 성장 후에도 이와 연관된 또 다른 문제들이 발생할 가능성이 높습니다. 대표적인 것이 알레르기 질환(비염, 아토피, 천식 등)과 성장 문제(저성장, 소아 비만, 성 조숙 등), 소화·흡수 장애(식욕 부진, 편식, 기능성 장염, 소아 변비 등)입니다.

따라서, 보다 정확히는 '철분이 부족해서 잠을 못 잔다'가 아니라 '소화·흡수 기능이 약해서 철분이 다른 아이보다 더 쉽게 결핍되고 그로 인해서 순환이 더욱 안 되므로 잠을 못 잔다'가 맞겠습니다. 원인을 알았고 그 원인을 해결해주었을 때 결과까지 일치한다면 과학적, 논리적으로 합당하다고 하겠습니다. 저는 한 번도 야경증/야제증 치료를 하면서 철분제를 먹으라고 한 적이 없습니다. 반대로 소화기가 약한 아이들 중 철분제로 인해서 소화 장애가 나타나고 있으면(철분제가 오히려 소화·흡수를 많이 방해합니다) 중단시킨 적은 많습니다. 진료 및 맥진을 했을 때 소화 흡수 기능이 약한 체질인 경우 체질 개선 처방을 통해서 오로지 그 소화 흡수 기능만 개선해 주어도 잠은 저절로 잘 자게 되고, 철 결핍으로 인해 우려되는 성장 및 발달 장애는 발생하지 않습니다. 철분제를 먹임으로써 아이 몸 스스로가 자기 몸에 필요한 것들을 소화·흡수하고 만들어 이용할 수 있는 기회를 박탈하는 것은 장기적으로 좋을 게 없다고 봅니다.

잠 못 자고 놀랐으니까
손 따주고 포룡환(抱龍丸)

과거에도 그랬는데 요즘에도 가끔 아이들이 놀라거나 잠을 못 자고 운다고 하면 할아버지 할머니들께서 "아이들이 놀라서 그런 가 보다", "경기해서 그런 것이다" 하시며 한의원에 아이들 손을 따 달라며 오십니다. 제가 과거에 학부 졸업 후 충북 시골에서 근무 한 적이 있는데 한 달에 꼭 1~2명 이상은 데려오시는 걸 봤습니다. 꼭 손을 따는 것을 목표로 오신 분들이라서 설명은 드리지만 그렇 다고 안 해드릴 수는 없습니다. 대부분 아이들이 첫 손가락은 뭐 하는지도 모르고 어리바리하는 와중에 당하지만, 따는 순간 자지 러지기 시작합니다. 그래서 둘째 손가락부터는 울고불고하는 와중 에 순식간에 필요한 만큼 잘 따줘야 합니다. 그렇게 한바탕하고 가시고 나면 신기하게 잠도 잘 자고 깜짝깜짝 놀라는 것도 진정된 다고 하시죠.

또 그 놀란 정도가 심한 경우에는 처방까지 하는데 약의 이름은 '포룡환'이라고 합니다. 동의보감에 기재된 포룡환 성분은 우담남성 (牛膽南星), 죽황(竹黃), 웅황(雄黃), 주사(朱砂), 사향(麝香)입니다. 이 중에 웅황은 거래가 금지되어 있고, 주사는 사용해서는 안 되는 성분이 며, 사향은 매우 고가인 약재라 현실적으로 포룡환에 들어가지 못 합니다. 그래서 약효는 원래에 못 미치지만 그래도 최대한 대체할 수 있는 약재 등을 넣고 처방해서 조제하면 보호자 분들 말씀으 로는 처방받아 본 효과는 분명하다고 하십니다.

그러나 저는 현재 아이들 손을 정말 거의 따지도 않고, 포룡환 자체는 구비하지도 않고 있습니다. 아이들 손을 딴 것은 7~8년 전이 마지막인 것 같습니다. 손을 따는 것이 번거롭거나 아이들이 무서워해서도 아니고, 포룡환 약을 복용하기 싫어하고 어려워하는 아이들 때문도 아닙니다. 사실 손을 따고 포룡환을 먹어서 좋아지는 것은 그냥 둬도 시간 지나면 좋아질 증상들이기 때문에 하지 않는 것입니다. 자칫 사혈하는(손을 따는) 과정에서 더 심리적 스트레스를 줄 수도 있고, 포룡환 약재의 열을 식히는 작용과 안 맞는 아기들은 그 이상의 부작용을 가져올 수도 있습니다.

무슨 말이냐 하면 일시적으로 놀라거나 아이들이 스트레스를 받으면(아이들도 스트레스 많이 받아요!) 하룻밤 혹은 며칠간 악몽을 꾸거나 잠을 못 자고 깨서 울거나, 깜짝깜짝 놀라거나, 부르르 떨거나 혹은 마치 경기(경련, 뇌전증)하는 것 같은 증상을 보일 때가 있습니다. 그러나 그렇다고 해서 이것이 그렇게 오래가진 않습니다. 대부분 그러한 스트레스 원인이나 놀란 원인이 사라진 시점으로부터 일주일 이내에 동반 증상들 또한 소실되고, 길어도 2주를 넘지 않습니다. 이는 아이들이 고열, 열 감기나 기타 감기, 발진, 장염 등을 앓을 때와 앓고 나서 일시적으로 그러한 증상을 보이는 점을 연상해보면 쉽게 이해하실 겁니다. 심지어 정말 열로 인한 경련인 열성경련으로 진단받아도 일회성인 것은 아무런 문제가 없을 정도이니까 말입니다.

그러나 저는 아이들이 열성경련이 반복되면서 비열성경련으로 이행될 조짐을 보이거나 이미 비열성경련을 보인 경우, 더 악화되어 실질 뇌전증으로 이행되기 전에 꼭 근본 치료할 것을 권하고 있습니다. 야경증/야제증도 마찬가지입니다. 일시적으로 잠깐 나타나는 정도는 걱정하지 않으셔도 좋다고 말씀드립니다. 그러나 계속해서 거의 매일 지속되거나, 주기적/비주기적으로 계속해서 반복된다면 진료를 봐서 정확한 현 상태와 원인을 파악해볼 것을 권합니다.

일시적인 경우는 지켜봐도 좋지만, 지속되거나 반복되면 진지한 접근이 필요하다는 것은 인간이 겪는 대부분의 아급성 및 만성 증상과 질환에 공통적으로 적용해도 좋은 원칙입니다. 그렇다면 야경증/야제증의 경우는 기준을 어떻게 잡아야 할까요? 앞서 언급되었지만 일단 2주입니다. 수면 장애 증상이 나타난 것이 아직 2주를 넘지 않았거나, 2주 이내에 일단 소실되면 걱정하지 않아도 좋습니다. 그러나 2주 이내에 잘 자긴 하는데, 얼마 지나지 않아서 또 증상이 발생하는 경우가 있습니다. 그래서 3개월이 기준이 됩니다. 처음 증상 일로부터 3개월 기간 동안, 2주 이내의 1~2일씩의 증상이라도 그것이 총 4회 이상 나타난다면 의심해봐야 한다는 것입니다. 보다 정확한 것은 아이의 월령 및 수면 양상까지 종합적으로 고려하여 판단하면 알 수 있습니다. 어쨌든 결론은 예외적인 경우를 제외하고는 놀라고 잠을 못 잔다고 하여 손을 따주거나 먹기도 힘든 포룡환 같은 안정제를 억지로 굳이 꼭 먹일 필요는 없다는 것입니다.

분리불안 때문일까요?

저희 병원에 아기 잠 때문에 엄마 아빠들께서 문의하시고, 내원하시는데 그 중 하나의 사례를 소개할까 합니다.

"원래는 잠 잘 자던 아이였고, 잠도 금방 잘 들었는데, 잠드는 시간이 30분 이상, 길게는 1시간 이상도 종종 걸리고 잠들고 나서 1~2시간이면 마구 고함을 지르고, 발을 휘젓기도 하고 바닥을 차기도 하고 울고 짜증 내고 그럽니다. 그렇게 1~2시간 간격으로 계속 밤중에 깹니다. 이제 30개월 되었고 동생이 있는데 돌이 지났습니다. 이렇게 잠 증상이 나타난 것이 세 달이 지났습니다. 동생이 태어나고 나서 어린이집을 보내기 시작했는데, 그 스트레스 때문인지…. 그렇다고 보기엔 또 시기가 안 맞아서요. '괜찮겠지' 하고 지낸 게 벌써 시간이 꽤 지나서도 그대로니, 진료를 받고 처방을 받아야 할지 심리치료가 도움이 될지 문의드려요."

이런 경우처럼 아이가 동생이 태어나서 엄마 아빠의 관심을 일정 부분 나누어 줘야 하고, 또 안 다니던 어린이집도 나가게 되니 엄마와 떨어져 지내면서 당연히 심리적인 영향을 받습니다. 이를 분리불안이라고 합니다. 아이에겐 일종의 큰 스트레스인 셈이지요. 그러나 환경 변화에 따른 심리적 영향 및 스트레스를 받는 것과 그것이 신체에 실제 증상을 일으키는 등의 변화는 별개의 문제입니다. 잠을 흔히 마음이나 심리의 문제로 생각하기 쉬운데, 반대로 몸이 건강하고 편안할 때 비로소 잠을 잘 자는 것입니다. 실제로 진료실에서 "신체가 건강하면 스트레스를 쉽게 이겨내고 영향도 덜 받습니다. 그러나 몸이 약하고 열이 뜬 상태에서는 스트레스 요인이 있다면 잠의 변화, 기타 증상의 악화도 일어납니다. 따라서 심리 치료가 도움이 안 되는 것은 아니지만, 그보다 더 근본적이고 중요한 것은 신체의 건강이라는 것입니다. 건강하다면 심리적 스트레스도 시간이 지나면서 깨끗하게 이겨낼 수 있습니다"

라고 말씀드립니다.

치료 과정을 통해서 아이의 체질이 개선되어서 체내 순환이 좋아지고 면역력이 높아지면, 잠 증상은 물론이고 호흡기 질환(잦은 감기, 비염, 중이염), 피부 질환(아토피, 습진, 두드러기), 소화기 질환(식욕 부진, 복통, 변비, 설사, 소아 비만, 식욕 과다), 성장 부진, 피로 등도 같이 좋아지기 때문입니다. 제가 행하는 야경증/야제증 치료는 단순히 잠을 재우거나 안정시키는 처방을 하는 것이 아니라, 아이의 체질을 개선해서 잠은 물론이고 성장 발달을 저해하는 안 좋은 증상이나 질병을 줄이고, 아이가 장차 커 갈수록 더욱 커질 심리적인 스트레스의 영향을 능히 이겨낼 수 있는 건강한 신체를 만드는 데 조금의 도움이라도 되도록 하는 것에 그 목표가 있습니다.

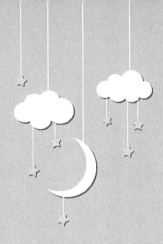

◉ 야경증/야제증이라고 보는 기준이 뭘까
밤에 얼마나 자주 깨어야 야경증/야제증일까요?
소아 '수면 장애' 유형 다섯 가지
야경증/야제증을 쉽게 봤더니 이런 질환/증상들이!
소아 수면 장애가 신체 성장과 뇌 발달에 미치는 영향
야경증/야제증 방치하면, 주의력결핍 과잉행동장애(ADHD) 부른다
ADHD 및 학습 지진아
푹 못 자는 아이가 알레르기 체질 질환이 잘 나타나고 심해집니다

2장

야경증의 기준과
아기에게 중요한 잠

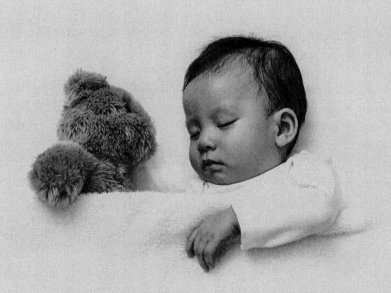

야경증/야제증이라고
보는 기준이 뭘까

야경증/야제증 여부는 단순히 '잠을 못 자고 많이 깬다' 혹은 '깨면 난리가 난다' 등 엄마 아빠들의 주관적 느낌이나 판단이 아닌 조금 더 객관적인 기준을 바탕으로 고려해야 합니다. 그래야만 야경증/야제증 진료가 필요한지, 더 나아가 체질 개선까지 필요한지를 알 수 있기 때문입니다. 사실 가장 정확한 것은 전문가 한의사 선생님들의 진료 및 진맥을 통해 아이의 체질 특징과 현재 수면으로 인한 각 장부별 문제까지 파악하는 것입니다. 하지만 지금 당장 어린 아기를 데리고 내원하기가 힘든 분들도 있고, 내원해서 진료를 볼 수 있는 분이라고 해도 객관적으로 판단할 수 있는 근거는 필요합니다. 그래서 저는 아기들의 수면 장애에 대해서 구체적으로 아기의 각 월령별로 초기 입면 소요 시간, 중간 수면 일탈 횟수, 수면 패턴, 일탈 후 재입면 소요 시간, 자율신경 증상, 이환 기간, 체질 증상 등을 진찰하여 수면 장애의 정도를 판단하고 있습니다. 이제 차례대로 설명드리겠습니다.

1) 초기 입면(入眠) 소요 시간은 샤워나 불을 끄는 등 재울 준비를 마치고 아이를 잠자리에 뉘인 시점부터 계산하여, 아기가 잠들어서 외부의 자극에 반응하지 않는 정도까지 잠드는 데 걸리는 시간을 말합니다. 이는 수면을 위한 필수 조건인 기운의 하기(下氣)이 이루어져서 수면 주기에 얼마나 잘 진입하느냐 하는 것으로, 당연히 빨리 잠들수록 수면 장애로부터 자유롭습니다. 갓난아기일수록 입면 소요 시간은 오래 걸리는 경향이 있고 성장에 따라 점차 단축됩니다. 대략 7개월 이상 되었을 때 초기 입면 소요 시간이 10분 이내면 잘 자는 아기에 속합니다.

2) 중간 수면 이탈 횟수는 잠이 든 뒤에 아침에 일어나서 수유 및 식사를 할 때까지 잠에서 깨어나는 총 횟수입니다. 수면 상태는 아이마다 차이가 있지만, 밤새 최소한 다섯 번 이상 이루어지는 아기의 수면 주기가 온전하여 숙면(non-REM)으로 잘 진입하는지 여부를 점검하는 것입니다. 어릴수록 많이 깨지만 대략 4개월 이상이고 수면 이탈 횟수가 0~1회 정도이거나, 13개월 이상이면서 깨지 않으면 좋은 수면 상태입니다.

3) 수면 패턴은 잠자는 중의 행동 양상과 깼을 때의 잠 투정 양상의 특징입니다. 잠잘 때 바로 누워서 잠들지 못하고 엎드리거나 엉덩이를 들고, 데굴데굴 온 방을 구르고, 옆으로 누워서 자는 아이들이 있습니다. 깼을 때 단지 칭얼거리는 정도에 그치는 아이가 있는가 하면 심하게 자지러지게 우는 아이부터 허공에 손을 휘젓고 발을 차고 몸을 활처럼 휘거나, 수유하지 않으면 진정되지 않거나, 엄마 아빠의 소리를 알아듣지 못하고 아침에 기억

하지도 못하는 아이까지 다양합니다. 가장 좋은 수면 패턴은 바로 누워서 제자리에서 가벼운 뒤척임 정도로 잠들고, 잠에서 깨어도 금방 혼자 다시 잠들기 위해서 눈을 감는 것입니다.

4) 이탈 후 재입면(再入眠) 소요 시간은 중간에 깼다가 다시 잠드는 데 걸리는 시간입니다. 잠에서 깨는 이탈이 있더라도 다시 잠드는 시간이 적게 걸리는 것은 숙면에 중요하며, 또 한편으로는 수면 습관과도 상관이 있습니다. 수면 습관으로는 밤중 수유, 안아줌, 토닥임 등 모든 것이 해당하며 해당 조건이 충족되지 않으면 다시 잠들지 못하는 것을 말합니다. 안 좋은 수면 습관이 있든 없든 이 시간이 오래 걸릴수록 숙면을 쉽게 할 수 없는 몸 상태라는 것이며 아기가 태어난 지 4개월 이상이면 깼다가도 10분 이내에 다시 잠들 수 있어야 합니다.

5) 자율신경 증상은 잠자는 동안, 혹은 깼을 때의 신체의 자율신경과 관계된 증상으로서 땀의 양상, 체온, 손/발/머리의 상대 온도 등이 대표적입니다. 자율신경 증상은 아기 몸이 어떠한 순환 상태에 있는지를 알 수 있는 지표 중 하나입니다. 땀은 원래 우리 몸에서 과도하게 발생된 열을 내리기 위해서 스스로 조절하는 생리작용 중 하나로서 자연스러운 것이지만, 운동이나 활동 시 전신에 흘리는 땀이 아니라 밥 먹거나 잠을 잘 때 신체의 일부에서 흘리는 땀은 신체의 열 순환이 해당 부위에서 잘 되지 않는 것을 의미합니다. 잠을 잘 자기 위해서 체온은 약간 (0.2~0.4℃) 내려가는 것이 좋은데 열이 오히려 더 오르거나 손이나 발, 머리, 배 등의 신체 일부 체온이 상대적으로 다른 부위에

비해서 뜨끈해지거나 싸늘해지는 증상이 있으면 푹 잘 수 없게
됩니다.

6) 이환 기간은 전반적인 수면 장애 증상의 지속기간으로, 아이가
   잘 못 자는 상태가 2주 이상 지속되는 경우는 야경증/야제증으
   로 의심할 수 있습니다. 혹은 2주 이상 지속되지 않고 단 며칠
   에 그친다 해도 3개월 내에 총 4회 이상 잠을 제대로 못 자는
   기간이 나타난다면 진료가 필요한 수면 장애에 해당합니다. 이
   러한 기준은 7개월 이상의 아기에게 적용 가능하며, 6개월 이하
   월령의 아기들은 조금 더 탄력적으로 판단해야 합니다.

7) 체질 증상이란 직접적인 수면 장애 증상을 제외한 기타 다른
   증상들로서 일시적인 감기나 장염 등이 아니라 만성적이고 체
   질적인 원인에 의한 것입니다. 야경증/야제증에서 가장 눈여겨
   봐야 할 것은 알레르기 증상과 질환인데 가장 관련성이 높은
   것은 비염입니다. 본원에서 통계를 내보면 부모님 중 한 분이 비
   염(호흡기 질환)이 있을 경우 아이가 야경증/야제증을 보일 확률이
   50% 이상에 달할 정도로 매우 높으며, 비염 외에는 아토피, 소
   화기 질환 등의 순서로 관련성이 있는 것으로 보입니다. 세 가
   지 증상이 동시에 나타나는 경우도 흔합니다. 야경증/야제증이
   있는 아기들이 비염이 잘 생기고, 또 비염이 있는 경우 야경증/
   야제증이 잘 발생하는데 이것은 '상초 기체증'이라는 동일한 원
   인이 있기 때문입니다(상초 기체증에 대해서는 별도로 설명드리겠습니다).

저는 이와 같은 일곱 가지 요소를 모두 고려해서 야경증/야제

증을 월령별로 판단하고 있으며, 그중에서 중간 수면 이탈 횟수
와 이환 기간의 항목을 잘 살펴보면 부모님들도 간단하면서 쉽게
알 수 있을 것입니다. 또한 아이에게 야경증/야제증이 있는 경우
에 체질 개선의 필요 여부와 그 정도는 체질 증상을 통해서 알 수
있습니다.

밤에 얼마나 자주 깨어야
야경증/야제증일까요?

주위 엄마들, 육아 카페나 친정/시어머니 얘기를 들어보면 아기
들은 원래 자주 깨니까 시간 지나는 수밖에 없다고 하는데, 대체
얼마나 자주 깨고 어느 정도로 잠을 못 자야 야경증/야제증으로
봐야 할지 궁금해하십니다. 사실 잠은 인간의 건강과 면역력을 유
지하기 위한 기초 중의 기초지만 그 구성 요소는 다양합니다. 그
중에서도 아기가 밤중에 자주 깨는 문제를 엄마 아빠들이 실제로
가장 힘들어하고 또 임상적으로도 중요하기 때문에 설명드리도록
하겠습니다.

우선 평소 밤에 자주 깨는 아기를 둔 한 어머니의 사례로부터
보면

"15개월 아이 엄마입니다. 제가 재우면 꼭 수유를 해야 잠들고, 아빠
가 재우면 꼭 안아주거나 옆에 같이 있어야 되긴 하는데 일단 잠은
들어요. 태어나서부터 계속 잠들고 30분 이내에 잘 깨길래 역류가

심해서 그런다고 생각했어요. 토닥여 주면 그냥 잠들곤 했는데 100일 이후로 더 심해져서… 엄청 자주 깨요. 새벽엔 거의 30분마다 한 번씩 깨기도 해요…"

어떻습니까? 여러분의 아이보다 더 심한가요? 아니면 이 정도면 다행인가요? 야경증의 유무와 정도를 파악하는 것은 단순히 잠 깨는 것뿐만 아니라 잠드는 것, 깰 때의 양상 등도 중요하며 피부, 대소변, 소화 상태, 먹는 것, 감기, 코 막힘이 있는지도 살펴야 합니다. 그러나 우선 신생아/영아 아기와 위 사례의 돌 지난 15개월 된 아기를 놓고 봤을 때 잠에서 깨는 횟수를 비교하면 어떨까요. 신생아 쪽이 더 자주 깨고 15개월 된 아이가 덜 깨는 것은 당연합니다.

그러나 문제는 대체 얼마나 자주 깨는 것까지가 정상인가 하는 점입니다. 30분마다 깼다면 누가 봐도 자주 깨는 정도가 심하다고 인지할 수 있지만 밤새 3~4회 정도 깼다면? 이 정도만 해도 밤잠이 많고 피곤하고 체력이 약한 엄마 아빠들에게는 지옥 같을 수 있지만, 잠도 많지 않고 체력이 강한 엄마 아빠들에게는 아무것도 아닐 수 있습니다. 힘든 정도는 주관적이고 그 스펙트럼은 굉장히 다양하고 넓습니다. 그러므로 아기의 월령을 고려하지 않고 야경증/야제증과 수면 장애를 논하는 것은 의미가 없으며 월령이라는 중요한 요소를 꼭 감안해서 적정 수면 패턴을 파악하고 대처해야 오류가 없습니다.

그렇게 해야 시간을 두고 좀 더 지켜보면 크면서 좋아질 수 있을 상황인지, 빠른 시간 내에 치료해야 잠을 깊이 자는 것뿐 아니라 아이의 건강에도 도움이 될 상황인지 알 수 있는 것입니다. 그래서 저는 내원하여 진료를 보기 전이라도 일단 큰 범위에서 잠 패턴에 대한 검토가 가능하도록 홈페이지(drzimo.kr) 안에 '야경증/야제증 체크 리스트'를 마련했고, 야경증/야제증 판단에 참고할 수 있도록 답장을 해드리고 있습니다.

내원도 어렵고 자가 진단도 어려운 상황에 있는 분들을 위해 대략적인 중요한 기준을 말씀드리면, 일단 깨는 간격으로는 2시간을 기준으로 생각하시면 됩니다. 2시간보다 자주 깬다면 1시간 이내인지, 혹은 5분 간격으로 심하게 계속 깨는지를 봐야 합니다. 2시간이라는 것은 아기들의 수면 주기 상 의미가 있기 때문에 2시간보다 자주 깬다면 수면 주기가 많이 무너진 상태라고 보시면 됩니다. 2시간마다 깬다면 밤새 5번 정도 깨는 것이기 때문에 **1개월 내 신생아를 제외하고 하룻밤 사이에 5번 이상 깬다면 문제가 있는 것입니다.**

대략 임상적인 기준으로 보면
- 생후 6개월 이내의 아기는 3시간 이내
- 생후 7~12개월 이내의 아기는 5시간 이내
- 생후 13~24개월의 아기는 6시간 이내
- 생후 25개월 이상 아기는 8시간 이내

월령별로 해당 시간 이내에 잠을 깨는 것이 2주 이상 지속되거나 단기간이라도 3개월의 기간 동안 4회 이상 반복된다면 수면 장애, 즉 야경증/야제증 여부를 정밀하게 진료받고 체질 건강에 대해 진맥을 받아볼 필요가 있습니다.

소아 '수면 장애' 유형 다섯 가지

야경증/야제증에서 흔히 보이는 소아 수면 장애 증상의 유형에 대해서 살펴보겠습니다.

— 수면 장애 Type 1. 험하게 자고, 땀을 뻘뻘 흘리는 아이

부모님들이 오셔서 "우리 아이는 열이 많아요"라고 말씀하시는 경우가 많은데, 그런 아이는 자는 동안 이리저리 온 방 안을 굴러다니거나 몸부림을 치거나, 계속 자는 자세를 바꿉니다. 일반적인 동일 월령의 아기들보다 땀을 많이 흘립니다. 그러나 정말 열이 많은지 여부는 실제 진맥을 보면 다르게 나오는 경우가 많습니다. 열이 많다고 생각하셨지만 진맥을 보면 그렇지 않은 경우도 많고, 반대로 열이 별로 없다고 알고 계셨지만 열이 일부분에 많이 정체해 있는 경우도 있습니다.

우선 자꾸 자는 자세를 바꾸는 이유는 그 자세가 불편하기 때문이며 순환이 안 되기 때문입니다. 가장 많은 원인은 열 순환이 호흡기 및 소화기에서 잘 안 되는 것 때문입니다. 호흡기와 상초에 열이 많이 정체한 상태에서는 엎드리기 좋아하며 자는 동안 답답해서 자세를 바꿔야 하고, 호흡 및 기도가 숨쉬기 불편하기 때문에 땀으로 그 열을 발산시키는 과정이 반복되는 것이죠. 소화기가 불편하고 좋지 않은 경우는 엉덩이를 들고 자는 경우가 많습니다. 또 호흡기 중에서 코가 좋지 않은 경우는 옆으로 누워서 자려고 하고요. 이리저리 굴러다니는 이유는 시원하고 차가운 데를 찾아다니는 것이며, 이런 경우의 십중팔구는 이불을 다 차버리고 덮지 않으려 합니다. 손이나 발, 얼굴을 시원한 방바닥에 대거나 바람이

틈새로 들어오는 문 앞으로 자다가도 굴러서 찾아가죠.

— 수면 장애 Type 2. 예민하고 잠투정을 많이 부리는 아이

어른으로 치면 짜증이 많은 경우인데, 짜증이 많다는 건 그만큼 내 몸이 힘들다는 것입니다. 에너지와 활력이 부족한데, 힘든 상황을 이겨내지 못하니까 피로가 짜증/예민함/잠투정으로까지 나타납니다. 아이든 어른이든 사람은 스스로가 여유가 있으면 작은 일에는 몸과 마음에 큰 변동이 없지만, 여유가 없을 때는 작은 일에도 과민 반응하게 됩니다. 외부 항원에 과민 반응하는 아토피/비염/천식 등의 알레르기 증상들이 실은 면역력이 약한 상태라는 것과도 일맥상통합니다.

실제로 이러한 아이들은 아토피 피부염, 알레르기성 비염, 천식, 두드러기, 식품 알레르기로 고생하는 경우가 많습니다. 잠을 잘 못 자니 예민해지고 잠투정과 짜증이 많아지는 것인데, 그럴수록 더 못 자니 알레르기 질환이 악화되는 악순환이 이어지는 것입니다.

— 수면 장애 Type 3. 산만하고 집중력이 떨어지는 아이

밤잠을 잘 못 자는 아이는 낮에 너무 산만하고, 집중력이 떨어집니다. 그림을 그리거나 한 가지에 집중해서 책을 보거나 공부를 하는 것을 잘 못 합니다. 심하면 ADHD 아닌가 의심될 정도인데, 문제는 아이가 성장할수록 그 양상이 변해서 낮에도 졸려 하는 경향이 커지면서 집중력이 더 저하된다는 것입니다. 당연히 학업 성적이나 성취도에 지장이 생깁니다. 밤에 숙면이 안 되는 것이 근본 원인입니다. 숙면을 통해 높일 수 있는 학습 내용의 기억 저장 기능이 떨어지는 것입니다.

이 경우 아침에 일어나기 힘들어하고 겨우 일어나는 경우도 많습니다. 야뇨증, 대변 문제를 겸하고 있기도 하고요. 초기의 경우 잠 증상만 개선되어도 좋아지는 경우가 많습니다. 괜찮아질 거라고 막연히 기다리다 ADHD까지 병을 키우지 마시고 어린아이라도 수면 장애를 점검해 보는 것이 더 바람직합니다.

— 수면 장애 Type 4. 잘 때 코 숨소리가 들리고, 입을 벌리고 숨 쉬는 아이

잘 때 코가 막혀 있으면 코로 숨 쉬는 소리가 코 고는 소리처럼 들리기도 합니다. 숨길의 통로인 비강의 점막이 부어서 좁아지고 충혈돼서 그런 것인데, 만성 비염 상태를 의미합니다. 만성화되면 코로 숨을 거의 못 쉬고 입을 벌려서 숨을 쉬게 됩니다. 이는 구강 호흡인데, 이 역시 장기적으로는 깊은 호흡이 안 되면서 신선한 산소가 뇌와 몸에 공급되지 못하고 호흡기 건강 및 전신 피로, 두뇌 집중력에 악영향을 주게 됩니다. 당연히 숙면에도 엄청난 지장을 받습니다.

초기에는 대부분 코에서 숨소리가 '쌕쌕' 하고 나는 정도인데, 개선되지 않으면 코를 골게 됩니다. 비염의 정도가 심해 처음부터 어른처럼 코를 고는 아기들도 있습니다. 그리고 더욱 호흡에 문제가 생기면 무호흡증이 옵니다. 보통 아이가 잘 때 부모님도 잠자고 있는 경우가 많아, 진료를 한 뒤에야 코를 골거나 무호흡증이 있음을 알게 되는 분들도 더러 있습니다. 잠자는 도중에 숨을 갑자기 몰아쉬며, 호흡을 일순 멈추고 '컥컥'거리며 숨을 한 번에 몰아 쉬는 양상을 보입니다. 이런 경우 평소 후비루 증상도 쉽게 보이고, 감기에 걸렸을 때 급성 부비동염, 중이염, 후두염, 기관지염이 잘 발

생합니다. 편도가 커져 있거나 아데노이드가 크다고 수술을 권유받는 경우도 많습니다.

— **수면 장애 Type 5.** 잠드는 것을 힘들어하며 자려고 하지 않는 아이
　잠이 드는 과정인, 초기 입면 단계에 문제가 있는 경우입니다. 베개에 머리를 대기만 해도 잠이 드는 아이들은 놀다가도 잠들 시간이 되어 졸리면 못 견딥니다. 그러나 처음에 잠들기를 힘들어하는 아이는 잠드는 자체가 힘들기 때문에, 잠을 안 자려고 버티는 것처럼 보이기도 하고, 잠자기 전에 계속 놀자고 하거나 책 읽어 달라고 하는 등 보채게 됩니다. 이런 아이들은 사람들이 많은 것을 좋아하기도 합니다.

　물론 가족이나 환경적인 영향도 있겠지만, 이를 외부 환경 문제로만 돌려서는 안 됩니다. 처음 잠들기 위해서는 몸의 순환이 되면서 하기(下氣)가 잘 이루어져야만 하는데, 이것이 안 되는 것이기 때문입니다. 하기(下氣)가 잘되는 아이들이나 어른들의 경우에는 베개에 머리만 닿으면 바로 잠을 잡니다.

　밤에 잠 안 자는 아이들의 수면 장애 양상을 이해하기 쉽도록 그 유형별로 구분해봤습니다. 그러나 실제 잠과 관련된 문제가 있는 아이들은 험하게 자고, 땀이 많으며, 예민하고 잠투정이 많으며, 산만하고 집중력이 떨어지며, 코가 막히고 구강 호흡을 하고, 잠드는 것을 힘들어 하는 수면 장애 증상들을 적게는 한 가지, 많게는 전부 복합적으로 가지고 있습니다.

야경증/야제증을 쉽게 봤더니
이런 질환/증상들이!

어린 아기가 잠을 잘 자는 경우보다는 못 자는 것이 더 흔한데 그 못 자는 정도가 아기 월령에 비해서 유독 심한 경우, 흔히 예민한 아이라거나 열이 많다거나, 잠을 설치는 경우라고 말합니다. 그리고 주변에서는 "세월이 약이니 기다려보라"고 하고, 관련 지식이 있는 경우에는 '수면 교육'에 대해서 이야기를 해줍니다.

물론 마냥 기다리는 것보다 수면 교육이 훨씬 바람직한 방법이라고 생각합니다. 그러나 수면 교육은 말처럼 쉽지 않습니다. 많은 엄마 아빠들이 수면 교육에 실패한 상태로 내원하시는 것을 봅니다. 여기에는 적절하지 않은 수면 교육법이나 엄마 아빠의 의지 부족 등 다른 원인도 있겠지만 가장 핵심은 아이가 수면 교육을 받아들일 만한 몸 상태(컨디션)와 건강 상태(체질)가 되지 않기 때문입니다. 그래서 수면 교육은 포기하고 '언젠가는 좋아지겠지' 하며 100일의 기적, 6개월의 기적, 첫돌의 기적을 기다립니다. 말 그대로 '기적' 같이 좋아지는 경우도 있지만 그렇지 않은 경우가 많고, 설령 수면 상태가 좋아져도 이제 다른 문제가 발생하기 시작합니다.

— 야경증/야제증에 동반되는 다른 병증들

　아이들의 수면 장애가 어른과 다른 점이 있다면 아이는 스스로 증상을 표현하지 못하고, 수면 장애 증상이 어른과 다르기 때문에 일상 속에서 쉽사리 지나칠 수 있어서 다른 증상을 키울 수 있다는 것입니다. 그런 의미에서 소아 수면 장애는 심각합니다. 일단 잠 자체와 관련해서 보면, 잠자는 동안에 아이들이 자라는 건 아시죠? 몸만 자란다고 생각하기 쉬운데 몸뿐 아니라 뇌도 자라며, 마음과 생각도 풍부해지고 성숙하는 법입니다. 하루 이틀이 아니고 지속적으로 숙면을 못 하는 아이는 그 기간만큼 누진적으로 몸의 성장과 뇌의 발달에 마이너스 요인이 됩니다.

　아이들의 건강은 먹고, 자고, 싸는 가장 기본적인 생활에서부터 결정되는데 야경증/야제증 외에도 아토피, 비염, 무호흡, 하지불안 증후군 등 다양한 원인 증세로 인해 수면 장애를 앓고 있는 아이들은 심리적으로 스트레스를 받게 되며 면역 기능은 물론 학습 집중력 등이 떨어질 수 있습니다. 어릴 때 야경증을 앓은 경험이 있는 경우 ADHD 발병률이 높다는 보고가 있을 정도입니다. 수면은 ADHD뿐 아니라 실제 뇌 질환과도 연관성이 높습니다. 소아는 아니지만 노인의 경우 잠꼬대 및 뒤척임, 하지불안증후군 등이 있으면 뇌의 병변(치매, 파킨슨병)을 시사합니다. 즉, 잠과 뇌는 서로 영향을 주고받는 관계라는 것입니다.

1) 잠을 잘 못 자는 상태가 지속되면 호흡기 질환이 쉽게 유발됩니다

　낯선 내용일 수도 있지만 특히 부모님 중 한 분이라도 호흡기가

좋지 않거나 비염이 있는 경우는 수면 장애의 매우 가능성이 높아집니다. 비염, 코 막힘, 코골이, 중이염, 편도, 아데노이드, 기관지염, 천식, 폐렴 등 코부터 폐에 이르는 호흡기계 전체에 열 순환이 안 되면서 각종 알레르기와 만성 염증이 발생할 수 있습니다. 이렇게 되면 호흡 상태가 좋지 못하니까 뇌에 산소 공급이 원활하지 않게 되고, 낮 동안의 집중력과 밤의 숙면을 더 방해하여 악순환을 일으킵니다.

2) 야경증이 있는 상태에서는 피부 질환의 가능성도 높아집니다

특히 아이 피부가 예민하거나 약한 체질의 경우에는 습진, 아토피, 두드러기, 건조, 알레르기성 건선이 생깁니다. 피부 증상은 대부분 가렵기 때문에 긁느라 잠을 더 못 자게 되고, 잠을 못 자서 피곤하니까 컨디션이 더 저하되어 피부는 피부대로, 잠은 잠대로 악화됩니다. 그래서 야경증과 아토피로 동시에 고생하는 아이들이 많습니다.

3) 소화기 증상이 쉽게 나타납니다

잠을 못 자는 것은 상초 기체증 때문이라고 앞서 말씀드렸는데, 이 상초 기체증의 근원이 바로 소화·흡수 과정이므로 잠 못 자는 아기들과 소화기 증상은 연관성이 높습니다. 식욕 부진, 편식, 과식 등의 먹는 문제와 소화 장애, 복통, 복부 팽만, 변비, 설사 등의 소화 문제 및 성장 부진, 음식 알레르기, 소아 비만, 체력저하, 성조숙증, 면역력 저하 등도 모두 소화기 증상입니다.

4) 야뇨증이 발생할 수 있습니다

직접적인 아이들의 수면 장애 증상인 야경증/야제증 외에도 야뇨증 역시 수면 장애의 범주에 포함될 수 있습니다. 야뇨증은 4~5세 이상의 어린이가 밤에 자다 소변을 가리지 못하는 경우로, 대부분의 부모들이 야뇨증을 쉽게 생각하는 경향이 있어 이를 방치할 때가 많습니다. 소변을 가리지 못하니까 신장이나 콩팥, 요관의 문제로 오인하거나, 소변 농축 호르몬의 이상으로 간주하는 경우도 있는데 실제 혈액검사 상 호르몬 수치까지 낮은 예는 드문 편입니다. 야뇨증은 깊이 잠들어서 자기도 모르게 실수하는 것이 아니라 오히려 숙면에 들어가지 못함으로써 발생하는 증상이기 때문에 수면 장애에 속합니다.

이렇듯 아이들의 야경증/야제증, 수면 장애를 가볍게 볼 일은 아닙니다. 잠 자체가 문제라기보다는 깊은 잠을 쉽게 못 드는 몸의 컨디션과 체질이 문제이며, 그러한 몸 상태와 약한 체질적 특성으로 인해서 더 안 좋은 질환들이 생기게 됩니다. 가장 흔하게 나타나는 것이 6개월 전후, 첫돌과 두 돌 사이에 나타나는 상초 기체증 중에 비염, 중이염 증상입니다. 일반적인 감기 증상인 고열과 기침, 콧물, 재채기, 코 막힘으로 끝나지 않고 여기에 비염, 중이염, 기관지염, 폐렴 등이 더한다면 상초 기체증이 나타나고 있는 것입니다. 또한 밥을 잘 못 넘기고 입에 오래 물고 있는 증상도 단순 식욕 부진이 아니라 상초 기체증 증상이며 피부 순환이 나빠지는 경우에는 아토피까지 발생하게 됩니다.

이는 '야제증/야경증-아토피-비염/중이염'으로 이어지는 일종의 체질적 사슬(chain)로 증상이 이대로 똑같이 나타나는 것은 아니며 아기의 체질과 환경마다 차이가 납니다. 기체증 증상이 나타난다면 반드시 치료를 해야 하며 제때 올바르게 치료를 해야 아기의 성장 발달이 원활해집니다. 기체증을 치료하지 않고 방치할 경우 비염, 아토피와 같은 알레르기성 체질이 악화되고 심한 경우 몸의 실질 병변이 발생할 수도 있습니다. 아기가 평소 특별한 이상 증세가 없다면 기체증이 발생하지 않도록 순환이 잘되는 음식을 좀 더 가려서 주고, 기체증이 이미 발생한 경우라면 체질 개선 치료를 받고, 치료 후에는 재발되지 않도록 계속해서 관리해주어야 합니다.

제가 아기들의 야경증/야제증을 진료하는 관점도 바로 이것입니다. 건강하고 순환이 잘 되는 몸 상태가 되면 먹고 자고 싸는 문제가 잠깐 나타나도 저절로 해결되며 그 밖의 심하게 악화된 증상들도 나타나지 않는다는 것이 그동안의 수많은 임상 사례를 통한 결론입니다.

소아 수면 장애가 신체 성장과
뇌 발달에 미치는 영향

저희 한의원까지 진료를 받으러 오는 아이들은 잠 증상이 심한 경우가 많습니다. 부모님이 아이의 소아 수면 장애 증상이 야경증/야제증인지도 모르시거나 안다 해도 조부모님이나 주변 육아 선배들의 조언 때문에 시간이 지나가기를 기다리다 심해진 경우가 많기 때문입니다. 그래서 잠의 중요성, 특히 아이들에게 있어 잠이 어떤 의미를 지니는지, 왜 소아 야경증/야제증에 있어서 체질 개선 치료가 필요한지에 대해서 자세히 말씀드리고자 합니다.

— 수면 장애가 '아기 신체 건강'에 미치는 영향

우선 아기의 숙면 여부는 신체 건강과 성장 발달에 영향을 줍니다. 아시다시피, 잠자는 동안에 우리 몸의 성장과 피로 회복, 세포 재생에 관여하는 성장 호르몬이 분비됩니다. 기타 각종 소화 호르몬, 면역 세포의 재생 등도 이루어지죠. 그런데 이 과정은 얕은 잠보다는 깊은 잠 단계에서 왕성하게 이루어지며 밤 11시에서 새벽 2시 사이에 좀 더 활발해집니다. 예부터 한의학에서는 '간장혈(肝藏血), 위기주외(衛氣走外)'라 하여 잠을 자는 동안에 우리 몸의 호르몬/혈액/신경 등의 각종 순환 체계가 작동해서 신체의 면역과 자생력을 키우고, 하루 동안의 피로 및 손상의 회복을 한다고 하였습니다. 즉, 아기가 중간에 깨지 않고 깊은 잠을 유지하여야 아기의 건강 및 성장 발달이 아무 문제 없이 원활해진다는 것입니다.

— 수면 장애가 '아기 뇌 발달'에 미치는 영향

아기의 잠은 뇌의 발달에도 많은 영향을 미칩니다. 우리가 상식적, 경험적으로 알고 있는 사실은, 잠을 푹 잘 자야 뭘 해도 능률이 오른다는 것입니다. 그것이 육체 노동이건, 정신 노동이건, 학습이건 말입니다. 문제는 어린 아기들은 뇌 발달이 아직 완성된 상태가 아니고 한창 발달 과정에 있다는 것입니다. 따라서 4세 이전의 뇌 발달 여부가 어떻게 보면 평생 뇌 기능의 베이스가 됩니다. 4세 이후에 후천적 노력에 의해서 발달이 가능하겠지만, 그 바탕은 이 시기에 결정될 확률이 높습니다. 실제 이러한 유사 연구 결과가 발표된 적이 있는데, 생후 3년 동안 수면이 불규칙한 아이들이 수학, 읽기, 공간 지각 등 학습 능력이 떨어진다는 내용이었습니다.

이러한 뇌 기능은 열 순환 능력과 밀접한 관련이 있습니다. 자동차의 엔진에 대한 냉각 기능처럼 사람의 두뇌 또한 열 순환이 제대로 잘 되어야 오랫동안 집중할 수 있고, 또 뇌 기능도 더 발달할 수 있는데 열 순환이 안 되어 뇌를 비롯한 신체 상부에 열이 정체하면 집중력이 감소할 수밖에 없습니다. 집중력 감소는 학습 능력 저하로 이어지고, 심한 경우 ADHD 증상도 나타나게 됩니다. 이를 한의학에서는 넓은 의미의 기체증(氣滯證)으로 파악하고 치료합니다.

— 수면 장애가 '아기 성장'에 미치는 영향

더불어 아기의 잠은 비만과 키 성장과도 상관이 있습니다. 이는 위에서 말씀드렸듯이 성장 호르몬과 깊은 관계가 있습니다. 성장 호르몬이 활발하게 잘 분비되어야 체지방이 축적되는 것을 막을 수 있고 키의 성장에도 좋은 영향을 미치는데, 실제로 일찍 잘 자는 아이일수록 체지방이 적고, 오래 깊이 잘 자면 성장 호르몬의 분비량이 늘어납니다. 성장은 키가 크는 때가 정해져 있고, 일정 기간 성장에서 뒤처지게 되면 따라잡기가 힘든 특징이 있기 때문에 유의해야 합니다.

이렇게 아기의 잠은 신체의 건강과 키 성장, 비만, 뇌의 발달과 상관관계가 있습니다. 뭐든지 관건은 시기이기 때문에 특정 기관의 발달 시기를 지나가면 그만큼 늦어질 수 있습니다. 따라서 아기의 잠 문제로 인해 야경증/야제증이 지속적으로 나타날 때 시간이 지나가면 좋아지겠지 하고 기다릴 것이 아니라, 아이의 체질을 건강하게 해주는 것이 아기의 전 생애를 놓고 봤을 때 상당히 중요하다 하겠습니다.

야경증/야제증 방치하면, 주의력결핍 과잉행동장애(ADHD) 부른다

사람의 일생에서 잠자는 것만큼 많이 하는 것이 있을까요? 성인 기준으로 하루 6~8시간을 매일 자야 하고, 아이들은 그보다 더 많은 시간을 잠자는 데 씁니다. 바꿔 말하면 사람이 정상적으로 삶을 살아가는 데 있어서 잠이 그만큼 많은 비중을 차지한다는 것이고, 잘 자는 잠이냐(숙면), 아니냐(얕은 잠)가 한 사람의 능률과 능력을 좌우한다고 해도 과언이 아닙니다. 그래서 잠은 단순히 피로 회복뿐만 아니라 한 사람의 능력과 뇌 기능에 많은 영향을 미칩니다.

그 예로, 제가 수능 거의 첫 세대에 속하는데 개인적으로는 수능시험 공부를 하면서 잠에 제일 신경을 썼습니다. 공부 시간을 1시간 줄여서라도 최대한 숙면을 취하기 위해서 수면 시간과 수면 질의 확보에 노력했던 기억이 새록새록 납니다. 그리고 낮에 공부할 시간에 최대한 집중해서 능률적으로 할 수 있도록 하는 패턴을 만들었죠. 그렇게 했던 이유는 그만큼 잠이라는 것은 단순히 피로 회복, 컨디션 조절뿐 아니라 공부 능률과 집중력 향상에도 중요하다는 점을 실감했기 때문이었습니다. 실제로 낮 동안 학습한 것들이 장기 기억으로 저장되는 것도 잠자는 중이고, 낮에 과열된 뇌세포가 휴식을 취하는 시간도 잠자는 때입니다.

그런데 만약 아이에게 수면 장애 증상이 있다면 어떨까요? 수면 장애 증상으로 인한 집중력 부족과 산만함이 장기간 이어지고 더 심해지면, 주의력 결핍 및 과잉행동장애(ADHD)로 이어질 가능성이 높아지게 됩니다. 실제로 ADHD(Attention Deficit/Hyperactivity Disorder) 증상을 겪는 다수의 아동 중 유아기에 큰 문제가 아니라고 넘겼던 양상들이 단초가 된 경우가 보고되고 있습니다. 유아기에 잠을 적게 자고, 자도 자꾸 깨며, 잠투정이 심하고, 팔다리와 머리를 앞뒤로 흔들고, 수면 패턴이 불규칙한 경우 등이 바로 그것입니다.

한의학에서는 이를 상초열독(上焦熱毒)으로 인한 기체증(氣滯證)으로 파악합니다. 한 사람이 태어나서 처음 겪고 또 표현하는 열독 기체증의 증상 중에 대표적인 것이 수면 장애, 야경증/야제증입니다. 또 다른 상초열독 기체증 중 하나로 뇌전증(간질)도 있습니다. 야경증/야제증, 뇌전증, ADHD, 비염까지도 모두 상초 열독 기체증의 범주에 속합니다. 다만 각각의 체질과 발현 증상에 따라서 그 증상 부위 및 기전과 강약의 정도가 차이가 있는 것인데, 이들 증상은 서로 영향을 미치기도 합니다.

제가 진료실에서 하는 말이지만, 저는 어떤 병증이든 병증 자체를 치료하기보다는 그 사람의 체질 개선을 목표로 치료합니다. 병 치료가 아니라 사람 치료가 목표라는 말인데, 그런 체질 개선 과정 속에서 가벼운 병증은 일찍 개선되고 좀 완고하고 심한 병증은 오래 걸리기도 합니다. 일단 개선된 체질은 생활 속 관리만 해주면 유지가 되며, 체질 개선 과정에서 다른 여러 병증들도 같이 개선되고 예방되는 장점이 있습니다.

그러므로 어린 아기의 야경증/야제증을 치료한다는 것은 더 중한 병증으로 발전하는 것을 예방하는 차원의 의미가 큽니다. 이미 ADHD나 뇌전증, 비염 등 기타 병증이 발생한 경우에도 마찬 가지로 근본적인 체질 개선을 통해서 몸을 건강하게 하는 것에 주 안점을 둡니다. 그렇게 해야만 병증의 일시적 개선이 아니라 한 아 기, 한 사람이 보다 나은 생활을 할 수 있게 되기 때문입니다. 병 증에 걸리는 것도 고생하는 것도 또 이겨내는 것도 바로 그 사람 입니다. 아이를 시간 지나가도록 방치하지 마세요. 보다 빠른 관심 이 우리 아이의 건강한 미래를 좌우할 수 있습니다.

ADHD 및 학습 지진아

학습 지진아(slow learner, 學習遲進兒)라는 다소 과한 표현을 했는데, 흔히 일반인들은 학습 부진, 학습 장애, 학습 지체를 모두 '학습 지진'이라고 생각하는 경우가 있습니다. 사실 모두 다른 용어인데 말이죠. 제일 가벼운 정도가 학습 부진(school underachievement, 學習 不振)으로 자질은 정상적이지만 건강, 환경, 적응 실패, 주의력 결핍 등으로 인한 학습 성취도가 부족한 상태입니다. 그다음이 학습 장 애로 특정 영역의 교과목이나 특정 부분에서 장애 수준으로 성취 도가 떨어지는 것이며, 학습 지진은 다소 지능이 낮으면서 나타나 는 전반적인 학습 장애입니다. 학습 지체의 경우 정신 지체 수준 으로, 일반적으로 지적 능력이 많이 저하된 경우입니다.

그래서 수면 병증(야경증/야제증)과 관련되는 학습 문제는 학습 부 진이라고 보는 것이 일반적이며, 학습 부진이 유발되는 흔하고 대 표적인 원인 중 하나가 과잉 행동과 주의력 결핍이므로 이에 대해서 알아보겠습니다. 잠과 학습 부진이 어떤 연관성이 있을까요? 영·유아기에 수면 장애 증상(야경증/야제증)을 겪은 모든 아이들이 모두 ADHD와 학습 부진으로 이행되는 것은 아니지만, ADHD와 학습 부진을 겪고 있는 학습 지진아들을 관찰해보면 과거 영·유아 시기에 수면 장애가 있던 경우가 상당히 많다는 것입니다.

세상 거의 모든 일이 그렇듯 병이나 증상도 원인이 되는 뿌리가 있으며 거기에서 파급되어 여러 다양한 결과로서 질환이 나타납니다. 야경증/야제증의 수면 장애를 유발하는 원인은 기체증(기혈 순환이 잘 되지 않는 증상)이며 그 부위는 신체 상부(상초)입니다. 결론적으로 열이 잘 순환되지 않는 '상초 열독 기체증'이 그 뿌리라는 것입니다.

순환되지 않고 정체해 있는 열들이 기관지와 폐 실질에 주로 머물러 있고 기관지가 약하면 천식/폐렴 등의 증상이, 코의 점막 및 부비동에 있으면 비염/축농증이 쉽게 잘 나타나고 만성화됩니다. 피부에 머물러 있으면 피부 태열/습진/두드러기/아토피가 발생하며, 뇌세포/신경층에 열이 지속되면 경련/뇌전증(간질)이 됩니다. 경련이나 뇌전증처럼 일시에 폭발적으로 나타나는 열이 아니라, 지속적으로 유지되는 상황이 되면 산만함과 주의력 부족이 되며 이것이 악화되면 주의력 결핍 및 과잉 행동을 일으킵니다. 이후 아이의 학년이 높아지면서 학습 요구량은 많아지는데 집중력이 결핍되니까 학습 부진 혹은 학습 장애로 이어지는 것이죠. 각자 체질의 특징에 따라서 나타나는 증상은 이처럼 모두 다르지만, 원인은 상초 열독 기체증입니다.

저희가 수면 장애, 천식, 비염, 아토피, 뇌전증, ADHD를 치료하는 관점이나 과정은 학습 부진을 치료하는 것과 같습니다. 처방이나 티칭이 같다는 것이 아니라 몸의 정상적인 선순환 구조를 만들고 체질을 개선하는 과정이 같다는 것입니다. 결과는 아이의 타고난 체질 정도와 증상의 정도 및 환경 조건에 따라서 당연히 편차가 있겠지만 결국 좋은 방향으로 변화되어 간다는 사실은 분명합니다.

그러므로 혹시 야경증, 학습부진, ADHD, 알레르기 등 이와 연관된 고민을 하고 계신 부모님께서 이 글을 읽고 계시다면, 시간이 약이라고 그저 기다리거나 성급하게 정신과 대증 치료 약물 등의 증상 완화에만 매달리는 우를 범하지 않아야 합니다. 우리가 사용하는 물건 같은 것이야 얼마든지 시행착오를 겪어도 되지만, 자라고 있는 아이의 흘러간 시간은 되돌릴 수 없으며 악화된 것을 회복하기는 더욱 어렵기 때문입니다. 부작용이 우려되거나 되돌릴 수 없는 결과를 초래할 수 있는 방법은 배제하고, 자연에 가까운 방법으로 보다 근원적인 도움을 줄 수 있는 길을 선택하기를 권해드립니다.

푹 못 자는 아이가 알레르기 체질 질환이 잘 나타나고 심해집니다

야경증/야제증이 있었던 아기, 즉 어린 아기 때 잠을 잘 들지 못하고 또 중간에 잘 깨는 수면 패턴이 있던 아이가 그대로 성장할 경우에, 그 성장 과정에서 알레르기 및 체질 질환이 심해지고 잘 나타난다고 말하면 부모님들이 실감이 잘 안 난다 하시는 경우가 있습니다. 그래서 실제 사례를 들어 살펴보고자 합니다.

저희 병원에 2016년 3월경에 밥을 잘 먹지 않는다며 내원했던 5살 남자아이가 있습니다. 주변 어른들로부터 "입이 짧다"는 말을 잘 듣고, 같은 음식을 먹고 나면 두 번은 입에 대지 않는 아이였습니다. 여기까지만 보면 그냥 밥 잘 먹게 하는 일반적인 식욕 증진 보약을 잘 처방하면 밥맛이 좋아져서 괜찮을 것 같습니다. 그러나 문제는 밥만 안 먹는 것이 아니라, 키도 동일한 월령 아이에 비해 하위 10% 이하였고, 체중 퍼센타일(percentile, 상대 척도)은 키보다도 낮았습니다. 변비도 심해서 자주 관장을 해야 할 정도였고 집에서 관장도 잘 못 해서 주기적으로 응급실도 가곤 했죠.

또 4살 이후 눈 밑에 유독 다크 서클이 심해지고 최근 코피가 잦아져 일주일에 2차례 이상 났으며, 코 막힘과 콧물이 심해서 소아과/이비인후과에서 감기약, 항히스타민제를 자주 복용했고 눈도 가려워서 안약이나 인공눈물을 매일 써야 했습니다. 5살 무렵부터는 피부 알레르기가 반복적으로 나타났는데, 문제는 그 발생 범위와 발진 개수가 점점 증가하는 양상이어서 지속적으로 스테로이드 연고제를 사용하고 있다는 것이었습니다. 최근엔 여기에 더해서 감기가 오면 열감기가 심해서 40도를 줄곧 넘길 정도로 심했습니다. 양방 병원에서는 잦은 열감기와 코 상태 때문에 편도 수술을 하라는 얘기까지 듣고 나서 저희 병원에 내원하셨습니다.

이렇게 한 아이에게 여러 다양한 증상이 있는데 과연 어떻게 해결하고 치료해야 할까요? 밥을 잘 안 먹으니 식욕 증진되는 보약, 변비가 심하므로 윤장제, 키와 몸무게가 작으니까 녹용이 들어간 보약, 비염 증상이 있으니 호흡기 강화제, 피부 알레르기 완화제… 이렇게 증상과 요구사항에 맞추어 일일이 대증약 처방을 모두 다

하는 것도 어렵지만 설령 그 많은 성분들의 약을 다 복용한다고 해도 해결이 될까요? 많은 약을 복용하는 것도 쉽지 않지만, 그렇다 해도 근본적인 문제 해결은 되지 않을 가능성이 더 높습니다.

사실 이런 개별 증상의 완화 혹은 관리를 위한 처방은 부모님도 기존 양방 치료를 통해 그동안 많이 해왔습니다. 그러나 결코 문제가 근본적으로 개선되지 않았고 점점 그 정도가 심해지거나 또 다른 증상이 발생하는 패턴을 보일 뿐이었으며, 더구나 그 대중약들을 오래 혹은 반복적으로 사용하면서 약 자체로 인한 부작용 또한 무시할 수 없는 상황이 되었습니다. 꼭 양약이라서 그런 것이 아니라 양방 치료든 한방 치료든 증상 완화에만 매달리면 근본 치료가 되지 않는다는 점에서 결과는 비슷하다는 것입니다.

이 아이를 진료하면서 알게 된 사실은 약간 조산을 하면서 출생 시 체중이 다소 적었다는 점과 어린 아기 때부터 시작해서 차차 나아지긴 했지만 4살까지도 잠을 잘 못 자고 자주 깨곤 했다는 것이었습니다. 또, 식욕 부진과 별개로 차 멀미도 심한 편이라는 것도 알았습니다. 아이가 좋아하는 음식이 주로 우유, 치즈, 빵, 계란 등인 점도 살펴봐야 했습니다. 진료 결과 아이의 타고난 체질이 알레르기 체질이며 특히 소화기(위, 담, 췌장, 십이지장)의 전체 기능이 많이 약한 편이었습니다. 어린 시기에 아이의 체질적인 증상이 잠 문제로 처음으로 드러났는데 시간 지나면 좋아지리라는 생각으로 지나갔고, 결국 본격적으로 좀 더 심한 알레르기 증상들로 나타나고 있는 것입니다.

아이가 잠을 잘 못 잔다는 사실 하나만으로는 그 정도가 심하지 않은 이상 잠 자체가 치료의 대상은 아니겠지만, 잠 문제의 근본 원인이 아이의 체질에 있으므로 당시에 그 원인 해결이 되지 않고 시간이 경과하면서 여러 안 좋은 증상들이 발현한 것입니다. 그러므로 **증상 하나하나에 매달릴 것이 아니라 시간이 좀 오래 걸리더라도 아이의 타고난 체질을 더 개선해 주고 원활하게 신체의 균형을 잡아 주면 힘든 문제들이 많이 해결될 것입니다.** 체질 개선 과정 혹은 그 이후에도 필요한 경우 대증약(한약/양약)을 사용하기도 합니다. 하지만 개선 이후에는 감기약, 콧물약, 소염제 등의 대증약이 필요한 경우 자체가 많이 줄어들고 또 이전보다 짧은 사용 기간만으로도 좋아지게 됩니다. 물론 이런 상태를 유지하기 위해서는 균형 잡힌 양질의 식단 조절은 당연히 필요합니다.

실제 이 아이도 이러한 체질 개선의 과정을 거쳐서 식욕은 평균적인 수준이 되었고, 변비 증상은 응급실을 찾지 않는 것은 물론 관장도 거의 필요 없이 매일 스스로 대변을 볼 수 있을 만큼 현저히 개선되었습니다. 피부 알레르기와 발진에 연고제는 거의 사용하지 않게 됐고, 수술 없이도 알레르기 비염 증상이 또래의 평균적인 수준으로 개선되었습니다. 점차 키나 몸무게도 개선추세에 들어가 백분위 상 10%를 넘겨 최종 20% 후반 대에 이르렀습니다. 기타 증상들 역시 전반적으로 이전에 비해서 많이 개선된 상태에서 연복(연속 복약)을 종료하였습니다.

체질 개선 기간은 복약 기준으로 총 7개월 소요되었습니다. 1~2년 이상으로 길지도 않지만 그렇다고 짧지도 않은 기간입니다. 저는 그래서 아이가 어릴수록 체질 개선이 빠르고 또 개선 효과도 뛰어나다고 말씀드립니다. 만약 5살이 아니라 2살 정도에 내원했더라면 병증도 더 많지 않았겠고 그에 따라 더 빠르게 연복 종료가 가능했겠죠. 동시에 고려할 점은 개인별 체질 개선 처방이 안전하고 무해하며 갓난아기에게도 몇 개월 혹은 심지어 몇 년의 복약이 있어도 어떤 부작용이 발생하거나 신체에 무리가 따르지 않아야 한다는 점입니다.

그래서 6개월이나 돌 이전의 어린 아기의 경우에는 진료를 보고 나서 지금 바로 체질 개선을 해줄지, 기다렸다가 할지는 부모님이 선택하시라고 말씀드립니다. 다른 건 괜찮고 오직 잠만 문제라고 생각한다면 시간이 지나길 더 기다리면 나아질 것입니다. 그러나 잠을 푹 못 자서 최소 수개월 동안 아이가 겪어야 할 힘든 부분과 성장 및 발달에서의 마이너스 요인, 또 부모님의 근심 걱정까지 생각하면 굳이 기다릴 필요가 없다고 생각합니다. 이렇게 말씀드리는 이유는 저의 아들 역시 돌 이전의 갓난아기 때부터 일찍 체질 개선을 해주었고, 지금도 필요 시 주기적으로 체질 개선 약을 처방하여 복약시키면서 관리하고 있기 때문입니다. 연복 기간만 따져도 2년은 넘었으며, 현재까지도 아무 이상 없이 잘 복용합니다. 저희의 안전한 맑은 탕전법을 임상에 활용한 것이 20년이 넘었으며 그동안 장복에 따른 약화 사고나 문제는 전혀 없었습니다.

3장

야경증/야제증
치료는 어떻게 할까

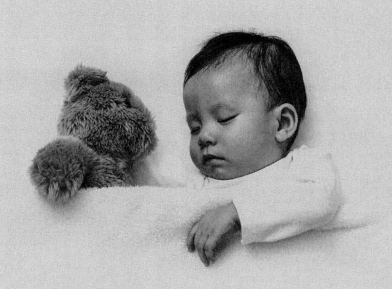

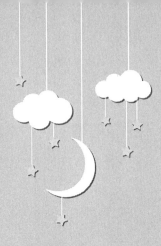

아이 때문에 죽고 싶어요

야경증/야제증 치료해야 하나요?

치료가 필요한 이유

야경증/야제증 치료가 필요한 때와 그 이유

"우리 아이 잠 좀 재워주세요.", "네, 조금만 더 참으세요!"

이렇게 돼야 잠을 잘 잡니다

'기체증'을 잡아야 치유됩니다

야경증/야제증 치료는 잘된다

투명 한약에 수면제라도 탔나요?

수면 장애의 근본적 치료

아이들의 수면 장애 증상 – 야경증/야제증, 악몽, 몽유병

하지불안증후군, 신경 순환이 정체된 증상입니다

아기의 잠을 방해하는 통증 – 영아산통, 성장통/치아 통증, 급성중이염

7~12개월 아기 야경증과 잦은 감기, 비염, 아토피의 연관성

첫돌 지난 아기의 야경증/야제증, 코골이, 피부 가려움으로 인한 수면 장애

아이 때문에 죽고 싶어요

야경증이 얼마나 아이와 부모에게 힘든 것인지 제가 접했던 단적인 예가 있어 잠깐 소개해드리겠습니다. 여섯 살이 넘어서까지 야경증을 겪고 있는 아이의 엄마는 이렇게 표현했었습니다. "지금 죽고 싶은데", "더는 못 키우겠다", "이대로 없어지고 싶고, 어두워지는 것이 두렵다", "둘째는 더 예민하다" 등입니다.

아기 엄마의 심경이나 상황, 그리고 아이의 건강 상태가 이 글을 보시는 분들께 조금이나마 전달이 될까요? 상상만으로도 그 긴 시간 동안 고생했을 것이 안타깝습니다. 기질이 예민해서 그렇다고, 아이들이 원래 그렇다고 흔히들 얘기합니다. 물론 맞습니다. 보다 예민한 아이들이 있으며, 아이들은 원래 열 순환이 잘 안 됩니다. 그러나 그 예민하다는 것은 다른 측면에서 관찰해보면 몸 상태가 예민하게 반응할 수밖에 없는 상황이라는 것입니다. 보통의 아이들보다 열이 더 많든지(열독증), 열 자체는 많은 것이 아니지만 열 순환이 잘 되지 않아서 정체해 있다든지(기체증) 하는 경우는 열이 상부로 뜬 상태이므로 몸의 모든 대사 자체가 차분하지 못해, 예민해 보이고 잠도 당연히 잘 못 잡니다.

　이런 상황에서 마냥 시간이 흘러서 잠 증상이 완화되거나 없어지기를 기다려야 할까요? 결코 안 됩니다! 시간이 지난다 해도 아이의 체질은 그대로이기 때문에 "아이 때문에 죽고 싶다"고 하는 위 사례의 엄마처럼 잠 증상이 심지어 6살이 넘도록 계속된다면 어떻게 하시겠습니까. 또 다행히 잠 증상은 없어지거나 완화된다 해도 잠 못 자는 것보다 더 안 좋은 증상인 비염, 아토피, 습진, 두드러기, 중이염, 천식, 소화기 증상, ADHD 등이 나타난다면 더 힘들어집니다. 장기적으로는 만성적이고 예후가 더 불량한 증상이나 질병이 발생할 가능성도 높아집니다.

야경증/야제증 치료해야 하나요?

　저희 병원 특성상 진료실에서 아이들 진료를 많이 하며 그중에서 생후 6개월 이후~돌 전후의 유아기 어린 아기들을 많이 보고 있습니다. 특히 이 연령대의 야경증/야제증 아이를 둔 부모님들께서는 이런 질문들을 하십니다.

　"야경증/야제증, 과연 치료해야 할지요?"

　답을 하기에 앞서 야경증/야제증으로 고민 중이던 아이 엄마의 사례를 보면서 설명드리겠습니다.

"태어나서 지금까지 푹 잔 적이 거의 없어요. 자꾸만 엎드려서 자려고 하고, 옆 사람의 팔뚝이나 팔을 만지며 자려 하고요. 잠투정이 너무 심해 낮잠을 자고 일어나도 거의 자지러지게 우니까 어떨 땐 재우기 무서울 정도예요. 그렇지만 잠이 오면 징징거리며 사람을 못살게 굴어서 안 재울 수도 없어요. 체중은 얼마 전 재보니 또래보다 많이 적은 편이고, 뭘 좀 많이 먹거나 잘못 먹으면 쉽게 두드러기처럼 올라오고 빨갛게 발진도 잘 잡혀요. 모기 물리면 부어서 물집 진물이 꼭 생기고요. 사시사철 감기도 잘 걸리는데, 코감기로 시작해서 중이염이 오거나 기관지염까지 생깁니다."

자, 여러분들 보시기엔 어떤가요? 이 아이의 야경증/야제증 치료가 필요한 정도일까요? 아기는 월령이 37개월이었고 만3세, 우리 나이로 4살 어린이입니다. 영·유아기의 아주 어린 아기는 아닌 셈이죠. 시간 지나면 좋아진다고 해서 기다렸는데 수면 장애도 좋아지지 않고 다른 더 안 좋은 증상들이 생겨나고 있습니다. 야경증/야제증 치료에 있어서 잠 자체는 생각하시는 것보다 중요하지 않습니다. 중요한 것은 아이의 체질과 건강 상태입니다. 체질이 강건(剛健)하다면 크면서 수면 상태도 좋아지고, 나쁜 증상도 안 생기지만, 체질이 약하다면 그런 체질로 인해 자라면서 더 나쁜 증상들이 추가로 발생합니다.

이제 처음 물음에 대한 저의 답이 짐작되시리라 봅니다. '야경증/야제증을 치료해야 한다' 혹은 '치료할 필요가 없다'고 단순화해서 일률적으로 말할 수 없다는 것입니다. 야경증/야제증의 잠 증상 자체를 치료해야 하느냐고 물으신다면 상당한 경우에서는 그렇지 않다고 답할 수 있습니다. 그러나 아이의 체질 개선이 필요한 경우에는 잠 증상보다는 체질 개선을 해야 한다고 말씀드릴 수 있겠습니다. 만약 체질과 건강이 괜찮고 수면 장애 증상이 심하지 않은 경우라면 좀 더 지켜보거나, 건강한데 수면 장애만 심하다면 수면 증상만 치료하면 되겠습니다.

치료가 필요한 이유

엄마가 아이를 낳고 산후조리원에서 조리하다가 집에 왔을 때 제일 먼저 아기 엄마와 가족들 모두를 힘들게 하는 것은 바로 아기의 잠입니다. 임신 전부터 1년 이상 음식을 잘 가리고 준비를 했으면 증상이 덜하거나 없겠지만, 아기가 잠드는 데 시간이 오래 걸리면서 땀이나 열이 많고, 중간에 몇 번이고 깨어 울고 자지러지면서, 밤중 수유를 6개월 이후에도 지속해야 하는 상황이라면 아기는 물론이고 엄마를 포함한 온 가족의 수면의 질 또한 낮아지게 됩니다. 밤에 그렇게 잠을 제대로 못 자면 낮에 일의 집중력도 떨어지고 피로는 쌓여 갑니다. 전업 주부의 경우에도 밤에 이렇게 진을 빼고 나면 낮에 활동하기가 힘든데, 더구나 직장에 출근하는 워킹맘들의 경우에는 직장 생활 자체가 불가능한 최악의 경우까지 발생할 수 있습니다.

이러한 야경증/야제증은 왜 발생하는 것일까요? 바로 하기(下氣)가 안 되는 상초 기체증이 그 원인입니다. 낮 동안에 머리 쪽으로 상기되어 뇌 활동에 쓰이던 열이 잠을 잘 때 밑으로 내려와야 실제 상부의 체온도 낮아지면서 깊은 잠을 잘 수 있게 됩니다. 그런데 상초 기체증이 있으면 그 열이 쉽게 못 내려오기 때문에 몸에서는 억지로 열을 발산하려고 땀을 많이 흘리게 되며 잠은 들었지만 숙면이 안 되어 깨거나 꿈을 많이 꾸는 상태가 됩니다. 아기들이 잠을 잘 못 자고 깨서 울고, 밤중 수유를 계속해서 어려움을 하소연하면 "아기 때는 예민해서 다들 그러는 거야. 그거 크면서 언제 그랬냐는 듯 다 좋아진다"고들 합니다. 과연 그럴까요? 두 가지 면에서 살펴볼 필요가 있습니다.

첫 번째는 야경증/야제증이 과연 아기 성격이 예민하거나 잠귀가 밝아서인가 하는 점인데, 그렇지 않습니다. 성격이 그런 것이 아니라, 몸이 힘들어서 그런 것입니다. 누구보다 피곤해서 자고 싶은 사람은 아기 본인이지만 쉽게 깊은 잠을 못 자는 것이며, 야경증/야제증은 아기가 이 세상에 태어나서 처음으로 몸 상태가 힘들다는 것을 지속적으로 표현하는 것입니다. 즉, 누구나 엄마 아빠로부터 체질의 좋은 부분과 안 좋은 부분을 물려받게 되는데 그 과정에서 상초 기체증 체질을 물려받은 경우에는, 이렇게 야경증/야제증을 겪고 밤중 수유를 쉽게 끊지 못하는 아기의 몸 상태가 되는 것입니다. 그러므로 이러한 상초 기체증이 치료되어 몸의 순환 상태가 좋아지고 체질이 더 건강해지면 자연히 아기도 잠을 잘 자게 됩니다. 그렇다고 성격이 그 몇 달 사이에 좋아져서 잘 자게 되는 것일까요? 그렇지 않을 것입니다.

두 번째, 야경증/야제증은 시간이 지나면서 없어진다는 것인데, 사실 겉으로 나타나는 현상만 놓고 보면 상당 부분 맞는 얘기입니다. 야경증/야제증 치료를 위해서 내원하는 경우를 보면 아주 오래 지속되는 경우를 봐도 만 3~4살이 거의 마지막 시기인 것으로 보입니다(길게는 만6~7세까지도 지속되긴 합니다). 즉, 아기가 괴로워하고 부모가 힘들어도 3~4년만 고생하면 된다는 것입니다. 그런데 이것은 한 가지만 알고 본질적인 부분을 놓치는 것입니다. 앞서 야경증/야제증은 상초 기체증이 원인이라고 했습니다. 기체증의 특징은 해당 증상이 없어지더라도 기체증을 치료하지 않으면 몸의 또 다른 증상과 질병으로 나타난다는 것입니다.

저는 소아 진료로 비염, 아토피, 잦은 감기, 중이염, 식욕 부진, 성장 장애, 소화기 장애, 성조숙증, 뇌전증, ADHD, 틱, 야뇨증 등의 다양한 증상과 질환을 치료합니다. 그런데 이 아이들의 상당수가 과거 야경증/야제증으로 고생한 것이 나타납니다. 이것은 유아기 야경증/야제증은 그 증상 자체가 심각한 문제라기보다는, 아이 몸의 상초 순환이 원활하지 않다는 것을 알고 치료해주지 않으면 보다 더 심각하거나 만성적인 질환이 나타난다는 것을 의미합니다.

따라서 잠 못 자는 아기들은 성격이 예민해서도 잠귀가 밝아서도 아니며, 아기의 건강을 생각한다면 시간이 지나기만을 기다리는 것도 옳지 못합니다. 잠 못 드는 증상이 동일 월령의 일반적인 아기들의 수면 상태보다 심하게 나쁘다면 초기에 꼭 전문가의 진찰을 받고 적극적으로 기체증을 치료하는 것이 여러모로 좋습니다.

Q

우리 아기는 7개월 남자 아기입니다. 하루 저녁에 3번 이상은 꼭 깨서 보채고, 울고 합니다. 달래주고 토닥거려주면 자기는 잘 자고요. 처음 잠들 때도 시간이 30분 정도는 뒤척거리다가 잠이 듭니다. 그리고 보면 땀을 그렇게 많이 흘립니다. 베개, 이불도 젖습니다. 어떤 상태인가요, 괜찮을까요?

A

잠을 잘 못 자고 잘 깬다고 모두 야경증/야제증은 아닙니다. 아기들은 위장관이 아직 미성숙하므로 당연히 잠을 쉽게 못 들고, 잘 깨기 때문에 반드시 야경증/야제증도 일정한 기준을 가지고 판단해야 합니다. 임상적인 기준으로 볼 때 6개월 정도 된 아기는 하룻밤에 두 번 미만으로 깹니다. 즉, 잠들어서 3시간 이상을 잘 수 있다면 야제증이라고 하기에는 무리가 있으며 정상적인 아기의 잠자는 패턴으로 볼 수 있습니다. 질문하신 분의 경우 아기가 7개월이고 최하 3번 이상은 깬다고 했으므로 야경증/야제증이라고 볼 수 있으며 잠드는 데 30분 정도 걸리는 것으로 봐서 더욱 그러합니다.

또한 땀을 흘린다고 했는데 잘 때 흘리는 땀을 말씀하신 것 같습니다. 아기들은 생리적으로 열이 많고 열 순환이 아직 원활하지 않기 때문에 땀이 꽤 나는 것은 정상적인 범주입니다. 진료실에서 보면 그 정도 월령의 아기가 "땀이 나서 머리가 젖어요" 정도는 평균적인 경우로 보입니다. 그러나 그 이상으로 땀이 많아서 베개가 젖고, 이불이 젖는다면 결코 정상적인 범주라고 보긴 힘듭니다. 땀이 많은 편에 속하는 것입니다.

땀이란 원래 과잉된 체온을 발산하기 위한 정상적인 생리 메커니즘입니다. 그래서 그 자체가 문제가 되는 것은 아니지만, 신체의 특정 부위에서 지속적으로 활동이 없는데도 땀을 흘리는 것은 가볍게 넘어가서는 안 됩니다. 잠이 들 때 흘리는 땀과 자고 있을 때 흘리는 식은땀 같은 것들이 대표적으로 활동 없이 흘리는 땀입니다. '그만큼 신체의 이런 부위에서 열 순환이 좋지 않구나'라고 보시면 됩니다. 따라서 정리하자면, 질문

하신 분 아기의 경우에는 야경증/야제증이 있다고 볼 수 있고, 기타 증상으로 미루어 보아 상초 기체증을 의심해볼 수 있습니다.

야경증/야제증 치료가
필요한 때와 그 이유

― 야경증/야제증 치료가 반드시 필요한 때

1) 야경증/야제증 정도가 심한 경우

아이가 잠에 너무 못 들거나 혹은 겨우 잠들어도 너무 자주 깨거나, 깨는 양상이 자지러지게 울거나 공포에 질려 하는 등으로 아기와 엄마 아빠가 너무 힘들 때 치료가 필요합니다. 그 정도가 심해서 아이와 가족의 일상 생활 리듬을 깨트릴 확률이 높기 때문입니다. 쉽게 호전될 수 있는 것을 일부러 사서 고생할 이유가 있을까요?

2) 야경증/야제증 지속 기간이 오래된 경우

수면 장애 증상이 한번 나타나면 2주 이상 지속되거나, 지속적이지는 않은데 며칠씩 못 자는 것이 3개월 기간 동안 총 4회 이상 반복돼서 나타나는 때는 야경증/야제증 치료가 필요합니다.

조금 더 정확하고 쉬운 방법은 '야경증/야제증 체크 리스트' (drzimo.kr) 작성을 통해 그 점수가 6.0 이상일 때 야경증/야제증 치료가 필요한 경우로 판단하시면 더 쉽습니다.

— 야경증/야제증을 치료해야 하는 이유 두 가지

1) 야경증/야제증 자체가 현재의 신체 성장과 뇌 발달에 악영향을
   주기 때문에

  야경증/야제증이 있게 되면 숙면을 방해함으로써 신체 성장(키,
체중)에 영향을 미칩니다. 혹은 신체의 성장은 지극히 정상적이거
나 오히려 우월한 경우도 있지만 뇌의 안정적인 발달에 악영향을
미치게 되면서 향후 ADHD 발생 가능성을 높인다는 연구 결과가
있습니다.

2) 야경증/야제증이 있다는 것은 체질적 허약함을 나타내기 때문에

  아이의 야경증은 성인처럼 불면증 문제라기보다는 체질적 허약함
으로 인한 열 순환 부진이므로 향후 비염, 아토피, 소화기 문제(성장
면역 체력)가 잘 나타날 수 있습니다.

— 야경증/야제증 치료, 전문적으로 안전하게 해야 합니다

  아기의 야경증/야제증은 성인의 불면증과 다릅니다. 정신과적 질
환이 아니며, 따라서 이해와 접근법, 치료방법, 이후 관리법 모두
다를 수밖에 없습니다. 먹는 것, 싸는 것 모두 잘 알아야 합니다.
저는 야경증/야제증 치료를 전문적으로 하고 있습니다. 그렇다고
아이에게 무리가 가는 치료법이 아니라 저의 아이에게도 시행했을

만큼 매우 안전한 치료법과 조제법을 사용합니다. 물론 아이마다 체질이 다르기 때문에 다른 체질별로 처방하는 것은 당연합니다.

"우리 아이 잠 좀 재워주세요." "네, 조금만 더 참으세요!"

저도 결혼하기 전 총각 시절에는 진료실에서 아이들이 잠을 안 자서 퀭한 눈의 엄마 아빠들을 만날 때 충분히 공감이 안 됐습니다. 야경증/야제증을 피상적으로 이해하고 진료했던 것 같습니다. 큰 증상이 있는 것도 아니고 시간이 지나면 좋아진다고 말씀드리며 대수롭지 않은 듯 위로하거나 손을 따주고 증상이 심한 경우 처방할 수 있는 며칠 분의 약만 드리며 넘어갔습니다. 시간이 흘러 제 아이를 직접 양육하면서 아이가 잠을 안 자는 것을 경험하고서야 야경증/야제증이 엄마와 아빠, 그리고 당사자인 아이에게 얼마나 힘든 증상인지 잘 이해하게 되었습니다. 아이를 사랑하는 마음과는 별개로 육체적인 고통은 아이에 대한 화와 짜증을 유발합니다. 그리고 그것이 자주 혹은 매일 반복되면 약한 엄마들은 정말 아이 때문에 죽고 싶다고 하는 마음까지 갖게 됩니다.

다행히 저희 아이는 야경증이 아주 심하진 않았습니다. 적절히 맑은 탕전법으로 조제한 체질 개선 한약을 투약하고 수면 교육을 이어 했더니 그래도 편하게 넘어갔다고 생각합니다. 그러나 아이 엄마에게는 그 기간이 힘이 들었나 봅니다. 지나고 나서도 가끔 그때 얘기를 했죠. 지금이야 언제 그랬냐는 듯 까맣게 잊은 것 같습니다만. 아이가 잠을 안 잔다며 "아이 잠 좀 재워달라"고 하시는 엄마들과 "별거 아닌 거 같은데…" 하는 아빠들의 관점의 차이가 그래서 생기나 봅니다. 물론 반대로 아빠들이 더 힘들어서 엄마 손을 잡아 끌고 오시는 경우도 많습니다.

아이의 야경증/야제증 때문에 내원하시는 경우를 보면 크게 두 가지 유형으로 나눌 수 있습니다. 잠이 큰 문제인 경우와 잠과 더불어 발생한 다른 증상들이 큰 문제인 경우입니다.

첫 번째는 잠을 너무 심하게 못 자는 아기들입니다. 그래도 돌 이전까지는 주변에서도 그렇게 얘기하고 '좋아지겠지, 시간 지나 더 크면 좋아지겠지…' 하며 참으시는 것 같은데, 아기가 돌이 지나서도 잠 문제가 계속 지속되어야 내원하십니다. 아직도 기억나는 경우는 경북에 거주하는 아이로 만 5세가 넘어서 아주 늦게 내원한 아이가 있었습니다. 5년 동안 아이와 엄마, 아빠 온 가족이 계속 힘들게 고생했던 것입니다.

두 번째는 잠도 잠인데, 코 막힘, 콧물, 코감기의 비염 증상이나 잦은 감기, 중이염 등 호흡기 증상, 아토피 습진 두드러기 등 피부 증상, 식욕 부진, 성장 부진 등 소화기 증상 같은 다른 증상들을 같이 가지고 있는 아기들입니다. 야경증/야제증에 아토피, 비염, 식욕 부진 등 모두 가지고 있는 아기도 꽤 많이 만나곤 합니다. 이 두 번째 유형에 해당하는 경우에는 특히 아이의 체질 개선의 필요성에 많이 공감하시는 것 같습니다. '잠 문제만이 아니구나. 건강하다면 못 잘 이유가 없지…' 하며 말입니다.

그래서 야경증/야제증 치료는 어찌 보면 외상 같은 질환과 달라서 양육하시는 엄마 아빠의 주관적 판단이 좌우하는 면도 있습니다. 아이가 밤새 잠을 한숨 못 자고 10시간 동안 운다고 해도, 엄마 아빠의 참을성과 사랑, 체력이 그 이상 충분하고 치료의 필요성을 못 느낀다면 그저 시간이 지나가면서 잠을 잘 자기만을 기다릴 수 있습니다. 그러나 진료실에서 야경증/야제증을 매일 같이 보는 저의 입장은 조금은 다릅니다.

주관적인 면도 중요하지만, 객관적인 기준을 기본으로 보면서 판단하는 편입니다. 월령별로 아이들의 수면 패턴에는 차이가 있고 적정선이 있게 마련인데, 예를 들어 3개월 이전의 신생아와 6개월 무렵과 첫돌 아기들의 잠 패턴은 당연히 다릅니다. 또 하나는 진맥을 통한 아이 체질 정도의 파악입니다. 가끔 물어보시는 것이 아이도 진맥을 볼 수 있냐고 하시고 그렇게 금방 진맥을 보고 체질 파악이 되냐고 하시는데, 아이도 심혈관과 말초혈관 맥동이 있으며 그 정보를 통해서 아이의 체질 특성과 건강한 정도를 당연히 파악할 수 있습니다. 아기라도 감기 중 코감기인지, 인후염 혹은 기관지염인지 알 수 있고 소화 불량 중 위염인지, 체기인지 등도 정확하게 파악할 수 있습니다.

잠을 못 잔다고 해도 체질이 좋고 건강하며 월령도 어린 영아라면 오래지 않아 잠자는 것도 자리 잡힐 것입니다. 아토피나 비염 또한 현재 증상이 심하거나 덜한 것에 전적으로 따르는 것이 아니라 체질 및 그 건강한 정도에 따라서 예후가 결정되는 것입니다. 잠 못 자는 것이 심하지 않더라도 이미 두 돌 지나고 체질도 약한 데다 비염 등도 같이 있다면 자연 개선되기는 힘듭니다.

그래서 "아이 잠 좀 재워주세요" 하는 엄마 아빠들의 요청에 대해서 저는 "이왕 참은 것, 1~2개월, 길게는 3개월 정도는 좀 더 참으세요"라고 말씀드립니다. 당장 수면 유도 성분이나 열을 내리고 안정시키는 처방을 주는 것이 아니기 때문에 복용 후에 곧바로 잠을 잘 자게 되는 건 아니지만, 체질이 개선되어가면서 정말로 점차 자연스럽게 아이의 잠 상태도 좋아집니다.

이렇게 돼야 잠을 잘 잡니다

한의학에서는 잠을 편하게 자려면 기혈(위기영혈衛氣營血)이 충만하고 그 기혈(氣血)의 순환이 잘 이루어져야 한다고 합니다. 좀 더 쉽게 표현하면 기혈이 충만하다는 것은 사람이 섭취한 영양분이 풍부하고 그 영양분의 소화·흡수가 잘 돼서 혈액, 신경, 임파, 호르몬, 세포 생성 등에 필요한 요소가 몸 안에 충분한 것입니다. 또 기혈의 순환이 잘 이루어진다는 것은 혈액 순환, 신경 흐름, 임파 순환, 호르몬 대사, 세포 대사 등의 각종 신진대사가 활발한 것을 의미합니다. 특히 그중에서 잠과 관련해서는 이러한 신진대사를 통해서 신체의 열에너지가 한 곳에 편중되지 않고(잠을 잘 못 자는 경우에는 보통 머리와 같은 신체 상부-상초 부위에 정체합니다) 팔, 다리, 몸통, 배, 등에 고르게 잘 퍼지는 것을 의미합니다. 한 마디로 소화·흡수가 잘되고, 순환계가 원활해서 '열 순환'이 잘 되는 것, 이것이 숙면의 필수 조건입니다.

실제로 우리가 독감에 걸려 체온이 높아져 고열이 되면 다른 방해 원인이 없어도 잠을 잘 못 이루는 것을 경험을 통하여 알 수 있습니다. 악몽도 많이 꾸고 시간상으로는 많이 자고 일어나도 몸은 매우 피곤하고 무겁습니다. 숙면이 잘 되지 않는 것이죠. 이렇게 감기 등으로 인해 전신의 온도가 오르는 것과는 달리, 체온은

36.5도 전후의 지극히 정상 범위 이내지만 열 순환이 잘 이루어지지 않으면 국소적으로 고온인 상황이 되므로 잠을 잘 자기 어렵게 됩니다.

열의 순환이 잘되는 것이 숙면의 필수적 기본 조건이라면, 숙면의 충분한 조건은 어떠해야 할까요? 필수 조건에 더해서 기타 주변 환경도 좋을 필요가 있는데, 대표적으로 일단 수면환경을 들 수 있습니다. 엄마 아빠와의 분리나 동생의 출산 등 심리적/정서적 요인도 있을 수 있고요. 대부분 언론 기사, 육아 상식 등에서 다뤄지거나 상식적으로 아이가 잠을 못 자면 가장 먼저 떠올리는 것들이 이런 요인들이죠. 필수적인 것은 아니고 부가적인 요소이고 대부분 일시적인 수면 방해요소들이라고 보시면 됩니다. 필수 조건이 충족되면 나머지 환경적 방해 요인이 계속되지 않는 한 곧 잘 자며, 심지어 환경적 방해 요인이 계속 있어도 시일이 지남에 따라 극복할 수 있습니다.

또 열이 나지 않아도 잠을 푹 못 자고 숙면을 못하는 경우가 있는데, 실제로 아프고 불편한 증상입니다. 제가 어느 해 연초에 떡국을 급하게 과식하는 바람에 급성 기능성 장염으로 토하고 설사하는 등 2일 정도 고생한 적이 있습니다. 장염 첫날 너무나 피곤하고 지쳐서 잠들었는데 잠을 잔 시간을 전부 계산해보면 분명히 12시간을 잤는데도 잠든 시간부터 깬 시간까지 정말이지 한숨도 제대로 못 잤습니다. 계속해서 눈만 감으면 기억도 안 나는 악몽에 시달려야 했고, 그래서 잠을 설핏 깨면 다시 눈 감고 잠을 청해도 또 다른 이상한 꿈을 꾸게 되는 상황이었죠. 저는 이 경험을 하고 나서 아이들이 자다가 깨면 우는 심정을 비로소 이해하게 되었습니다. 그 전에도 이렇게 똑같이 의학적 설명은 하였지만, 그 부분에 있어서 제대로 아이들의 처지를 공감하지 못했던 것입니다.

그리고 열이라는 측면 외에 중요한 요소가 있는데 바로 간(肝)의 기능 상태입니다. 이는 사실 야제증/야경증 보다는 불면증의 측면에서 봐야 하는 것입니다. 아이들의 야경증/야제증은 불면증은 아니기 때문에 간 기능 보다는 열 순환의 측면에서 설명드리는데, 간까지 추가해서 말씀드리는 이유는 오랫동안 야경증/야제증을 겪고 있는 아기들은 간 기능 저하까지 보이기 때문입니다. 즉, 정말 불면증까지 겹쳐서 발생하는 것인데, 두 돌 이후의 아이들에게 많이 보이고, 첫돌 전후의 아이들에게도 간혹 나타납니다. 처음부터 간 기능 저하까지 보이는 갓난아기들도 종종 있습니다. 간의 염증이나 기질적 이상이 아니라, 간 기능이 원활하지 못한 데다 수면 부족까지 겪게 되면서 간 피로가 있는 것입니다. 이런 경우는 대부분 체질적으로 타고난 간 기능이 약하거나 소화 기능이 약한 경우라고 볼 수 있습니다. 이것을 감별·진료하는 것 역시 야경증/야제증 치료에서는 중요한 포인트 중 하나입니다.

'기체증'을 잡아야 치유됩니다

아기가 유전병도 없으며 스트레스를 받을 일도 거의 없고, 주위 수면 환경이 보통 정도는 되며, 술 담배, 안 좋은 음식이나 가공식품 따위는 당연히 먹인 일도 없고, 수유하는 엄마가 그런 적도 없는데 아이는 왜 병에 걸리고, 아프고, 밤마다 유독 잠을 못 잘까요? 그 이유는 바로 '기체증' 때문입니다. 저희 병원에서 진료받다 보면 '기체중'이라는 말을 종종 듣게 됩니다. 알 듯 말 듯 한 말인 '기체중'은 기운이라고 할 때의 기(氣)와 교통 체증의 체(滯), 그리고 증상의 증(證)입니다. 기가 정체해서 잘 돌지 못하고 머물러 있는 것으로서 '몸의 각종 순환이 잘 되지 않아서 발생하는 증상과 질병'이라고 설명할 수 있습니다.

보통 일상적으로 춥거나, 날씨가 흐리거나 비가 와서 팔, 다리, 무릎, 허리 등이 저리거나 무겁고 통증이 있으면 순환이 안 된다고 말하는데 무엇이 순환되지 않는지가 중요합니다. 바로 '기'가 순환되지 않는 것입니다. 여기서 '기의 순환'은 한의학적인 용어지만 풀이하면 혈액의 순환, 신경의 순환, 임파의 순환 등을 모두 포괄하는 개념입니다. 즉, 신체에서 잘 순환되어야 할 기(氣, 혈액, 신경, 임파)가 잘 통하지 못함으로써 증상과 질병이 시작된다고 보는 것입니다. 한의학에서는 그 시작부터 신체 순환의 개념을 중시했습니다. 갓난아기들은 원래 소화관이 미성숙하여서 밤중 수유도 하고 잘 깨고 하는 것이 일반적입니다만, 야경증이 있는 아이들은 깨는 횟수가 지나치게 많거나 돌이 지나도록 같은 패턴이 반복되는 경우가 많습니다. 이런 경우는 잠들어야 하는데 상초의 기체중으로 인해 순환이 안 되어서 못 자는 것입니다.

기체중은 그 발생하는 부위에 따라서 상초 기체중, 중초 기체중, 하초 기체중으로 나눕니다. 상초 기체중은 머리, 눈, 코, 귀, 입, 인후부, 기관지, 폐, 심장, 팔 등의 부위에서 발생하는 기체중으로 야경증/야제증, 두통, 감기, 비염, 중이염, 천식, 태열, 아토피 등의 병증이 있습니다. 중초 기체중은 위, 십이지장, 췌장, 담 등의 부위에 발생하는 기체중으로 비만, 식욕 부진, 위염, 구취증, 다한증, 복통, 구토 등의 병증이 나타나며, 하초 기체중은 대장, 방광, 신장, 자궁,

허리, 다리 등의 부위에서 발생하는 기체증으로 설사, 변비, 치질, 성장 부진, 성조숙증, 성장통, 요통, 무릎 관절통 등의 증상이 있습니다.

이렇게 기체증으로 인한 야경증/야제증은 어떻게 치료해야 할까요? 정도에 따라 차이가 있지만 기체증으로 인해 생겼으므로 이 기체증을 해소하여 인체의 순환이 잘 되도록 치료해주면 결국 좋아지게 됩니다. 기체증의 근본 원인 또한 선천적인 체질과 후천적인 음식에 의한 것이므로 체질 개선 처방과 더불어 기체증을 유발하는 식습관을 지양하고, 순환에 도움이 되도록 하는 것이 연복 치료 후에도 유지 관리하는 방법입니다.

체질 개선을 통한 기체증 치료 과정의 특징 중 하나는 여러 가지 증상들이 같이 좋아진다는 것입니다. '기체증'이라는 원인에 의해서 결국 다양한 체질적 질병과 증상이 발생하기 때문입니다. 실제 저희 병원의 진료 과정을 보면 잠 증상이 좋아지는 것이 가장 빠른 편이며, 이어서 혹은 동시에 아토피나 비염, 소화 장애 등의 다른 증상도 같이 개선됩니다. 유독 잠 못 자는 아기, 그리고 잠투정 심한 아기의 기체증이 고질화되기 전에, 빠른 시간 내에 기체증을 잡아 체질 개선을 해주는 것이 여러모로 온 가족이 편하고 아이 몸에도 좋은 방법입니다.

야경증/야제증 치료는 잘된다

원인과 증상에 따라서 수면 장애는 야경증/야제증, 불면증, 기면증, 하지불안증후군, 악몽, 몽유병 등으로 분류할 수 있으며 어릴 수록 좀 더 완전히 그리고 좀 더 빠른 치료 효과를 보입니다. 야경증/야제증은 주로 아기들이나 어린아이들의 증상에 속하는 경우가 많아서 대부분 좋은 치료 경과를 보여주고 있습니다. 저는 안정제나 수면제, 열을 내리는 처방은 단 한 번도 한 적이 없습니다. 오로지 순환 대사의 개선(기체증 치료)과 체질 개선을 할 뿐이며, 잠 증상은 여러 체질 증상 중 가장 빨리 좋아집니다. 빠르게 개선되는 아기들이 전체의 20% 정도로 1개월 이내, 50%가 2개월 정도, 20~30%가 3개월에 좋아지고 일부는 3개월 이후에 개선됩니다. 3개월 이후까지 길어지는 경우는 대부분 야경증/야제증만 있는 것이 아니라 비염이나 아토피 혹은 다른 증상 질환 등이 추가적으로 발생해 있는 경우입니다.

어른도 그렇지만, 아기들의 건강은 잘 먹고, 잘 자고, 잘 싸는 것이 거의 전부입니다. 그중에 잘 자는 것이 안 되면, 나중에 가서는 잘 먹고 잘 싸던 아이도 잘 못 먹고, 잘 못 싸게 될 수 있습니다. 그런데 사실 먹고 싸는 것에서 문제가 있는 것과 달리 잘 못 자는 아기는 집에서 마땅히 어떻게 할 방법이 없는 것이 현실입니다. 그러므로 소아 야경증/야제증으로 인해서 엄마 아빠가 육체적/심적으로 힘들거나 아기가 괴로워 보이는 상황에서는 오래 고생할 필요 없이 빠른 진료와 치료를 권해드립니다.

부모님들은 "이제 살 것 같다"고 할 정도로 삶의 질이 개선됩니다. 아기의 몸에 잘 맞게 개별 체질 개선 처방을 하여 근본적인 치료 효과를 목표로 하고, 치료 후에는 재발이 없도록 관리합니다. 아이의 잠 증상이 야경증/야제증 치료 대상인지의 여부는 진료를 통해 판단하는 것이 가장 정확하며, 대략적인 기준점은 저희 병원 홈페이지(drzimo.kr) 체크 리스트 항목을 이용하시면 도움이 될 것입니다.

투명 한약에 수면제라도 탔나요?

진료 중 발생했던 에피소드 하나를 소개하려고 합니다. 2014년 가을 초경에 전형적인 야경증 증상으로 내원한 2살 남자아이와 부모님이 있었습니다. 잠을 깊이 못 자고 깰 때 소리 지르고 악을 쓰면서 울며, 달래는 것도 거부하고, 땀도 월령을 감안했을 때 꽤 많은 편이었습니다. 시간이 오래 지나도 계속 잠을 못 자니까 할아버지 편으로 가까운 곳에서 한약도 지어 먹여봤는데, 밥은 잘 먹게 되었지만 잠을 못 자는 것은 똑같았다고 합니다. 피부 알레르기, 습진, 두드러기도 있고, 손발이 찬 편이었습니다. 밤새 깨는 횟수는 최소 서너 번이었고, 많게는 한 시간마다 깨면서 5회 이상 깼습니다.

진맥을 보니 상초 기체증이 있었고 체질적으로 소화 기능이 떨어지기 때문에 근본적인 체질 개선이 필요했습니다. 잠 증상의 개선은 몸 컨디션이 좋아지면서 통상 1~2개월에 시작된다고 말씀드렸습니다. 그렇게 진료를 보고 아이 체질에 맞도록 처방 후 맑은 탕전법으로 조제하여 투명 한약을 복용하기 시작했습니다. 복용하고 일주일 정도 지나서 증상 체크를 하는데, 아이 엄마께서 하시는 말씀이

"선생님, 혹시 아이 약에 수면제나 이런 게 들어가나요?"

이러시는 겁니다.

무슨 말인고 하니, 약을 처음 복용하는데 바로 다음 날부터 낮잠도 밤잠도 모두 다 잘 자고 일찍 잠들기 시작했다는 것입니다. 할아버지나 할머니 등 주변에서 어떻게 한약을 먹고 바로 그럴 수가 있냐고 계속 얘기를 해서 엄마도 처음엔 흘려듣다가 궁금해지신 거죠. 하지만 수면제나 안정제 계통의 화학 성분 약은 전혀 들어가지 않았습니다. 한약재 중에서 흔히 잠과 관련된 성분이나 효과를 보이는 약재도 처방하지 않습니다. 그런데 어떻게 오래된 야경증/야제증이 있던 아이가 복용 다음 날부터 잘 자게 된 것일까요?

정답은 아이로 하여금 깊이 잠자는 것을 방해하고 있던 바깥층의 열(기체증)이 있었고, 그것이 초기에 빨리 풀렸기 때문입니다. 그러나 이것은 바깥층의 열이 해소된 것일 뿐이며, 체질 개선이 모두 되어서 중간/깊은 층 장부의 열까지 모두 풀리기 전이나 풀리는 과정에는 다시 증상이 나타날 수도 있죠. 아니나 다를까 그로부터 3주 후 확인했더니 한참 잘 자다 최근에는 잠을 처음보다 더 못 잤다고 했습니다.

아이의 할아버지, 할머니를 비롯한 주변에서 이러한 반응을 보였던 이유는 수면제나 안정제가 잠자는 데 효과가 있을 것이라는 생각 때문인 것 같습니다. 그러나 이는 아이의 야경증/야제증에는 물론이고 어른들의 불면증에도 자칫 잘못하면 불행한 결과를 불러올 수 있습니다. 일종의 패러독스(역설)인데 불면증이 있어서 복용한 수면제/안정제 때문에 결국 불면증이 치료되지 않고 지속되며, 장기 복용 시에는 스스로 인식하지 못하는 흥분 상태에 들어가 환각이나 가면 증상을 보이는 것입니다. 즉, 효과가 있을 것처럼 보이는 대증약(對症藥, 증상감소 위주의 약)들이 사실은 만성적 증상 개선에는 그다지 성공적이지 않고, 장기적으로는 부작용의 위험마저 큽니다(물론 일시적 증상이나 급성 증상에는 대증약이 필요할 때가 있습니다).

야경증에 대한 대증약 또한 마찬가지입니다. 과거 독일의 사례를 보면 1세 미만 아기의 100명 중 20명이 최소 한 번은 신경 안정제를 처방받았다(Meiner. E. 1989)고 합니다. 또 12세 미만 아동의 7~10%가 최소 한번은 수면제나 진정제 처방을 받았다는 통계가 있습니다. 현재의 우리가 보기엔 어린 아기들에게 신경 안정제, 수면제, 진정제를 처방했다는 것이 그저 놀라운 일입니다. 외국의 사례라 우리나라의 인식이나 진료 및 처방 환경과는 차이가 있겠지만 중요한 점은 이렇게 수면제/안정제를 처방받아도 아이들의 수면 장애의 효과적인 개선이 결코 되지 않았다는 것입니다. 만약 효과적이었다면 지금은 더 널리 처방되고 있을 텐데 그런 자료는 찾기 힘듭니다. 설사 효과가 있다고 해도 그런 약을 끊으면 대개 예전의 수면 양상이 다시 나타나는 것을 반복하기 때문입니다. 대증약의 어쩔 수 없는 한계라고 할 수 있습니다.

제가 야경증/야제증 아이들 혹은 성인들의 수면 장애를 근본적으로 치료함에 있어서 처음부터 지금까지 단 한 번도 대증 치료 관점의 한약이나, 수면제/안정제를 투약한 적이 없는 이유도 이와 같습니다. 오로지 체질 개선을 통한 근본 치료만을 하고 있으며, 처방 역시 체질 개선약(體質藥, 타고난 체질 상태를 인정하고 해당 체질을 보다 건강하게 개선하는 약)만을 하고 있습니다. 사실 야경증 뿐 아니라 아토피, 비염, 소화 증상, 성인 질환 등 내원하셔서 처방 받으시는 모든 경우에 체질 개선을 통한 근본 치료를 하고 있습니다. 다만 제가 말한 체질은 기존의 사상체질이나 팔체질 같은 획일적인 구분이 아닙니다. 체질은 크게 구분되는 경향성은 있지만 모든 사람은 개인의 고유한 체질을 갖고 있으며 그 경향성은 여러 가지가 섞여 있을 뿐입니다.

그래서 잠 증상이 개선되는 것은 약간 시간이 걸릴 수 있다고 처음부터 말씀드립니다. 다만 체질 개선이 된 다음에는, 그 이전에 비해서 잠 증상이 좋아지는 것은 물론이고, 각종 알레르기 증상, 소화 기능 등 아이의 건강이 개선되며 또 지속적인 관리 하에 개선된 상태가 유지 됩니다. 이제 이 글을 읽으시는 분들은 대중 치료약과 체질 개선약, 어느 쪽이 야경증/야제중 아이에게 근본적인 도움이 될지는 분명히 알 수 있으시겠죠?

— 세 살 체질이 여든까지 갑니다

야경증/야제증 아이들에게 체질 개선은 처음이자 끝입니다. 체질 개선을 통해서 좋아지는 부분은 우선 이전보다 푹 잘 수 있다는 것입니다. 그리고 체질 개선 치료 이후에도 잠 증상이 재발하지 않는다는 것입니다. 더 본질적인 것은 아이의 체질적 소인으로 인한 다른 증상이나 문제가 이미 있을 경우에는 그것을 개선해 주며, 아직 나타나진 않았지만 그럴 조짐이 약간 보이거나 향후 예상되는 경우에는 치료 및 예방을 할 수 있습니다.

즉, 잠을 못 잔다고 하여서 잠을 억지로 재우는 치료(수면제/안정제)나, 열이 상초에 몰려있다고 하여 열을 인위적으로 내리는 치료(청열제/안정제)를 하는 것이 절대로 아닙니다. 일대일 진맥을 통해서 체질상 약한 부분(호흡기/소화기/피부/알레르기 등)을 찾아서 체질 개선 치료를 해줌으로써 잠 관련 증상은 자연스럽게 좋아지게 됩니다. 따라서 치료 이후에도 잠 증상이 재발하는 경우가 드물고, 또 처음부터 체질 개선 치료를 진행하므로 연관된 다른 체질적 증상이 있으면 같이 개선됩니다. 야경증/야제증 아이들이 보이는 체질적 증상으로는 호흡기 알레르기 증상(비염, 천식)이 가장 많으며(거의 50% 이상으로 조사됨) 다음으로는 피부 알레르기 증상(습진, 아토피, 두드러기), 소화기 증상(식욕 부진, 저성장, 과체중, 체력저하, 장염, 변비) 등이 있습니다.

수면 장애의 근본적 치료

— 불면증, 하지불안증후군, 코골이 무호흡증, 야경증

"잠이 보약"이라는 말처럼 잠은 먹고, 자고, 싼다는 가장 기초적인 3대 생리 현상 중 하나이며, 이 중 하나라도 문제가 발생하면 삶의 질 저하는 물론이고 면역력이 떨어져 각종 질병의 위험에 쉽게 노출됩니다. 수면 장애란 수면 자체가 원활치 못하거나 그로 인해 나타나는 일상 활동 중의 제반 이상 증상들을 모두 포함하는 개념입니다. 크게 보아 불면증, 기면증, 하지불안증후군, 코골이 무호흡증, 야경증/야제증, 몽유병 등이 있습니다. 어린 아기에서부터 취학 전후의 아동까지 흔히 보이는 수면 장애 중 악몽은 일시적인 증상이고, 야경증/야제증과 코골이/무호흡증은 지속적이고 또한 그 정도가 심한 수면 장애 증상입니다. 성인들에게서 관찰되는 수면 장애 중 가장 흔한 것은 불면증, 기면증(밤에 잘 자도 낮에도 계속 졸림), 코골이/무호흡증, 하지불안증후군 등입니다.

수면 장애를 'Sleep disturbance'라고 하는데, 'disturbance'는 육체적인 문제가 아닌 심리적인 문제를 의미하는 용어입니다. 즉, 수면 장애와 관련된 문제를 기존 한방/양방에서는 심리적인 문제나 정신적인 관점에서 접근하여 스트레스, 뇌 신경계의 문제로 보며 한방/양방 신경정신과에서 주로 다루어왔고 현재도 그러합니다. 그래서 한방에서는 아이들의 야경중/야제중에 열을 내리고 마음을 편안하게 하는 약재 처방을 하고, 양방에서는 불면증의 치료를 수면제/안정제로 하곤 합니다.

그러나 문제는 수면 장애가 일시적인 원인이 아닌 한 이런 식의 접근으로는 결국에는 근본적 치료가 되지 않는다는 것입니다. 효과가 있는 듯해도 약을 중단하고 시간이 경과되면 또 다시 증상이 반복되어 고생하게 되고, 수면제/안정제의 경우 의존성 및 또 다른 문제까지 발생하게 됩니다(과거에 쓰던 수면제와 달리 비-벤조디아제핀계 수면제는 괜찮다고 하지만 최근 이슈가 된 졸피뎀과 같은 수면제는 역시 여러모로 위험하다고 봅니다). 또한 그런 수면제를 복용해서라도 잠을 푹 잘 자면 다행이지만, 결코 숙면을 취할 수 없고 얕은 잠(가면) 상태에 빠지는 게 고작입니다. 이로 인해 이차적인 위험한 상황이 생기거나 신체 전반의 건강 또한 악화될 수 있습니다.

수면 장애의 근본 원인은 한 마디로 '상초 기체증'입니다. 우리 신체의 상부(머리~가슴~팔)의 혈액/신경/호르몬/임파 순환이 원활하지 않으면 이 부위에 열독이 올라가서 정체하는 상초 기체증이 생기게 됩니다. 마치 뜨거운 공기나 물이 대류현상을 통해 열기가 위로 상승하듯이 말입니다. 이 상초의 열독으로 인해서 나타나는 증상 중 하나가 바로 수면 장애인 것이죠. 물론 스트레스 등의 정신적 문제가 수면 장애를 일으킬 수는 있으나 이는 악화 요인 중 하나에 불과합니다. 상초 기체증이 전혀 없다면 스트레스 요인이 있다 한들 일시적인 수면 장애 증상만 일으킬 뿐 결코 장기간 만성적인 수면 장애 증상이 발생하지는 않습니다. 그러므로 이런 경우 원인이 되는 상초 기체증을 치료하고 근본적으로는 체질적으로 순환력에 문제가 있는 부분을 교정해주면 수면 장애와 연관된 증상들 또한 풀리게 됩니다.

아이들의 수면 장애는 그 증상/질환이 시작된 기간이 짧고 아직은 어려서 증상도 많이 유동적이므로 비교적 치료 기간이 짧습니다. 성인들은 이환 기간도 길지만 이미 고착화된 경우가 많아 아이들보다는 치료 기간이 긴 편입니다. 수면 장애가 있을 경우 아이들은 통계상 1~3개월, 성인들의 경우는 3~6개월이 평균 치료 기간이지만, 정확한 것은 개인별 진맥 결과 데이터와 체질 상태에 따라서 차이가 있습니다.

아이들의 수면 장애 증상
– 야경증/야제증, 악몽, 몽유병

야경증과 악몽, 몽유병, 특히 악몽과 야경증을 혼동하는 경우를 많이 봅니다. 아이와 성인까지 포함한 수면 장애에는 하지불안증후군, 불면증, 기면증, 코골이, 무호흡증 등 그 양상에 따라 차이가 있는데 아이들의 수면 장애는 크게 야경증(야제증)/악몽/몽유병의 3가지가 많으며, 코골이, 무호흡증, 하지불안증후군, 불안증 등도 상당수 있습니다.

— 야경증/야제증

약간씩 증상의 차이점이 있는데, 야경증/야제증은 밤에 수면 중 깨는 양상이 주 증상이 됩니다. 자다가 갑자기 자지러지게 울거나, 땀을 많이 흘리고, 가슴이 두근거리고, 손발을 휘젓는 등의 각종 자율신경 증상을 동반한 수면 장애에 가깝습니다. 모두 나타나기도 하며 한두 가지만 나타나는 경우가 많습니다. 대체로 남자아이에게 많다고 하지만 임상에서 실제로는 여자아이도 상당히 많은 편이며, 유아기부터 학령기 이전 시기까지 연령대도 다양합니다.

야간 수면 중 1회에서 많게는 5회 이상 동일 증상을 보입니다. 본인은 대부분 아침 기상 후 밤사이 일을 기억하지 못합니다. 치료되지 않으면 일정 기간, 나아가 수년 이상도 꾸준히 지속되거나 비염 등 호흡기계 증상 및 알레르기 질환군이 악화되는 특징이 있습니다.

— 악몽

악몽은 말 그대로 무서운 꿈을 꾼다는 것으로, 그로 인해서 무서움과 불안, 초조 등의 증상을 주로 보입니다. 유아기부터 전 연령대의 소아에게 나타나며, 지속 시간은 비교적 짧은 편이며, 반복 패턴도 드문 편입니다. 주로 낮 동안의 불안, 스트레스, 공포 등이 원인인 것으로 보입니다.

악몽은 본인이 기상 후에도 기억하는 경우가 많으며, 야경증은 보호자의 지지가 큰 도움이 되지 않는 것과 달리 보호자의 지지가 많은 도움이 되며, 그 자체가 습관화되지는 않습니다. 야경증이 주로 만성적인 신체적 원인이라면 악몽은 일시적인 심리적 원인 혹은 일시적인 신체적 원인으로 인한 것이 많습니다. 다만 야경중의 증세 중에 악몽이 겹치는 경우는 상당히 많습니다.

— 몽유병

몽유병은 잠을 자는 동안 비각성 상태에서 일어나 집 안팎을 돌아다니거나 말을 하는 증상입니다. 야경증처럼 자율신경 증상이나, 악몽처럼 불안·공포의 양상이 없습니다. 짧게는 몇 분에서 길게는 1시간까지도 증상이 지속될 수 있습니다.

남자아이에게 좀 더 많이 나타나며, 일정 기간 동안 반복해서 나타날 수 있습니다. 또한 몽유병은 증상이 발생할 때 보호자가 인지하지 못하는 경우가 생기기 때문에, 드물지만 안전사고의 위험도 있으므로 각별한 주의가 요망됩니다.

이렇게 야경증/야제증, 악몽, 몽유병은 증상의 패턴이나 예후에 차이가 있습니다. 그러나 모두 수면 장애의 증상이라는 점과 그 원인이 깊은 잠(숙면)이 힘들기 때문이라는 것은 동일하다고 할 수 있습니다. 사람이라면 먹고 싸고 자는 문제가 기본입니다. 만약 이 중에 한 가지라도 원활하지 않다면 정상적인 삶의 질을 유지하기가 힘들겠죠. 아이들의 잠 문제도 그렇습니다. 몽유병, 악몽, 야경증/야제증이 일시적으로 나타나는 증상이라면 지켜볼 수 있지만, 2주 이상 지속되거나 3개월의 기간 동안 4회 이상 반복해서 나타난다면 건강 상태와 체질 상태를 진찰해볼 필요가 있습니다. 조금이라도 더 어릴 때 바로 잡아주고 체질을 개선해 주는 것이 건강의 바탕이 되므로 매우 중요합니다.

하지불안증후군, 신경 순환이
정체된 증상입니다

아이들과 성인에서 관찰되는 수면 장애의 한 양상으로 하지불안증후군이 있습니다. 성인에게서 더 많이, 또 흔히 나타나는데 요즘에는 소아 및 영유아 환자가 내원하는 경우가 예전에 비해 확실히 늘어난 것 같습니다. 야경증/야제증이 주된 증상이지만 부수 증상으로 나타나기도 합니다. 하지불안증후군(restless-legs-syndrome)이란 그 명칭 그대로 다리를 가만히 두지 못하고 계속 움직여야만 할 정도로 불편한 느낌과 감각을 나타내는 것이고 그 증상이 주로 야간/수면 중 렘(rem)수면 단계에서 나타나기 때문에 수면 장애의 한 원인으로 지목되고 있는 증후군입니다.

증후군이란 원래 뚜렷한 기질적 원인을 찾을 수 없는 병증에 사용하는데, 하지불안증후군 역시 극히 일부의 심각한 철 결핍, 말초 신경염을 제외하곤 기질적 원인을 찾을 수 없어서 대부분 단순 임시의 증상 완화제를 처방받거나, 간질과 같은 원인으로 잘못 이해하셔서 간질(뇌전증)약을 처방받아 복용하시다 오시는 경우도 있습니다.

수면 장애를 유발하거나 그 자체로 인해 숙면을 못 하게 되는 몇 가지 증상들이 있는데, 야경증/야제증, 무호흡증, 하지불안증후군 등입니다. 모두 별개의 질환으로 보일 수 있으나 한의학에서는 각자의 체질에 따른 차이일 뿐 결국 순환의 문제(=기체증)로 파악합니다. 열(혈액) 순환이 잘 되지 않아 상초에 계속 열이 있는 경우에 야경증/야제증이 나타나며, 이 열 순환의 정체가 체질에 따라서 호흡기에서 유발되면 무호흡증, 사지의 말초신경계에서 유발되면

하지불안증후군이 나타나는 것입니다.

이것들은 우리 몸의 혈액/신경/호르몬의 대사와 순환이 원활하고, 소화 기능/호흡 기능/순환 기능이 정상적이고 영양 섭취에 문제가 없으면 발생할 이유가 없는 질환들입니다. 하지의 혈액 신경 순환이 잘 되지 않으면 무의식중에 이상 불편 감각을 느끼는 것이고 우리 신체는 그 정체된 것을 풀어주기 위해서 계속 움직이고 떨면서 불안한 양상을 스스로 유발하는 것입니다. 그러므로 그 하지 불안 증상 자체는 문제가 아니고 오히려 신체 내의 문제점을 신체 스스로 조절하려는 노력인 것이죠.

바꿔 말하면 이러한 순환의 불균형과 정체를 바로 잡아주기만 해도 하지불안증후군이 완치에 가깝게 자연스럽게 해소됩니다. 그러므로 저는 단순히 하지 불안 증상과 수면 장애의 증상만을 보고서 진정작용이나 수면작용의 처방이나 치료를 하지 않습니다. 그러한 증상이 나타나게 된 원인을 찾아서 그 사람에 맞는 체질 개선을 근본 목표로 합니다. 치료 속도가 체질에 따라 다소 느리고 오래 걸릴 수는 있지만, 그렇게 하는 것이 재발 위험도 현저히 낮추어 주고 결국에는 그 사람의 장기적인 건강에 가장 도움이 되기 때문입니다. 일시적인 증상약이 일으키는 다양한 부작용과 약의 독성을 생각하면 더더욱 그렇습니다.

아기의 잠을 방해하는 통증
– 영아산통, 성장통/치아 통증, 급성중이염

　2주 이상 지속되거나, 3개월 이상의 기간 동안 4회 이상 반복되는 아이들의 잠 문제(수면 장애)는 기본적으로는 열 순환이 잘 되지 않는 '상초 기체증'이 원인이라고 누누이 말씀드리고 있습니다. 반면에 일시적으로 나타나는 아기 잠 문제도 아주 많은데, 그 원인 중에 가장 흔한 것은 발열과 통증입니다. 발열은 체온계로 간단하게 확인하면 되지만, 통증은 어떻게 알 수 있을까요? 사실 아이가 밤에 잠을 못 자고 울 때 정말 어디가 아파서 우는 것인지, 단순히 잠을 깨서 우는 것인지는 24시간 내내 같이 지내는 엄마(혹은 아빠)들이 가장 잘 알 수 있고, 또 생각보다 쉽게 알 수 있습니다.

— 영아산통, 급성 소화기 증상(체기/장염)
　아기의 밤 수면 중에 통증을 나타내는 질병은 여러 가지가 있는데, 우선 '영아산통'이라고 부르는 증상이 있습니다. 만1세 미만의 영유아들이 자지러지게 울면서 통증을 보이는 것과 비슷하므로 그렇게 인식해왔습니다만, 임상경험으로 보면 영아산통보다는 단순 야경증/야제증일 경우가 더 많습니다. 정말 영아산통이라고 불릴만한 증상은 대개 복부 소화기의 장애를 동반합니다. 소화 장애, 복부 팽만 및 압통, 배변 장애가 확인되는 급성 소화기 증상이 의심될 때는 진찰을 받아보시기 바랍니다. 정말 영아산통인 경우도 적지만, 영아산통임이 확실한 경우에도 아이의 소화 기능이 약함을 의미합니다.
　또 흔히 '체기'라고 부르는 소화 불량 증상과 장염으로 인해서 잠을 못 잘 수 있습니다. 기타 장염전 등도 있을 수 있습니다. 체기는 한의학적 용어로서 위장관의 기능 저하로 인한 경직 상태라고 이해하면 쉽습니다. 다리 종아리에 쥐가 나듯이 위장관 근육들이 굳어서 음식물이 소화되지 않고 복통 및 열을 일으킬 수 있습니다. 또 장염으로 인해 구토, 설사, 발열이 있을 수 있습니다. 이때 중요한 점은 체온이 높으면서 몸 전체가 뜨거운지, 머리만 뜨겁고 손발은 상대적으로 미지근하지 잘 봐야 합니다. 만약 몸 전체가 뜨겁다면 얼른 양방 병원이나 응급실에 가야 하며, 상대적으로 미지근하다면 손발 마사지(별도 설명합니다)나 한의원에 내원해서 조치를 받는 것이 빠릅니다. 장염이라도 증상(탈수)의 정도와 열의 분포에 따라서 대처하는 것이 좋습니다.

— 성장통, 치아 통증

아기들의 성장 과정에서 나타나는 성장통 증상이 있습니다. 치아의 통증도 성장 과정이라고 보면 거기에 속하는데, 아기들이 치아발육 과정에서 하얀 이가 잇몸을 뚫고 나오는 초기에 나타날 수 있습니다. 일종의 염증반응이 나타나기 때문에, 잇몸이 더 붉게 변하며 열감도 느낄 수 있습니다. 작은 얼음 주머니로 열을 식혀주면 도움이 될 수 있으며, 일반적으로는 통증이 2~3일을 넘기지 않습니다. 성장통은 급성장기에 팔, 다리 등에서 통증이 있을 수 있으며 주물러 주면 완화됩니다. 이 또한 치아 통증처럼 지속적이진 않으며 영유아의 경우에는 인지하기 어렵습니다. 성장통이나 치아 통증은 모든 아이들이 심하게 겪는 것이 아니며, 해당 부위의 열순환이 좋지 않은 경우 더 많이 아프게 됩니다.

성장통을 일반적인 근육관절통과 오인하는 경우도 많습니다.

둘 다 주물러주면 괜찮다고 하는데, 걷고 뛰기 시작하는 아이들이 낮 동안 과하게 활동하여 발생하는 근육관절통은 밤에 다리의 통증으로 나타나고, 성장통은 특별한 활동 없이도 밤낮으로 통증을 호소한다는 점이 차이점입니다. 관절통은 약간의 열감이, 성장통은 열감이 없는 것도 차이점입니다.

— 급성 중이염

유아기의 아이들에게는 급성 중이염 또한 잠을 방해하는 요소입니다. 급성 중이염의 경우 감기와 동반되어 발열과 함께 통증을 심하게 호소하므로 양방 해열 진통 소염제 혹은 한방 급성 중이염 약제가 도움이 됩니다. 급성 화농성 중이염의 경우에는 추가로 항생제 투약이 필요한 경우도 있습니다. 다만 급성 장액성(삼출성) 중이염이나, 만성 중이염의 경우에는 염증 자체보다는 체액의 순환이 잘 되지 않으면서 나타나기 때문에 항생제의 장기 투약은 피하는 편이 좋으며 한의학 치료가 효과적입니다. 이때의 통증 유무는 자세나 컨디션에 따라 달라집니다.

아기 잠을 방해하는 몇 가지 통증의 사례를 살펴보았습니다만, 사실 어린아이가 스스로 어디 아프다고 속 시원히 말하는 것이 아니기 때문에 원인이나 증상이 뚜렷하지 않은 경우도 많습니다. 보다 중요한 것은 통증이나 이상 증상이 어떻든, 야경증/야제증이 지속되거나 반복되는 경우에는 단순한 대증약(진통소염제, 해열제, 항생제 등)을 반복 투여하는 것은 바람직하지 못하다는 점입니다. 만성 중이염만 하더라도 2주 이상의 장기적인 소염제, 항생제나 항히스타민제의 투여는 오히려 면역력을 떨어트려서 재발을 일으키는 경우를 많이 봅니다.

몸이 건강해지고 체력에 여유가 생기면 소화기 장애나 성장통, 중이염 등이 잘 생기지도 않고 발생해도 가볍게 온 듯 만 듯 지나가게 마련이며, 그렇지 못하고 몸이 힘든 상황에 위와 같은 통증이 닥치면 힘들게 고생하고, 반복되거나 후유증도 겪게 됩니다. 아이의 건강 상태, 면역 상태를 고려해서 체질을 개선할 수 있는 치료를 해주는 것이 좋겠습니다.

7~12개월 아기 야경증과
잦은 감기, 비염, 아토피의 연관성

밤에 수시로 깨서 보채거나, 놀라면서 소리를 지르고 울면서 깨는 야경증/야제증의 일차적 원인은 체질적 특성입니다만, 이차적으로 분유나 모유 수유하는 경우 과식이 그 원인이 되는 경우가 많습니다. 혹은 이유식을 하는 경우 이유식이 아이의 소화기에 부담이 되는 것이 이차적 원인이 될 수도 있습니다. 이 때문에 생후 7~12개월 혹은 돌 전후에 그전에는 없던 야경증/야제증이나 비염, 아토피 등의 증상이 생기는 것입니다. 대체적으로 생후 6개월을 본격적인 이유식 시작 시기로 권장하는데, 이유식을 시작한 이후 야경증/야제증 증상이 시작되거나 더 심해진 아이라면 각별한 주의가 필요합니다.

이유식은 저장철분의 부족과 저작운동, 영양소의 흡수 등의 이유로 6개월이 되면 권장합니다. 그러나 이유식을 소화할 준비가 안 된 아이에게 소고기를 비롯한 각종 처음 만나는 음식으로 만든 이유식을 그냥 먹일 경우, 이로 인해 소화기 문제(중초 기체증)와 야경증 같은 잠 문제(상초 기체증)가 생길 확률이 높습니다. 잠 문제 외에도 잦은 감기, 비염, 중이염, 기관지염, 폐렴 및 피부 알레르기(아토피)나, 대변 상태가 악화되는 소화 문제가 있을 수 있습니다.

그리고 6개월을 일반적으로 밤중 수유를 끊는 시기로 봅니다(더 일찍 끊으라고 하시는 분도 있지만 그건 너무 과하지요). 이론적으로 이 시기가 되면 밤중 수유 없이도 성인처럼 최소 8시간 정도는 숙면을 할 수 있다는 것입니다. 문제는 이론과 현실의 차이인데, 굉장히 많은 아기들이 만 6개월이 지나도 쉽사리 밤중 수유를 못 끊고, 어렵게 끊는다고 해도 잠을 잘 자는 것도 아니라는 것입니다. 이것은 아기의 몸과 건강의 여건이 아직 밤중 수유 없이 숙면할 수 있는 상황이 아니기 때문입니다. 보다 구체적으로는 머리와 가슴 쪽으로 열이 많이 정체해 있는 상태의 '상초 기체증'과 소화기가 공복 상태에서 편하지 못한 '중초 기체증'이 원인입니다.

아이의 체질이 약하고 기체증도 있는데 만약 이 시기에 제대로 아이에게 맞는 이유식이나 밤중 수유의 관리가 잘 안 되면, 야경증/야제증은 물론이고 향후 잦은 감기, 비염증상(콧물, 코 막힘, 재채기, 눈 비빔, 코 비빔, 다크 서클, 코골이, 무호흡증)과 중이염, 기관지염, 폐렴 등으로 고생을 많이 합니다. 여기에 중초 기체증도 겸할 경우 아토피, 습진, 두드러기, 발진과 같은 피부질환이 발생하는 경우가 많습니다.

즉, 6개월이 됐다고 해서 일괄적으로 모든 아기들의 밤중 수유를 끊고, 이유식을 먹이고 하는 것은, 그러지 않아도 체질이 약한 아이를 더 힘들게 만드는 것입니다. 따라서 아이가 호흡기 증상이 자주 있거나 늘 있지는 않은지, 소화력은 어떠한지(먹는 시간 간격/양이나 대변뿐 아니라 항문 색깔까지도) 잘 관찰해서 밤중 수유, 이유식 등을 조정해주고, 체질이 약한 부분은 개선해 주는 것이 필요합니다. 아이들의 야경증/야제증, 호흡기 증상, 피부 증상, 소화기 증상 등은 아기의 몸이 보이는 신호(sign)입니다. '좋아지겠지, 괜찮겠지' 하고 가볍게 생각하면 안 됩니다.

첫돌 지난 아기의 야경증/야제증, 코골이, 피부 가려움으로 인한 수면 장애

첫돌은 아이에게 나름대로 큰 의미가 있습니다. 아기들은 태어나자마자 성인과 같은 신체 능력을 갖지 못합니다. 신체 내부 장기들 또한 그러한데, 특히 호흡기(폐/기관지/상부 호흡기)와 소화기(담/췌장)가 취약합니다. 약한 호흡기와 소화기가 일차적으로 성숙되는 시기가 돌 때입니다(완전 성숙 완료되는 시기는 아직도 멀었습니다). 그래서 예부터 '첫돌 보약'이라고 첫돌이 되었을 때 비로소 녹용약 한 첩씩 먹이는 것이 민간 속설처럼 있습니다. 야경증/야제증을 일으키는 원인이 열 순환 능력이 약한 체질로 인한 기체증 때문인데, 그 근본은 소화기와 호흡기에 있습니다. 음식물로부터 소화·흡수가 원활하지 않을 때 열이 많이 발생하고, 호흡기가 약하면 신체 상부의 열 순환 능력이 떨어집니다.

그런데 이렇게 첫돌이 되어서 응당 신체적인 조건이 좋아질 시기인데도, 여전히 밤중 수유를 계속해야만 하고, 야경증/야제증이 심하고 수면 습관을 못 잡을 정도로 수면 장애가 있다면 왜 그런 걸까요? 더구나 밤중 수유나 재울 때 혹은 깼을 때 안아 재우거나 같이 재우거나 달래줘야 하는 등 수면 습관까지도 좋지 못할 경우 부모님들도 그렇지만 아기에게도 매우 힘든 밤의 연속이 됩니다. 이런 부분이 바로 체질문제로 인한 것입니다. 체질적으로 열이 지나치게 많거나, 열이 많지 않더라도 순환능력이 그에 못 미친다면 숙면을 이룰 수가 없습니다. 단순히 성격이 예민하거나 밤 귀가 밝은 것이 아닙니다.

문제는 여기서 그치지 않고, 이 시기쯤 되면 없던 증상들이 하나둘 생기거나 기존의 호흡기/피부/소화기 증상 등이 더 심해지거나 고착화됩니다. 그래서 돌 이전에 잠 문제가 있던 아기들 중에서 체질적 취약성이 있을 경우 잠은 괜찮아졌는데 다른 호흡기/소화기/피부 증상들이 생기거나, 잠도 계속 잘 못 자고 거기에 다른 증상들도 더해서 발생하게 되는 것입니다.

진료를 해보면 잠과 관련된 부분은 괜찮은데 피부 발진 및 가려움(아토피, 습진, 지루성 피부염, 두드러기) 때문에, 코 막힘과 코골이(비염, 코감기, 비강 건조, 충혈) 때문에 계속해서 숙면을 못 하는 경우가 있습니다. 어떤 경우든 단지 아이가 예민해서 잠을 못 자는 문제는 아니기 때문에 일시적인 증상 치료(대증 치료)보다는 근본적 체질 개선을 통해서(근본 치료) 자연스럽게 증상 개선이 되도록 해야 합니다. 아토피로 인해 피부 가려움이 발생하면 잠을 자도 계속 잠을 깨게 됩니다. 깊은 잠을 이루지 못하는 데다가 가려움에 계속 긁느라고 그런 것이죠. 야경증/야제증과 병리는 다르지만 깊은 잠을 못 잔다는 결과는 동일합니다. 코 막힘과 코골이 역시 호흡이 원활하지 않게 되고 충분한 산소 공급이 안 되면서 깊은 잠이 들 수 없게 합니다.

피부 가려움, 코 막힘, 코골이의 공통점은 열 순환이 잘 되지 않는다는 것인데 피부 표피 혹은 비강 호흡기의 열독으로 인해서 각각 증상이 발생하는 것입니다. 일시적으로 열과 증상을 없애는 치료를 받더라도, 알레르기 체질을 치료 개선하지 않는 한 반복해서 다시 증상이 발생하거나 굳어지게 됩니다. 그러므로 야경증도 그렇지만 아토피 피부 가려움, 비염, 코 막힘, 코골이가 있고 그로 인한 수면 장애 증상들이 2주 이상 지속되거나 3개월 내에 4회 이상의 기간 동안 반복 발생하는 경우에는 체질 개선 근본 치료를 받도록 해야 합니다.

정리하면, 첫돌을 지나서까지 야경증/야제증이 지속되거나 혹은 아토피/비염/잦은 감기/식욕 부진/변비 등의 다른 증상이 더 심해지거나 새로 발생했다면, 이는 단순히 크면서 좋아질 부분이 아닙니다. 적극적으로 체질 개선을 해주어야 아이의 건강한 체질의 바탕이 되는 것입니다. 이렇게 신체적인 여건과 컨디션이 좋아지고 난 뒤에 밤중 수유와 수면 습관을 잡아주면 아기도 무리 없이 쉽게 적응이 가능합니다.

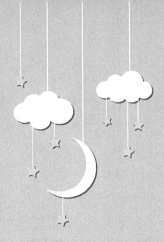

○ 무릎 관절을 다친 적이 있습니다

체질 개선의 세 가지 조건과 맑은 탕전법

아직 어린데 한방치료 괜찮은가요?

생후 4개월, 맑은 탕전법 한약 먹여도 되나요?

30개월 동안 고생한 아기의 야경증 치료 후기

야경증/야제증, 비염, 틱, 알레르기로 일곱 살까지 고생한 아이의 체질 개선 치료

우리 아기도 야경증/야제증이 있었습니다

4장

체질 개선과
치료 후기

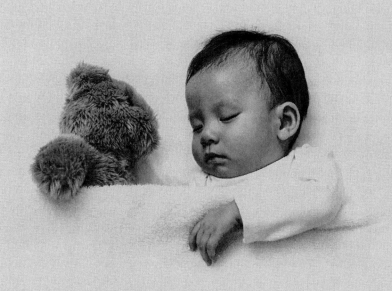

무릎 관절을 다친 적이 있습니다

어느 해 설날 전이었는데, 아이 방학 중에 쉬는 날이 있어 같이 스케이트를 타보자며 집에서 가까운 스케이트장을 찾았습니다. 아이도 그렇지만 저도 거의 처음이라 연습 삼아 분위기나 즐기자며 가본 것입니다. 이용요금도 생각보다 매우 저렴한 수준이었는데, 그게 화근이었습니다. 겨울철 야외에 설치한 데다가 빙판의 빙질관리가 잘 안 되어 있는 상태였던 거죠. 울퉁불퉁한 빙질은 초보 스케이터인 저희들을 매우 힘들게 했지만 시간이 지나면서 스케이팅에 조금씩 적응할 수 있었습니다. 그런데 살짝 자신감이 생겨서 본격적으로 타보려는 찰나 이내 쾅당하고 넘어졌는데, 스케이트 날이 빙판에서 미끄러지지 않고 거친 바닥에 박히면서 저의 왼쪽 무릎이 뒤쪽으로 확 꺾여 버리고야 말았습니다.

예, 일요일에 저희 한의원에도 많이 내원하는 소위 '염좌' 환자가 된 것입니다. 제가 다치고 보니 환자분들이 내원하실 때의 심정에 백 퍼센트 공감이 갔습니다. 시간이 지나면서 점점 부어올랐고 그날 밤에는 드디어 퉁퉁 붓는 느낌과 함께 발을 제대로 디디지 못

할 정도로 악화되었습니다. 다음날의 진료, 특히 침 치료를 과연할 수 있을지 걱정이 될 수준이었습니다. 인근에 지인 선생님들의 한의원이 있지만, 당장 내원하기엔 사정이 여의치 않아서 우선 우리 한의원에 있는 상비약 중 염좌/부종/어혈에 두루 쓰이는 '당귀수산' 처방을 해서 복용하기 시작했습니다. 다친 그날 저녁에 급히 가져와서 복용했고, 일상적인 처방용량의 2배 수준의 복용량을 꼬박 하루 복용하고 나니 부종이 가라앉는 것이 느껴질 정도가 되었습니다. 그리고 이틀 동안 다른 조치 없이 '당귀수산' 처방만 복용한 이후에는 거의 다치기 전 수준으로 조직 부종이 회복됐습니다. 제가 과거 부상 시 진통소염제를 복용했던 경험에 비추어 보면 부종이 가라앉는 속도가 훨씬 빨랐다고 말할 수준이었습니다.

사실 이런 부분을 보면 한의학과 서양의학의 차이가 극명하게 드러남을 알 수 있습니다. 저는 한의사로서 제 임상 경험상 골절이 없으며 측부 인대와 십자인대의 염좌임을 파악하고 그에 맞는 한약을 복용했지만, 동일한 경우로 정형외과를 내원했다면 일차적으로 소염진통제와 무릎관절의 고정조치(깁스)를 받았을 것입니다. 관절의 고정이야 인대 회복에 도움이 되므로 저도 비슷한 소견이지만 소염진통제와 제가 복용한 '당귀수산' 처방은 근본적으로 목표가 다른 처방입니다.

우리 몸에 염좌처럼 인대와 혈관의 손상이 발생하면 인체는 일차적으로 인대와 혈관의 수복을 위해서 손상 부위에 다량의 혈액과 체액을 보내게 됩니다. 그 과정에서 과다하게 몰린 혈액과 체액으로 인해 필연적으로 부종이 발생하는 것이며, 이로 인해서 통증이 더욱 커집니다. 즉, 너무 과도한 회복기전이 오히려 통증을 일으켜서 더 힘들게 되는 것이죠. 이런 경우에 양방의 소염진통제는 발생한 염증과 부종 및 통증물질의 해소에 주안점을 두는데, 쉽게 말해서 불이 났으니까 불을 끄기 위해서 얼른 물을 끼얹는 식입니다. 반면 한의학의 '당귀수산'은 그 처방내용을 보면 근골격계의 손상 시에 과다하게 보내진 혈액과 체액을 통해 순환시키는 것을 주 작용으로 합니다. 불난 곳에 무조건 물을 끼얹는 것이 아니라, 그 것이 조직 손상의 회복을 위해서 필요하지만 과도한 것이 문제이 므로 적절한 정도만 불씨를 남겨두는 것입니다. 그 결과 부종과 통증을 없애는 것은 물론, 더 중요한 조직의 회복이 오히려 더 빨 리 가능하게 됩니다.

어이없게 다쳤던 민망한 얘기의 전후 사정과 처치 및 처방 내용 까지 이렇게 자세히 설명드린 이유는 제가 진료실에서 처방하는 체질 개선 처방이 맥락적으로 이와 비슷하기 때문입니다. 예를 들 어 '비염' 혹은 '아토피'의 경우에 양방에서는 염증을 제거하고 가라 앉히기 위해서 비염에는 소염제/항생제/항히스타민제 등을 처방하 며 아토피에도 스테로이드 제제의 소염 처방을 기본으로 합니다. 일단 신체의 비강과 피부조직에 염증이라는 불이 났기 때문에 물 을 끼얹는 것입니다. 그러나 제가 비염이나 아토피를 한의학으로 치료할 때는 염증 자체가 아주 심하지만 않다면 염증을 제거하는 것이 아니라 반대로 혈류순환을 개선하고 호흡기와 피부의 기능을 촉진하는 방향으로 처방합니다. 즉, 적절한 정도의 불씨를 유지하 도록 하는 것입니다. 그 과정에서 활발해지는 순환력으로 말미암 아 필연적으로 증상이 더 심해지는 때가 발생할 수 있으며 이것을 '명현반응'이라고 부릅니다. 명현반응은 회복과정에서 일정 기간 나타나는 것이므로 이후에는 치료가 잘 이루어지게 됩니다.

그렇게 순환력을 개선하고 약한 체질적인 특성을 보완해주는 과정을 거치고 나면 원래 가지고 있던 증상들이 소실되거나 적어도 완화되는 '체질치료 및 체질 개선 효과'를 보이는 것입니다. 순환력이 떨어짐으로 인해서 발생하는 알레르기성 염증과 만성 염증, 자가 면역성 염증에도 역시 개개인의 체질을 파악해서 체질처방을 맑은 탕전법으로 조제하는 이유이기도 합니다. 이것이 결과적으로 체질 개선 처방이 만병통치약이 아님에도 불구하고 그 아이와 그 사람의 비염, 아토피, 틱, ADHD, 야경증, 야뇨증, 뇌전증(경기), 난임, 성장부진 등과 같은 어려움을 겪는 여러 가지 증상들과 질병에 치료 효과를 보이며 소정 기간의 체질 개선 치료 후에는 지속적인 생활 및 음식 관리를 통해 유지 가능하게 되는 이유인 것입니다.

체질 개선의 세 가지 조건과 맑은 탕전법

"잘 자고 잘 먹고 잘 싸야 합니다."

아이든 어른이든 건강한 삶을 위해 이 세 가지 조건은 꼭 필요합니다. 통상적인 병원들의 진료는 불편한 증상만을 치료하지만, 저는 그 사람의 타고난 체질을 개선해 병의 뿌리를 뽑는 근본 치료에 목표를 두고 있습니다. 이 과정을 통해 불편한 증상은 자연스럽게 사라지며 신체는 앞서 말한 세 가지 건강의 조건을 갖추게 됩니다. 나아가 그 개선된 상태가 치료 후에도 유지될 수 있도록 관리하는 것이 저의 목표입니다.

처방 역시, 갓 태어난 아기부터 연세 많은 어르신까지 복용해도 전혀 문제가 없도록 흡수와 소화가 매우 부드러운 맑은 탕전법으로 개별 처방된 한약을 조제합니다. 맑은 탕전법은 국내·외에서 유일하게 특허받은 탕전법으로서 마시는 물 이상으로 깨끗하며 독성이나 부작용 없이 안심할 수 있다는 점이 가장 큰 장점입니다.

※ '맑은 탕전법 조제 한약'의 3가지 특징!

첫째, 맑은 탕전법 한약은 조제 치료 효과가 좋습니다.
국가공인기관인 '한국한의학연구원'으로부터 객관적인 약효 성분을 검증받았습니다. 1997년부터 20여 년간 오랜 임상을 거쳐 다양한 질환의 치료 효과까지 검증된 새로운 탕전법 한약입니다. 개인의 체질과 증상에 맞추어 개별 처방함으로써 체질 개선을 하는 처방입니다. 유효성분을 추출하며 일반적인 한약 탕전 과정에서 나오는 잡질이 없어 소화·흡수에 부담이 없기 때문에 보다 빠른 노폐물 해독과 기체증 해소에 도움을 주는 것입니다. 실제로 맑은 탕전법 한약은 항염증 효과를 보임과 동시에 비만, 성장 모두에 효과가 있는 것으로 밝혀졌습니다. 기체증 치료 및 체질 개선 모두에 효과를 보인다는 것입니다.

둘째, 맑은 탕전법 조제 한약은 가장 안전합니다.
각종 약의 안전성이 더욱 대두되고 있는 요즘, 조제법 자체로 유해물질까지 걸러낼 수 있어 영유아, 임산부가 안심하고 복용할 수 있는 탕전법입니다. '한국식품연구소' 및 '한국화학연구소'의 유해성분 검사를 통해 마시는 물 수준의 객관적인 안전성을 입증하였습니다. 체질 개선과 꾸준한 건강유지를 위한 처방을 할 때 맑은 탕전법으로 조제한 투명 한약만을 처방하여 **장기간 복용 시에도 간이나 콩팥에는 전혀 무리가 없어** 영유아에게도 자유롭게 처방이 가능합니다.

셋째, 맑은 탕전법 조제 한약은 매우 편리합니다.

데우지 않아도 되고 상온에서 그대로 복용합니다. 실온 보관이 가능하고 가지고 다니면서 물처럼 복용하므로 거를 일이 없습니다. 하루 치를 한 번에 물병에 담아서 수시로 음용해도 괜찮습니다. 시원하게 복용해도 괜찮으며 또한 식사 전/후 상관없이 복용 가능합니다. 모유/분유에 타주어도 아기가 잘 먹습니다. 탄산음료를 제외한 아이가 좋아하는 것에 섞어줘도 좋습니다.

쓴맛만을 없애기 위해서 단순히 증류시켜 만든 기존의 증류식 한약과는 전혀 다릅니다. 1차, 2차 증류과정 및 저온 진공추출을 이용한 특수한 탕제 시스템을 갖추었을 뿐만 아니라 투명 한방 탕제 및 그 제조법(특허번호:10-0395650)으로 특허를 획득하였을 만큼 맛, 안전성, 유효성까지 보장합니다. 따라서 영유아부터 고령에 이르기까지 꾸준히 오래 복용하여도 전혀 문제가 없고 역한 맛이나 향기도 거의 없습니다. 생수같이 맑아서 아이부터 어른까지 누구나 복용하기 쉽고, 또 먹는 물 수준의 안전수준을 확보했습니다. 보다 정확한 내용은 사람마다 차이가 있으므로 내원하시면 맥진 검사와 문진을 통해서 파악하고 거기에 맞추어 안내해드리고 있습니다.

아직 어린데 한방치료 괜찮은가요?

Q

우리 아기가 10개월 된 남아인데, 도통 잠을 못 잡니다. 그래서 소아과에 가보니, 야경증이 의심되기도 하나, 너무 어려서 뭐라고 말할 수 없다고 하네요. 대충 증상을 말하자면, 보통 9시~10시경에 자고 3~4시간 후면 꼭 울면서 깹니다. 다독이고 업고 달래고 별짓을 다 해도 꼭 한두 시간은 가족들과 씨름한 다음에야 잠이 드네요. 아기 자신도 괴로운 듯 뭔 일이라도 난 것 마냥 울다가 아침이 될 때도 있습니다. 크면서 좋아질 거라 생각했는데, 오히려 점점 더 심해지고 남편과 저는 숙면을 못 취해서 두통을 얻게 되었네요.

그래서 야경증 한방치료를 한 번 받고 싶은데, 남편이 한의원 간다니깐 극구 반대합니다. 어린 아기한테 한약을 먹인다고요. 아직 돌 전인데, 저 역시 한약 먹이는 것이 걱정되긴 합니다. 그래서 궁금하네요. 10개월 남아, 한방치료 문제없을까요? 답변 기다리겠습니다.

A

안녕하세요, 황지모 원장입니다.

10개월 남자 아기인데 매일 밤 깨고 또 바로 잠들지 못하고 1~2시간 정도 자지러지게 우는 등 잠투정이 심하다면 야경증을 의심할 수 있습니다. 물론 정확한 것은 진료를 봐야 치료를 해야 할 체질적 문제인지 단순한 지나가는 증상인지 확진이 가능하겠습니다. 마냥 기다리다가 첫돌 지나고 두 돌이 지나도록 지속되어서 고생은 고생대로 하고, 아이는 아이대로 힘들어 하다가 결국 진료 받으러 오시는 경우가 꽤 많기 때문입니다.

돌이 안 된 어린 아기이기 때문에 한약 처방 및 치료 받는 것에 막연한 거부감이 있는 것은 십분 이해가 갑니다. 저 역시 어린 아기를 키워본 입장이라서 더욱 그렇습니다. 이는 기존의 잘못된 선입견과 속설 때문인데, 의료기관에서 받은 한의사 선생님들의 처방이라면 괜찮다고 말씀드릴 수 있습니다. 기존의 검정/갈색 한약도 안전하지만 저희가 처방하는 맑은 탕전법으로 조제하는 체질 개선 한약은 안전성 면에서 더욱 안심하셔도 좋고, 투명 한약이라 아이들도 복용이 편리하고 쉬우며 마시는 물이나 분유 물 대용으로 복용하고 있습니다.

실제 저희 아기도 어린 아기 때 처음 맑은 탕전법으로 조제된 한약 복용을 시작했으며, 우리 병원에서 야경증, 야제증, 아토피, 비염 등으로 처방받는 아기들의 경우 100일 전후의 아기들이 꽤 있습니다. 사실 이렇게 어린 아기에게는 기존의 양약이건 한약이건 장기 복용할 수 있는 약이 드물죠. 10개월이면 한방 치료하는 데 아무런 문제가 없다고 말씀드릴 수 있으며, 맑은 탕전 조제법 한약은 마시는 물보다 깨끗하고 순합니다. 간 독성이나 신장 독성은 전혀 없으니 안심하시기 바랍니다.

생후 4개월, 맑은 탕전법 한약 먹여도 되나요?

Q

저희 아기가 4개월 막 지났어요. 그런데 잠투정이라기엔 조금 정도가 심하다고 느껴질 정도로 보채네요. 백일부터 밤중 수유도 알아서 서서히 끊어가며 7~9시간 정도를 자던 아이인데… 4개월 들어가면서부터는 점점 징징거리고 울더니, 계속 심해지고 있네요. 사실 이 시기가 잠투정이 심해질 때라고 하는데, 이 시기만 지나면 원래대로 잘 잘까요? 아니면 이게 쭉 갈까요? 제가 숙면하는 편이 아니라서 그런지, 더 힘이 듭니다. 또 한 가지 질문이 있는데, 아직 아기가 사실 딱히 아픈 것도 아니고 다른 아기보다는 밤에 자주 깨는 편인데, 만약 야경증 확진을 받으면 한약 먹이고 그래도 되는 건가요? 물론 성인용 한약이 아니고, 어린이 보약이 시중에 나와 있긴 하지만 생후 6개월도 안 된 아기라, 조심스럽기도 해서요. 맑은 탕전법 한약에 관해서 답변 부탁드립니다.

A

안녕하세요. 황지모 원장입니다.

만약 아기가 잠을 못 잔다고 느낀 지가 2주 이내라면 좀 더 기다려볼 수 있습니다만, 2주 이상 지속되고 있다면 우선 아이의 정확한 수면과 몸 상태를 알 수 있도록 진찰이 우선일 것입니다. 진찰 후 야경증에 해당하고, 진맥 상 체질 개선이 필요하다고 판단되면 처방을 내리고 있습니다. 생후 4개월이 안 된 아기들도 맑은 탕전법으로 조제된 한약으로 처방받아서 장기 복용합니다.

간 대사에 부담을 주는 일반적인 대중약이 아니며 또한 아기의 소화에 부담이 될 수 있는 진한 검정 보약이 아니라, 갓난 아기도 전혀 부담 없는 특허받은 맑은 탕전법 조제 한약이기에 그렇습니다. 야경증 증상만 일시 완화하는 처방은 하지 않고 아이 체질을 좀 더 강건하게 하는 체질 개선 처방만을 내리며 수개월~수년간 장복할 경우에도 안전성 문제는 전혀 없습니다. 저희 맑은 탕전법 조제 한약을 못 먹으면 물도 못 먹는다고 할 정도로 깨끗하고, 간이나 신장에 부담을 주지 않으며, 흡수가 순합니다. 또한 맑은 탕전법의 이러한 내용들은 국내·외에서 유일하게 특허받은 탕전법으로서 공인기관으로부터 안전성과 유효성을 검증받았습니다.

30개월 동안 고생한
아기의 야경증 치료 후기

태어나서 무려 30개월 동안 하루도 편히 못 잔 아이가 있었습니다. 어른도 잠을 못 자면 피곤한데 해가 두 번 바뀌고도 6개월이 더 지나는 동안 잠을 못 잔 아기와, 주로 아기를 보는 엄마의 매일을 생각해보면 아이들의 수면장애인 야경증/야제증이 매우 심각한 문제임을 알 수 있습니다.

"30개월까지 한 번이라도 깨지 않고 잔 날이 다섯 손가락에 꼽을 정도로 거의 없었어요. 한 번 깨면 집이 떠나가라 울고 거의 발작하는 게 아닐까 걱정될 정도로 소리를 질러서 결국 토하는 경우도 많았어요. 최근에는 헛것을 보는 듯이 손을 뻗고 휘저으면서 끙끙대거나 소리치고 울고 합니다. 온갖 잘 재운다는 방법을 다 해봐도 안 돼서 이젠 그냥 놔둬요. 손발은 차고 추위도 많이 타는데도 한겨울에도 이불을 안 덮고요. 먹는 건 따라다니면서 먹여서 그래도 꽤 먹이는 데도 체중은 많이 안 늡니다. 변은 2~3일에 한 번씩만 대변을 보고, 코 막힘과 코감기가 심하고 잦습니다. 아토피도 심하진 않지만 반복 되고요. 이번에는 좀 심해졌습니다."

아이 어머님의 증상 설명입니다. 진료 결과 야경증/야제증이 있는 상태에 손발이 찬 수족냉증, 몸이 차가운 신한증(身寒症), 가슴이 답답해서 이불을 못 덮는 흉열증(胸熱證), 식욕 및 소화·흡수 부진, 만성 비염, 피부열증 등이 모두 있는 상태였습니다. 저는 이런 증상에 대한 근본 원인을 '기체증(氣滯證)'으로 진단하였습니다. 구체적으로는 상초 기체증(인체 윗부분인 머리, 코, 가슴의 상초 부위 기체증), 중초 기체증(인체 중간 부분인 소화기의 중초 부위 기체증), 피부 표열 기체증(피부 표피의 열독이 뭉친 것) 등입니다.

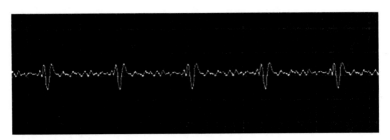

치료 전 맥진 상태(예시)

→ 진맥 결과 맥이 미미(微微)한 수준에서 맥동 사이가 지저분한 맥(澁脈)의 양상을 보이는 것으로 순환력이 약하고, 기체증이 현재 심한 것을 나타낸다. 쉽게 표현하면 해당 장부의 체질도 약하고, 증상도 비교적 오래되고(만성화) 심하다는 것을 의미한다.

기체증이란 우리 몸의 혈액 순환, 신경 순환, 체액순환, 호르몬 순환, 임파 순환이 원활하지 않아서 발생하는 여러 증상과 병증을 말하는 것입니다. 비유하자면 원활하게 잘 흐르는 강물은 물이 흘러가는 순환과정 속에서 공기와 물의 자정 작용에 의해서 오염원이 있어도 깨끗해집니다. 반면 흐름이 정체된 강물은 쉽게 부패하고 오염원이 쌓어서 녹조 같은 것도 생깁니다. 또 기압이 낮고 습한 상태의 정체된 공기는 스모그나 미세먼지 같은 오염물질이 많이 형성되지만 기압이 높은 가을철에는 공기도 깨끗하고 하늘도 맑습니다. 이와 같이 우리의 몸도 순환이 원활하면 인체 스스로의 조절능력과 자생능력으로 건강하지만, 그렇지 못할 경우 여러 불편한 증상을 만들고(기능적 이상 단계) 지속되면 실제 조직적이나 형태적인 변성까지도(기질적 이상 단계) 발생하게 되는 것입니다.

원래 야경증이란 소아의 5% 내외에서 발생하는 수면 장애 증상으로서 경악하듯이 큰 소리를 지르고 팔다리의 움직임과 함께 땀, 체온, 소변(야뇨증) 증상을 동반하기도 하는 병증을 말합니다. 야제증은 야경증을 포함하는 것이라고 할 수 있는데 통증, 공복, 구창(口瘡, 구내염, 발진, 습진) 등 여러 원인에 의해서 밤에 발작적으로 우는 증상입니다.

지금 이 아기는 전형적인 야경증/야제증 양상인데 열증과 한증이 섞여 있으면서도 순환이 원활하지 않은 경우이기 때문에, 피부 및 소화기와 코 증상을 중심으로 해당 장부의 체질 개선 치료를 하기로 하고 처방을 하였습니다. 왜냐하면 체질 개선 치료를 우선하여 몸의 순환이 개선되면서 야경증/야제증이 동시에 좋아지는 것이 가장 좋고, 이후 잠 증상이 일부 남으면 그 남은 부분만 치료하는 것은 비교적 간단하기 때문입니다. 간혹 야경증/야제증부터 우선 치료하는 방법도 사용할 수 있으나 아이의 체질 및 병증과 주변 상황을 고려하여 결정해야 합니다.

실제 치료 과정에 임하자 심하지 않다고 생각하셨던 피부의 표열 기체증이 풀리는 명현반응이 가장 먼저 나타났으며, 이후 호흡기는 비염과 기관지 쪽의 상초 기체증이 풀리면서 코 증상과 기침 증상이 심해졌습니다. 첫 3개월 동안은 피부와 호흡기 병증을 치료하고 체질 개선하는 데 주력하였으며, 전반적인 몸 상태가 좋아진 이후에는 잠 증상도 처음보다는 한결 좋아졌지만 완전히 정상 범주는 아니었습니다. 따라서 이후 2개월 동안 남아있는 야경증/야제증을 치료하여서 치료를 종결하였습니다.

※ 반포한의원의 '맑은 탕전 조제법'

이처럼 처음부터 아이의 개별적인 체질과 증상을 감안해서 치료의 순서를 바로 잡아서 치료할 때 저희 병원의 특징인 아이도 쉽게 마실 수 있는 '투명 한약'을 통해서 치료했습니다. '맑은 탕전법'이라는 특허받은 조제방법을 사용하는데 물과 같이 투명하고 맑기 때문에 흡수 자체가 매우 순하며 복용도 편리합니다. 임산부, 갓난아기부터 어르신들까지 오랫동안 복용하여도 일체의 독성이나 중독, 약화사고와 같은 부작용이 없습니다.

체질 개선 치료의 경우 기대효과는 현재 가장 고민인 야경증/야제증은 물론이고 피부, 호흡기, 소화기 모두 업그레이드되면서 체질 자체가 개선된다는 것이었습니다. 실제 치료 이후에는 잠자는 패턴의 놀랄만한 변화와 함께 감기에 걸리는 횟수와 정도, 밥 먹는 것 등 여타 증상에서의 현저한 효과가 나타났습니다. 그를 통해 키의 성장치도 퍼센타일 백분율 기준으로 계속해서 70% 수준(동일한 생일의 아기 100명 중 상위 70번째로 크다는 것)을 꾸준히 유지하고 있으며, 체중은 32%에 불과했으나 51% 수준까지 많이 늘어났으며 이후 유지하는 수준에서 체중이 더 증가하지는 않고 있습니다. 성장치는 퍼센타일 백분율로 파악해야 동일 월령의 다른 아이들과의 객관적인 비교가 가능합니다.

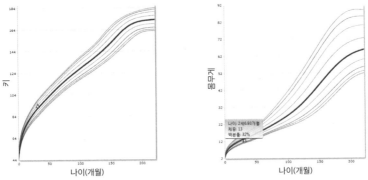

야경증 체질 개선 치료 전 신장/체중 백분율 신장 70% 체중 32%

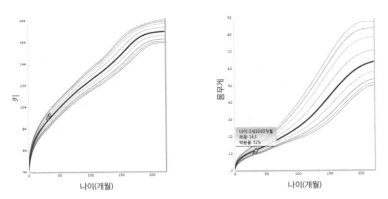

야경증 체질 개선 치료 후 신장/체중 백분율 신장 70% 체중 51%

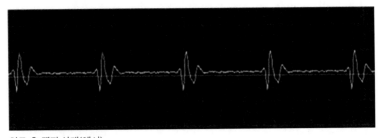

치료 후 맥진 상태(예시)

→ 치료 후 진맥에는 맥이 중간 정도 크기(短脈)로 올라왔으며 지저분한 맥(澁脈)이 거의 없어졌다. 이는 순환력이 상승하였으며 기존의 기체증은 거의 해소되었음을 나타낸다. 향후 식습관 관리는 좀 더 필요한 수준이다.

아이의 몸과 건강이 일 순위로 중요하지만, 간과할 수 없는 부분은 엄마 아빠의 건강입니다. 엄마 아빠가 건강해야 아이도 건강하고 정서적으로도 밝게 자랄 수 있습니다. 그러므로 야경증/야제증 치료는 아이와 엄마 모두에게 숙면의 행복을 드리는 것입니다. 해당 사례의 아기는 타 병증이 복잡했고 야경증/야제증의 등급도 높았지만, 다른 증상 없이 오로지 야경증/야제증만 있거나 야경증/야제증 증상 등급이 낮은 어린 아기의 경우에는 치료 기간이 2~3개월 내에도 종료 가능합니다.

이처럼 야경증/야제증 치료는 어린 아기들이 표현하는 첫 번째 몸의 이상 신호가 야경증임을 알아주는 것입니다. 마냥 시간이 가길 기다리거나 단순히 잠만 잘 재우는 수면제를 처방하거나 손을 따주거나 놀랐다고 안정제를 주는 개념의 치료가 아니라, 체질의 업그레이드에 중점을 둔 치료를 할 때 아이의 평생건강의 든든한 기초가 될 수 있는 것입니다. 결국 아토피, 비염, 식욕 부진, 천식, 성장부진, 뇌전증, 틱 등 모든 증상들의 치료 과정이 이러한 맥락이라고 보시면 될 것 같아 치료 사례로 야경증을 들었습니다. 제가 항상 하는 말이 있습니다. "세 살 체질 여든까지 갑니다."

야경증/야제증, 비염, 틱, 알레르기로
일곱 살까지 고생한
아이의 체질 개선 치료

　오늘은 우리 병원에서 야경증 치료를 한 아이 중 아마 가장 나이가 많다고 생각되는 경우를 소개할까 합니다. 나이가 많다고 해도 당시 7살이었으니, 초등학교에 입학하기 전이었습니다. 그러나 야경증/야제증이 보통 갓난아기~영유아시기부터 시작되는 걸 감안하면, 엄마 아빠 가족들과, 가장 힘들었을 아이 본인에게는 7년이라는 시간이 엄청나게 길고 고통스러웠을 겁니다.

　아이의 집은 경북이었으며 엄마의 표현을 그대로 살리자면 "7년 동안 제대로 잔 적이 거의 없다"였습니다. 처음에는 좋아지겠지 하고 기다리다가 한 해, 두 해 시간은 가는데 아이가 커도 주변의 말과 달리 잠 증상이 좋아지지 않으니까, 그제야 수소문해서 양방, 한방 진료와 치료도 받아보았다고 했습니다. 효과는 거의 미미한 수준이었고 한의원에서 아이가 '항상 놀란 상태로 생활하고 있고 예민하다'는 얘기를 들었다고 했습니다.

　처음 진료 당시 증상을 살펴보면 평상시엔 땀이 거의 없는데 잘 때는 엄청 흘리고, 어릴 때는 잠에서 깰 때 짜증을 부리는 듯하더니 이제는 손발을 발광하면서 허공을 보고 울고 무섭다고 놀라며 깨는 양상을 보였습니다(야경증/야제증). 집에서 하다 하다 손 따는 것도 많이 했다고 합니다. 그 밖에 여러 안 좋은 증상들이 많았습니다. 눈을 자주 가려워했고 시력도 안 좋았으며, 눈 깜빡임이 자주 있었고(틱성), 재채기를 자주 했고 코를 자주 만지고 팠으며(비염), 입을 벌리고 잠을 잤습니다. 계란에 알레르기를 보여 피부가 안 좋았고 손발에 껍질이 벗겨지는 증상이 있었으며(알레르기), 대변을 식후 30분 내로 봤습니다. 무릎을 주기적으로 아파했고, 잘 때 머리는 물론이고 베개/옷도 다 젖을 정도로 땀이 많았으며 소리에 예민하고 평소에도 잘 놀랐습니다.

　아이 어머니께도 말씀드렸지만, 이런 경우에 가장 필요한 것은 잠이나 기타 증상 하나하나의 일시적인 호전이 아니라 체질 개선이었습니다. 야경증/야제증이 오래 만성화되어 악화된 단계이기 때문입니다. 잠뿐만 아니라 비염, 틱, 피부 알레르기 등 모든 증상과 체질이 개선되어야 하고, 그렇게 체질 개선이 돼야 성장 발달에 큰 문제가 없습니다. 그래서 치료에 도움이 될 수 있도록 음식의 패턴을 잡아드리고, 아이의 체질에 맞추어서 체질 개선 처방을 꾸준히 했습니다.

1) 처방 후 2제 정도 복용했을 시기에 아이의 야경증은 증상 호전을 보였습니다. 잠이 그전과는 달리 푹 자는 패턴으로 바뀌었고, 깨어나도 조금 칭얼대다가 바로 잠들고 있었습니다. 한 달 정도 됐는데 그 전처럼 난리 난 것은 2번밖에 없었다고 했습니다. 눈도 가려운 것이 없었고, 코는 아직 막혀 있었지만 재채기는 조금 덜해졌습니다. 피부 껍질 벗겨지는 증상도 많이 줄어들었고, 무릎 통증도 없어졌습니다. 땀은 확인해 보니 머리만 좀 젖는 정도로 줄어들었습니다. 증상의 변화를 확인하였지만 체질 개선이 목표였기 때문에 기본 처방은 동일하게 하되, 지금 단계의 증상과 열을 풀어내는 순서에 맞추어서 처방 중 10% 정도의 가감을 해서 다시 처방했습니다.

2) 다시 3주 정도 경과했습니다. 처음 한 달에 잠이 좋아지던 것과 달리 일주일째 매일 깨서 한 번씩 울고, 땀도 다시 많아졌습니다. 치료 과정 중에 나타나곤 하는 반응인데 열이 풀려가는 과정이었습니다. 약의 복용 횟수를 늘려줄 것과 이 과정이 지나고 나면 한결 좋아짐을 설명드렸습니다. 그로부터 다시 일주일 후 확인했을 때 땀도 줄었고 잠도 그 전보다 더 잘 잤으며 기타 증상들도 좋아졌습니다.

3) 그렇게 아이는 2개월을 더 복용하고 연복(연속 복용)을 종료했습니다. 잠 증상은 이제 가끔(1~2주에 한 번 정도) 깨서 찡얼거리다 다시 잠드는 정도로 좋아졌으며, 코가 막히는 증상은 있었지만 눈 깜빡임이나 코 비빔, 입 벌리는 증상 등은 거의 없어졌습니다. 손발 피부도 멀쩡해졌고, 무릎 아프다는 얘기는 안 하게 되었으며, 땀도 그냥 머리 촉촉할 정도로 감소했습니다. 그 전처럼 깜짝깜짝 잘 놀라지도 않게 되었습니다.

이제 남은 일은 이렇게 개선된 체질 상태를 잘 유지하는 것입니다. 그 핵심은 음식에 있습니다. 연복 치료 기간 중에 잡아드린 음식 습관을 지속해서 잘 유지하는 것입니다. 전체 먹는 음식 중에서 권장 음식을 좀 더 많이 먹도록 비율을 조정해줍니다. 그리고 이후 3~6개월 단위로 추적·관찰해서 필요 시 간복(한 번씩 복용)을 해서 관리하면 됩니다.

연복 치료가 이렇게 끝날 즈음, 아이 어머니께서 동생 얘기를 하셨습니다. 지금 18개월인데 잠을 3~4회 깨고 코 막힘/코 비빔/피부 발진/건조함/가려움이 있다고요(야경증, 비염, 알레르기). 그래서 아기의 형처럼 오래 고생시키지 마시라고 했습니다. 어릴 때 체질 개선을 해줄수록 아이에게는 큰 도움이 된다고 말입니다. 동생은 3개월 정도 체질 개선 치료를 잘 받았고 잠은 완전히, 기타 증상들도 한층 개선되었습니다.

일곱 살 아이와 그 동생의 예에서 알 수 있듯이, 잠을 못 잔다는 증상 자체보다는 아이의 건강 상태와 체질 개선에 주안점을 둔 처방을 하고 음식 습관을 잡아주는 방향이 당장의 잠 증상 개선은 좀 더디더라도 장기적으로 아이의 평생건강이라는 관점에서 볼 때 훨씬 유익하다고 할 수 있습니다.

우리 아기도 야경증/야제증이 있었습니다

저희 집 우리 아이에 대해서 이야기해볼까 합니다. 개인적인 얘기도 있고 가족의 프라이버시도 있어서 망설였지만, 야경증/야제증을 비롯해서 비염, 아토피, 성장 등 아기들의 문제로 고민하고 있을 엄마 아빠들께 참고가 되지 않을까 해서 용기를 내봅니다. 저희 아기도 사실 이런 증상들이 모두 있었기 때문입니다.

태어나서 3~4개월까지는 마냥 아기이기 때문에, 보통의 헌신적인 엄마들처럼 제 아내도 아기가 깨고 칭얼거릴 때는 얼른 잠자던 침대에서 벌떡 일어나 아이를 달래고 수유하고 했죠. 이때까지만 해도 잠드는 시간도 얼마 안 걸렸고(거의 하루 종일 자긴 하지만), 밤새 1~2번 정도밖에 안 깼습니다. 문제는 6개월 즈음이 되면서였습니다. 잠귀가 갈수록 예민해져서 잠들고 난 뒤에 방문 여닫는 소리, 걸어 다니는 발소리, 대화조차 조심스러워졌습니다. 조금만 소리가 나면 깨서 울기 시작했기 때문입니다. 시간이 지날수록 좋아지기는커녕 갈수록 심해졌습니다. 양가 부모님들께 여쭈어보면 저나 아내나 아기 때 잘 잔 것 같았다는 말만 하셨죠. 결국 아기가 야경증/야제증이라고 할 수 있는 상태에 이르렀습니다.

아기의 피부나 코 상황도 좋지 않아서 겸사겸사 체질 개선 처방을 맑은 탕전법으로 조제했습니다. 아기가 생후 6개월밖에 안 됐지만 한약을 맑은 탕전법으로 조제하면 복용이 자유롭다는 점과 한의사 아빠로서 도움이 될 수 있다는 점이 다행스러웠습니다. 아기의 성격이 예민하거나 잠귀가 밝은 것이 아니라, 잠을 깊이 잘 수 없는 몸 상태임을 알기에 그랬습니다.

맑은 탕전법으로 조제된 투명 한약을 분유 물 대신해서 타서 먹이기를 한 달 정도 되었을까, 눈에 띄게 잠드는 것이 좋아지고 다른 소리가 나도 안 깨기 시작했습니다. 이 단계가 조금 지나면서 수면 습관 교정도 같이 해주었습니다. 아기가 잠에서 깰 때 반응하는 시간을 늦추고, 밤중 수유는 과감하게 끊고 엄마가 옆에서 같이 잠드는 습관도 없애주었습니다. 나중에는 잠에서 깨서 울더라도 아내와 저는 아무런 반응도 하지 않았죠. 각 과정마다 짧게는 하루, 길게는 일주일 안에 아기가 적응이 되었습니다. 평소 제가 진료실에서 야경증/야제증 때문에 푸석해진 얼굴로 찾아오시는 엄마 아빠들께 티칭하고 진료하고 처방하는 패턴 그대로 한 것입니다. 사실 우리 아기의 상황은 잠 관련 증상만 있는 것이 아니었기에, 수면 습관 잡기가 쉬운 경우는 아니었습니다.

야경증/야제증은 그냥 방치해 두어서도 안 되며, 또 준비가 안 된 아기에게 수면 습관의 교정만 밀어붙여서도 안 됩니다. 아기가 잠을 못 자는 근본 원인으로서 몸 상태와 체질 건강을 생각하셨다면, 야경증이 있는 아기를 그저 두고 봐서는 안 되는 이유와 무조건 수면 습관만 교정해서도 안 되는 이유를 알 수 있을 것입니다.

5장

꼭 **챙겨야 할**
개선 팁

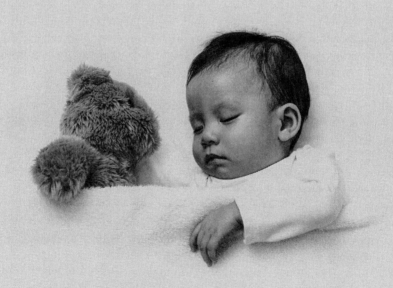

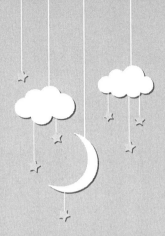

1. 수면 관련

기본 중의 기본 – 안전한 수면환경 7가지 체크 리스트

잠투정 심한 아기 재우기 3가지 TIP

영유아 좋은 수면 습관 길러주기

월령별 수면 시간 & 수면 교육 가이드

배가 든든해야 잘 잔다?

초보 엄마 아빠가 알아야 할 3개월 이하 신생아 수면 습관

초보 엄마 아빠가 알아야 할 4~6개월 아기 수면 습관 들이기

밤중 수유 언제까지?

아기 잠 잘 오게 하는 10가지 TIP

아기 수면 습관, 때론 방임이 최고의 육아법

아기 수면 습관 교정에 실패하는 이유

울려 재우기(퍼버법) vs 울리지 않고 재우기

수면 교육과 아이 양육의 비슷한 점

매직 손발 마사지법

2. 음식/환경/습관

모유 수유의 장점, 자세, 기간

모유 수유에 좋은 음식

면역력과 기운(內氣)을 높여주는 아이 음식

어떻게 먹여야 할까요? 1. 과식 여부

어떻게 먹여야 할까요? 2. 수유/이유식

어떻게 먹여야 할까요? 3. 간식/식사/기타

1. 수면 관련

기본 중의 기본
- 안전한 수면환경 7가지 체크 리스트

사실 아기의 수면환경은 많은 책이나 매체에서 다루어왔기 때문에 엄마 아빠들이 이미 알고 있는 내용이 다수일 것입니다. 그러나 의외로 잘 모르시는 경우도 있고, 또 안다고 해도 구체적으로 정확히 실천하고 있는지도 점검이 필요하겠습니다. 돌 이전의 어린 아기에게는 수면환경 중 안전성에 초점을 맞추어 살펴봐야 합니다. 영유아 돌연사 증후군(SIDS) 사례가 심심치 않게 발생한다는 점에 유의하시기 바랍니다.

1) 아기 엎어 놓기

먼저 주의할 점은 잠을 잘 때는 아기를 엎드리게 해서는 절대로 안 되며, 옆으로 뉘어 재우는 것도 좋지 않습니다. 지금 제가 말하고자 하는 것은 아기가 먹을 것 먹고 트림도 시키고 노는 시간에 가만히 누워있게 하지 말고 엎어 놓도록 하라는 것인데 이를 터미타임(tummy time)이라고 합니다. 터미(tummy)는 배라는 뜻으로 배를 바닥에 대도록 엎어 놓는다는 것이죠. 이렇게 하는 이유는 아기에게 목을 가누는 힘과 팔, 어깨의 힘을 길러 주도록 하여 수면 중 질식이나 기타 위험한 상황에서 스스로 벗어나도록 함에 있습니다. 또한 스스로의 힘으로 노력하는 과정 자체가 인지발달에도 도움이 됩니다. 갓난아기 때는 당연히 양육자가 지탱을 해줘야 하며 힘이 붙을수록 차츰 혼자 힘으로 할 수 있어야 합니다.

2) 잘 때는 무조건 등을 바닥에 대고 눕히기

돌연사 증후군의 가능성을 많이 줄이는 방법임과 동시에 좋은 수면 습관을 가지도록 도와주는 방법입니다. 돌연사는 대부분 아기의 수면 중 순환기 및 호흡기계 이상에 의해 발생하므로 심장과 호흡기계를 압박할 수 있는 수면 자세는 피해야 합니다. 낮잠이든 밤잠이든 마찬가지입니다.

3) 쿠션이 있거나 부드러운 물건 없애기

이불이나 담요, 봉제인형, 배게 혹은 패드 등을 아기 침대에 두거나 아기를 바로 눕히는 자세를 유지하겠다고 이불이나 담요 등으로 아기를 받쳐서도 안 됩니다. 수면 중 쿠션이나 부드러운 재질 부분에 아기의 얼굴이 파묻힐 경우 위험할 수 있기 때문입니다. 좋은 수면 자세를 유지하려면 물건으로 받치는 방법보다 양육자가 세심하게 자주 살펴보는 방법이 최선입니다.

4) 아기 침대를 사용하기

아기 침대는 주로 영미권 국가들에서 많이 사용하고 우리나라에서는 널리 사용하지 않지만 장점이 많습니다. 안전성 측면에서 검증받은 아기 침대를 사용하고, 침대보 커버는 자투리나 구겨짐 없이 팽팽한 상태에서 사용하며 매트리스도 푹신한 것은 피하고 탄탄한 재질을 사용하여야 합니다. 한편 침대의 난간 사이사이 공간이 대략 우리가 마시는 일반 음료수 캔보다 더 넓으면 위험할 수 있습니다.

또 하나의 큰 장점은 돌연사 증후군의 원인 중 하나로 지목되는 양육자와 떨어져서 혼자 잘 수 있다는 것입니다. 더불어 수면 장소를 항상 일정하게 해줌으로써 심리적 안정과 숙면을 도와주며 아기 침대는 부모와 분리된 공간이기 때문에 아기 때부터 수면 습관을 보다 쉽게 형성할 수 있습니다. 부모와 별도의 방에서 재우는 것도 좋지만 같은 방이어도 잠자는 공간만 분리되면 수면 습관 형성에 있어 큰 문제가 되지 않습니다.

5) 이불이나 담요를 덮지 말고 우주복 권장

부드러운 이불이나 담요는 어린 아기에게 위험할 수도 있고 또거의 잘 덮지도 않으므로, 갓난아기에게는 딱 맞는 싸개를 덮어주고 조금 커서는 **아기 우주복(blanket sleeper)이라 불리는, 아이들의 목부터 발까지 세트로 이어서 덮는 옷을 잘 때 입히는 것이 좋습니다.** 흔히 수면 조끼라고 불리는 가슴에서 아랫배까지만 덮는 옷은 상초의 열독 기체증을 악화시킬 수 있기 때문에 저는 권하지 않습니다.

6) 수면 시 실내 온도가 너무 덥지 않아야 함

아기들이 혹여 감기에 걸릴까 싶어 싸개 등으로 싸고 실내 온도도 따뜻하게 하는 경우를 많이 보는데 반대로 약간 선선한 편으로 유지하는 것이 좋습니다. 우리나라의 일반 도심 기준으로 **겨울에는 22도~23도, 여름에는 25~26도가 적당합니다. 습도는 겨울 40~50%, 여름 50~60% 사이로 유지합니다.** 잠자기 전 신선한 외부 공기와 환기 또한 중요하며 환기가 어려울 정도로 외부 미세먼지가 많거나 대로변에 사신다면 미세먼지까지 정화할 수 있는 실내 공기청정기의 사용을 권합니다. 이렇게 조절했음에도 불구하고 아기 몸의 일부(머리, 목, 손, 등, 배, 발)가 땀을 흘리거나 뜨겁다면 기체증과 체질 상태를 점검해야 합니다.

7) 기타

잠자기 직전에 수유하는 것은 피하는 것이 좋으며, 꼭 잠자기 전에 먹는다면 1시간 전에는 끝내야 합니다. 어린 아기라도 오후 5시 이후에는 낮잠 자는 것을 피하고, 백일이 지나면 오후 4시 이후에는 자지 않도록 합니다. 수면환경은 당연히 어두울수록 좋으며 조용한 것이 좋습니다. 어린 아기의 경우에는 부드러운 음악이나 백색소음(white noise)을 들려줘서 도움이 된다면 괜찮지만 이 역시 백일 이후로는 하지 않도록 합니다. 낮에 햇빛이 너무 강한 오전 11시~오후 4시 정도의 시간대는 피해서 아침저녁으로 1시간 정도는 햇빛을 쐬어줍니다. 마지막으로 꼭 권하고 싶고 아기의 건강에 도움이 되는 방법은 뒤에서 소개할 손발마사지법입니다. 잘 보시고 활용하시기 바랍니다.

잠투정 심한 아기 재우기 3가지 TIP

유독 밤에 잠투정 심한 아기, 야경증/야제증이 있는 아기들을 위해서 집에서 부모님들이 잠을 잘 재울 수 있는 세 가지 팁에 대해 알아보겠습니다.

1) 하루에 1번 아이와 함께 외출하자!

아기가 밤에 잠투정하지 않고 잠을 푹 자도록 하기 위해서는, 낮에도 몸을 움직이게 해야 합니다. 아기도 어른과 마찬가지로 어느 정도 운동을 한 뒤, 기분 좋게 피곤해야 밤에 숙면을 취할 수 있으니까요. 그렇기 때문에 잠시 집 앞 벤치에 앉아 있기만 해도 좋으니, 하루에 한 번은 아기를 밖에 데리고 나가 햇볕을 쬐어 주는 것을 추천합니다. 만약 아기가 기어 다닐 정도라면 안전한 바닥에서 마음껏 기어 다니게 해주는 것도 좋은 방법입니다. 태어난 지 얼마 안 돼서 자는 것밖에 하지 못한다고 계속 뉘어 놓는 것은 좋지 않다는 점을 유념하시기 바랍니다. 엄마가 품에 안고 햇볕을 쬐어 주는 것만으로도 아기는 신선한 자극을 받을 수 있는데 이러한 자극을 받은 아기의 뇌는 기분 좋은 피곤함을 느끼게 되어 밤에 푹 잘 수 있는 기본조건이 됩니다.

2) 한밤중에 수유하는 습관을 없애자!

아기는 엄마의 체온을 느끼기 위해 시시때때로 엄마 젖을 찾습니다. 이렇듯 엄마의 젖은 아기를 조용하게 만드는 강력한 무기지만, 한밤중에도 아기가 엄마의 젖을 계속 찾는다면 엄마와 아기의 숙면을 모두 다 방해하는 결과를 낳게 됩니다. 따라서 무조건 수유하기보다는 조금 지켜보는 것이 좋습니다. 아기가 좋아하는 장난감, 젖꼭지 등을 활용해 밤중 수유를 줄여가는 것도 방법이 될 수 있는데, 여기서 유념할 점이 있습니다. 아기 스스로 잠을 수 없고 엄마 아빠가 반드시 쥐여주거나 물려줘야 하는 물건으로 수면 습관을 잡으면 밤중 수유와 마찬가지로 좋지 않습니다. **밤중 수유 끊기를 연습하기에 적당한 때는 생후 6개월입니다.** 일반적으로 많이 시도하는 생후 9~12개월이 아니지요. 물론 이론적으로는 6개월 이전에도 밤중 수유 없이 쭉 잘 수 있다고 하지만 현실적으로 그런 아기는 드물고, 반대로 6개월이 훌쩍 지나버리면 아이가 밤중 수유를 수면 습관으로 지각하고 받아들여 버려서 끊기가 매우 힘들어집니다.

3) 낮잠은 오후 4시가 지나면 깨우자!

생후 6개월 정도 지나면 아기는 뒤집기를 하거나 앉을 수 있는 체력이 생깁니다. 아기의 심신이 부쩍 성장하는 이 시기에는 낮 동안 충분히 몸을 움직이게 해야 밤에 잠을 푹 잘 수 있습니다. 이 무렵 아기는 하루 총 2시간 정도 낮잠을 자는 게 좋다고도 하지만 이는 절대 모든 아기들이 그러한 것이 아닙니다. 낮잠의 경우는 잠의 절대량보다 중요한 것이 낮잠 시간입니다. 오후 3시 정도까지 재우는 것이 가장 좋고 늦어도 오후 4시가 되면 낮잠을 재우면 안 되며 만약 자고 있다면 깨워야 합니다. 정 많이 졸려 하면 평소보다 밤에 조금 일찍 재우는 것은 가능하지만 이 경우에도 1시간 정도만 일찍 재우는 것이 수면 리듬을 유지하는 방법입니다.

수면 리듬에 있어 낮잠 시간대와 함께 꼭 유념해야 할 팁이 있는데, 먹는 시간을 일정하게 해야 한다는 것입니다. 잠든 지 얼마 안되었다 해도 모유/분유/이유식 먹을 시간이 되면 반드시 그때마다 깨워서 먹여야 합니다. 먹고 나선 약간 놀고 자는 것이 좋지만 먹자마자 바로 트림시키고 재워도 괜찮습니다.

이 세 가지는 좋은 수면 습관을 유지하는 기본적인 방법이므로 태어난 처음부터 스스로 수면 리듬이 확립되는 두 돌 즈음까지 해주시면 좋겠습니다.

영유아 좋은 수면 습관 길러주기

어린 아기에서부터 취학연령 아동까지 좋은 수면 습관은 아이의 건강과 인성발달에 중요한 역할을 합니다. 자기 전에 TV를 보거나 인터넷, 컴퓨터, 스마트폰, 게임 등을 하는 것이 숙면을 방해하는 것은 당연합니다. 기기들에서 방출되는 강한 빛과 게임 등으로 인한 흥분 상태가 깊은 잠(non-REM)으로 진입하는 것을 방해하기 때문입니다. 역으로 좋은 수면 습관을 만들려면 잠자리에서 빛이나 불은 차단하거나 꺼주는 것이 좋습니다. 또 잠들기 전에 책을 읽어주거나 자장가를 불러주거나 항상 잠자리를 같이 하는 것 등은 장기간 지속될 때는 습관이 되어 오히려 아이 스스로의 수면진입 단계를 방해할 수 있습니다. 단, 잠자리에 가기 전에 아빠가 책을 읽어주거나, 잠자리에서 아이 혼자서 책을 보는 것은 수면 습관과 큰 상관이 없습니다.

어른들도 보통 숙면을 하기 위한 한두 가지 정도의 자기만의 수면 습관들이 있습니다. 물 한 모금을 마시거나, 화장실을 가거나, 양치질을 하거나, 스트레칭을 하거나 하는 등입니다. 아이들에게도 그런 것들을 만들어주면 일정하고 좋은 수면 습관을 형성하는 데 도움이 될 수 있습니다. 예를 들어서 시간을 정해두고 좋아하는 잠옷을 입거나, 양치질이나 치실을 하는 것 등이 있습니다. 건강에도 도움이 되고 정서적으로 안정될 수 있는 것이면 가장 좋습니다. 학령기나 성인이 되어서 수면 습관을 만든다는 것은 쉽지 않을 수 있습니다. 영유아 시기부터 좋은 수면 습관을 만들어주는 것이 좋습니다.

2개월 전의 신생아 때는 특별히 수면 교육을 할 것은 없지만, 생후 2개월 전후가 되면 일정한 수면 습관을 길러줄 필요가 있습니다. 잠자기 전의 반복된 행동양식으로 '수면의식'이라고도 하는데 손발마사지나, 기저귀 갈기나, 자장가를 불러주는 것 등이 해당합니다. 가장 권하고 싶은 좋은 수면의식으로 저는 손발마사지를 꼽습니다. 건강에도 좋기 때문입니다(마사지 법은 곧 설명해 드리겠습니다). 생후 4개월 전후로 신경 써야 하는 부분은 아이의 낮잠 시간입니다. 낮에도 수면 시간이 필요한데 그 시간에 충분히 못 자거나 덜 자면 오히려 몸의 컨디션이 악화되면서 순환력이 떨어지게 되고, 밤에도 깊은 잠을 못 자는 원리입니다. 3시간 전후 정도로 낮잠을 푹 재우는 것이 좋겠습니다.

만 1세, 돌 전후가 되면 아이 스스로 충분히 잠을 잘 수 있는 시기입니다. 사실 건강한 체질의 아기라면 6개월만 되어도 잠을 잘 자지만, 돌이라면 이제 혼자서도 잘 자야 합니다. 밤중에 깼다고 해서 잠들 때까지 옆에서 달래거나 같이 자거나, 수유를 한다는 것은 바람직하지 않습니다. 반응을 늦게 해주고 달래는 시간을 최소한으로 하는 것이 좋습니다. 만약 그렇게 해도 영유아의 수면 습관이 교정되지 않는다면 진찰이 필요합니다.

좋은 수면 습관의 핵심을 한마디로 하자면 '아기 스스로 자는 습관'이라고 할 수 있습니다. 이 기준에서 보면 우리가 아기에게 흔히 만들어주고 있는 수면 습관, 예를 들어 공갈 꼭지 물리기, 밤중 수유, 밤중 물/보리차 등 먹이기, 안아주기, 토닥이기 등은 모두 좋지 않은 수면 습관입니다. 언젠가 '아이 잘 재우는 방법'에 대한 것이라면서 수십 가지의 기묘한 방법들을 소개하는 책을 본 적이 있습니다. 일본 책을 번역한 것으로 보였는데 책을 보기 전의 궁금함과 기대감이 책을 보면서 실망감과 '이걸 그대로 하면 안 되는데' 하는 걱정으로 바뀌었습니다. 실제로 거기 나오는 방법이 너무 많아서 그걸 그대로 따라하는 엄마들도 없을 것 같고 1~2가지만 해보면 이건 아니다 싶은 생각이 들 것입니다. 그러한 방법들이 오히려 아기의 수면 교육을 방해하는 좋지 않은 수면 습관이라는 점을 명확히 인식하시는 것이 좋겠습니다. 예를 들어 아기의 수면 애착 물건이라고 해도 엄마/아빠가 잠자는 중에 아기 손에 쥐어 줘야 한다면 안 주는 것이 좋지만, 아기 스스로 자다가도 언제든 찾을 수 있고 만지거나 쥘 수 있는 것이라면 얼마든지 줘도 좋습니다. 물론 당장 오늘 하룻밤을 넘기기 힘들기 때문에 또 안 좋은 수면 습관을 계속 해 주고 있는 현실의 엄마 아빠들은 "뭐가 좋다"는 식의 또 다른 얘기에 솔깃할 수 있습니다. 그렇다 해도 원리를 정확하게 유념하고 실행하는 것이 결국 더 빠른 해결책이라는 점을 다시 당부드리고 싶습니다.

월령별 수면 시간 &
수면 교육 가이드

얼마 전 애니메이션 영화를 보는데 그중에 펭귄들이 아기를 납치하는 장면이 있었습니다. 아기가 깰까 봐 이 납치범들이 온갖 소동 내내 말 한마디 못하고 소리도 못 내는 것입니다. 어린 아기 키워보셨거나 키우는 부모님들이라면 모두 공감하실 부분입니다. 실제로 농담 반 진담 반으로 아기는 잘 때가 가장 사랑스럽다고 하죠? 사실 내 몸이 힘들 때는 아기가 새근새근 잘 자는 모습이 깨어나서 방글방글 웃는 얼굴보다 안도감이 들 때가 있습니다. 그러나 현실에서는 많은 부모님들에게 아기를 잘 재우기란 어려운 일입니다. 아기 잠자기도 훈련과 교육 및 가이드라인이 필요합니다. 그래서 아기의 월령별로 어느 정도 어떻게 자는 것이 좋은지, 아기 수면 가이드(수면 시간/수면 교육)를 설명드리도록 하겠습니다.

1) 태어나서 3개월까지

이 시기는 신생아, 말 그대로 갓난아기로서 적정 수면 시간은 총 18~20시간(낮잠은 4~5시간) 정도입니다. 그렇기 때문에 낮에도 한 시간 이상 깨어있는 것은 좋지 않습니다. 거의 먹는 시간, 응가 하는 시간, 잠깐의 노는 시간을 제외하고는 계속 잠을 자는 것입니다. 밤에 잠자리 환경은 일정하게 정해놓은 수면 공간에서 조명의 조도를 낮추고 속싸개로 너무 조이거나 땀이 줄줄 흐르지 않도록, 그러나 안정감 있게 포근한 정도로 감싸주시면 됩니다. 밤잠은 마지막 수유 시간이 2시간 정도(적어도 1시간은 지켜주세요) 지났을 때 재우도록 하는 것이 좋으며, 밤중에 아기가 스스로 깨면 수유를 합니다. 수유한 지 얼마 지나지 않았는데도 깨면 속싸개로 잘 감싸고 토닥여 재웁니다.

갓난아기 때부터 해야 할 수면 교육은 혼자 잠들게 하기, 혼자 잠자게 하기, 깨었을 때 바로 응해주지 않고 5분~10분간 기다리기입니다. 또 낮 동안 잘 자고 있어도 수유 간격이 되면 꼭 깨워서 수유를 해야 신체 리듬이 일정하게 되면서 밤잠도 일정하게 유지됩니다.

2) 3개월에서 6개월까지

적정 수면 시간은 총 18~19시간(낮잠 3시간~3시간 30분)입니다. 한 번에 깨어 있는 시간은 60~90분이고, 낮잠은 세 번 내지 네 번이면 족합니다. 이전과 마찬가지로 저녁 6~7시의 초저녁이 되면 잠자리에 들 준비를 하고 밤중 수유는 이제 한 번 정도만 할 수 있으면 가장 좋습니다. 동시에 일정한 공간에서 자는 것이 좋은 수면 습관을 기르는 데 필수적이므로 낮과 밤에 자는 공간이 같도록 수면 교육을 해줍니다.

그리고 갓난아기 이후로 계속 길러주면 좋은 수면 습관은 아기를 재울 때 엄마가 계속 토닥이거나 업거나 안아서 재우는 것이 아니라 아기가 혼자 눕도록 하고 엄마/아빠는 아기의 잠자리를 벗어나거나 최소한 떨어져서 지켜보도록 하는 것입니다. 아기가 깼을 때 밖에 있거나 혹은 같은 공간 내에서 떨어져서 지켜보고 있으면서 일정하게 정해둔 시간 동안은 아기의 상태를 보며 왜 우는지를 추측 및 공감, 연상해보며 지켜보라는 것입니다. 지켜보며 기다리기 힘들고 조급한 마음이 들 때는 반드시 초시계나 핸드폰 타이머를 이용해서 일정한 기준을 세우는 것이 중요합니다. 처음에는 1분부터 시작해서 매일 혹은 며칠 간격으로 1~3분씩 늘려서 최대 15분까지 지켜본 후에 아이를 토닥이든지 정말 배고픈 시간(주로 수면 시간의 중간지점)이면 수유도 한 번 하고 달래어 줍니다. 지켜 볼 때는 그냥 아무 말 없이 있는 것이 가장 좋으나, 불안하다면 엄마/아빠의 목소리는 들려줄 수 있습니다. "아기야 괜찮아, 엄마 아빠 누구나 잠에서 깰 수 있어, 깼을 때 눈을 붙이고 가만히 기다리면 다시 편하게 잠들 수 있단다."

3) 6개월에서 1년까지

적정 수면 시간은 이제 총 14~15시간(낮잠 2~3시간)입니다. 꼭 이 시기뿐 아니라 낮잠이든 밤잠이든 커튼이나 블라인드를 쳐서 자는 동안에 빛 때문에 깨지 않게 해 주시기 바랍니다. 낮잠은 오전 9시, 11시 전후로 중간 낮잠과 오후 2~4시 사이 짧은 토막잠 정도가 적당합니다. 한 번에 깨어 있는 시간은 한 시간에서 두 시간 정도이고 밤잠은 깨지 않고 최소 네 시간 이상은 수면을 유지할 수 있어야 하며, 가능하다면 밤중 수유를 끊고 8시간 이상 연속 잠을 잘 수 있는 것입니다. 늦어도 8~9시에는 잠들 수 있도록, 저녁 6시 이후에는 외출을 삼가고 오후 6시부터 아침 6시까지는 수면 공간에 있게 해 주시길 바랍니다.

밤중 수유를 끊는 가장 좋은 시기는 6개월 전후입니다. 6개월까지는 아직 아기의 지각이 발달하지 않아 밤중 수유를 끊기가 용이한 편이지만, 이 시기가 지나면 이제 아기들도 밤중 수유를 하나의 의식으로 인지하면서 끊기가 매우 힘들어집니다. 밤중 수유를 끊는 방법은 따로 왕도가 없습니다. **깼을 때 수유를 하지 않고 지켜보기.** 이것이 원칙이고 방법입니다. 아기에 따라 잘 되는 아기는 시도

당일부터 바로 적응하고 보통 3~4일이면 적응하는데, 늦어도 일주일까지는 시도해볼 수 있습니다. 그러나 일주일까지 시도해도 아기가 도저히 끊지 못한다면 수유 끊는 방법에 일관성이 없거나 아기의 소화관이 체질적으로 약한 경우라 아직은 공복에 연속 잠을 못 자는 것입니다. 혹은 더 나아가 비염, 야경증/야제중, 아토피 등 다른 신체적 이유로 인해 몸이 힘든 상태라 밤중 수유 중단을 못 받아들이는 상태입니다. 그러므로 이런 경우는 억지로 밤중 수유 중단을 고집할 것이 아니라 다른 원인이나 요소부터 찾아서 아기의 몸 컨디션을 편하게 한 후에 시도하면 쉽게 끊을 수 있습니다. 의외로 이러한 밤중 수유 끊기 과정에서 엄마와의 분리불안 등의 심리적 영향은 적습니다.

4) 만 한 살에서 두 살까지

드디어 첫돌이 되었습니다. 걸음마를 떼고 활동량이 많아지면서 잠투정이 오히려 더 늘 수 있습니다. 그렇기 때문에 밤잠을 잘 재우려면 오후에 많이 움직이는 것이 좋습니다. 깨어있는 시간은 한 번에 3시간 정도입니다. 생후 18개월까지는 오전 잠을 줄이고 18개월이 지나면 오전 잠을 재우지 않는 것이 좋습니다. 낮잠 총 시간은 2시간 전후가 적당합니다. 또 아기가 밤중에 깨서 먹을 것을 찾는 경우에는 낮 동안에 주는 음식량을 늘리고 밤에 울더라도 음식을 주지 말고 습관을 바로 잡도록 해 주시기 바랍니다. 아직도 밤중 수유를 끊지 못했다면 최소한 밤중 수유량은 줄여주는 것이 좋으며, 낮 1회 수유량의 1/2 이하로 줄여주시기 바랍니다.

아기들의 잠이 좋아진다는 시기인 첫돌이 되었음에도 여전히 계속 잠을 못 자는 아기도 많고, 특히 신생아 때는 잘 자던 아기인데 이상하게 6개월 이후에 안 좋더니 첫돌이 되어도 좋아지지 않는 경우도 굉장히 많습니다. 아이들마다 원인은 다양합니다. 야경증/야제증이 악화되는 아기들을 진료해 보면 비염이 생기거나 더 심해진 경우가 가장 많으며 그 밖에 아토피, 소화관 문제 등 체질적 원인에 따라 몸의 순환이 약한 경우입니다. 또 하나의 원인은 수면 습관인데 이 시기가 되면 수면 습관을 쉽게 혹은 저절로 끊기 매우 어렵습니다. 그래서 저는 오히려 수면 습관은 아이의 체질이 개선된 뒤에 비교적 간단히 교정 가능하므로 지금 억지로 손대지 말라고 말씀드립니다.

5) 만 두 살에서 세 살 이후

적정 수면 시간은 11~13시간(낮잠 1~2시간)입니다. 낮잠 시간이 아주 짧아지면서 깨어 있는 시간이 길어집니다. 아예 낮잠을 안 자는 아이도 많지만 오후 3시 이전에 잠깐이라도 재우는 것이 오히려 밤잠을 잘 자는 데 도움이 됩니다. 간식을 먹고 목욕 후 정해진 잠자리에서 그림책을 보는 등 잠자리 순서에 맞춰 잘 따라야 합니다. 만 두 살이 넘은 아기는 한번 잠들면 밤에 한 번도 깨지 않아야 푹 잘 자는 것입니다. 그래서 이때는 밤중에 단 한 번씩이라도 계속 깬다면 숙면을 못 하고 있는 것이므로 잠 자체보다는 아이의 체질 상태에 대한 진료가 필요하겠습니다.

이상으로 월령별 아기들의 적정 수면 시간과 시기별로 필요한 수면 교육에 대해 알아보았습니다. 그러나 적정 수면 시간이라는 것은 사실 큰 의미는 없습니다. 분유통에 적혀있는 수유량, 육아 책과 인터넷에 나오는 이유식 양, 식사량 표준이 오히려 아기에게 많은 무리가 따를 수 있다고 진료실에서 말씀드립니다. 이는 아이의 소화능력을 고려해서 식사량을 정해야 아이의 건강한 몸의 성장 뇌의 발달에 문제가 발생하지 않기 때문입니다. 수면 시간 역시 마찬가지입니다. 아이마다 잘 소화시킬 수 있는 양이 다르듯, 잠자는 시간도 워낙 편차가 큽니다. 돌만 되어도 하루 10시간을 안 자는 아이부터 두 돌이 지나도록 하루 15시간씩 자야 하는 아이까지 있습니다. 수유량/식사량에서 중요한 기준은 원활한 소화이며, 수면 시간에서 중요한 기준은 숙면 여부입니다. 심지어 아이가 8시간밖에 안 자도 푹 숙면을 잘하고 아침에 웃으며 일어나고 성장에 문제 없으며 먹는 것, 싸는 것 다 좋다면 수면 시간이 적어도 문제 될 이유가 없습니다.

그리고 수면 교육은 아이에게 스스로 잠을 조절하고 배울 기회를 준다는 관점의 교육임을 부모들이 먼저 이해해야 합니다. 그렇지 않으면 악쓰며 자지러지는 아기 앞에서 부모 마음이 무너지고 원칙도 무너지고 수면 습관 교육도 실패할 수밖에 없습니다. 그렇다고 시기가 되었다고 억지로 수면 교육을 강요하는 것도 신체적으로 준비 안 된 아기에게는 고문과 같을 것입니다. 모든 세상일이 그렇듯 아기의 잠도 자연스럽게 해결되어야 하고, 제대로 원인을 찾고 올바른 방법으로 제거해주면 결과 또한 좋아진다는 점을 깊이 인식하시기 바랍니다.

배가 든든해야 잘 잔다?

사람들 사이에는 배가 든든해야 잘 잔다는 믿음이 있습니다.

"난 배가 고프면 잠을 못 자서 꼭 자기 전에 뭘 먹고 자."

"배고프면 중간에 깨잖아, 그래서 조금이라도 뭘 먹어야 해."

실제로 이런 말씀하시는 분들 굉장히 많죠. 그리고 아기가 배고프면 자꾸 깰 것 같다거나 잠을 재우기 힘들고 먹고 나면 잘 잔다는 이유로 아기 재우기 직전에 모유나 분유를 반드시 먹인다고 하는 경우가 아주 많습니다. 이게 정말 맞는 걸까요? 아니면 전혀 근거 없는 것일까요?

먹으면 일단 잠이 잘 오는 것은 맞습니다. 배가 고프다는 것은 체내의 혈당이 저하되었고, 소화기 중 위산의 분비가 활발하다는 것입니다. 이 상태에서는 수면의 조건인 하기(下氣)가 잘 되지 않습니다. 쉽게 표현해서 약간의 흥분과 초조 상태가 되며, 안정 상태로 진입하기 어렵다는 것이죠. 정확하게 이런 시점에서 놓고 보면 배고프면 잠을 못 들고, 또 먹으면 잠이 잘 온다는 것이 맞는 얘기가 됩니다. 배가 든든한 포만감 혹은 포만감이 아니더라도 배고픔이 충족되면 심신이 이완되고 하기(下氣)가 되면서 잠이 스르르 잘 옵니다.

그러나 문제는 잠든 이후입니다. 숙면이 안 됩니다. 아무리 잠을 잘 들었다 해도 그 다음에 숙면이 안 되어 얕은 잠을 잔다면 밤새 자도 잔 것 같지 않고 아침이 힘듭니다. 계속해서 잠에서 깨거나, 깨지 않더라도 악몽 같은 꿈을 꾸게 되면서 잠꼬대도 할 수 있고, 아침에 잘 못 일어나고 피곤해합니다. 이는 어른이든 어린 아기든 똑같습니다.

　이렇게 자기 전에 먹었을 때 얕은 잠이 되는 이유는 뇌는 비록 잠이 들었지만 우리의 내장기관, 특히 위나 장과 같은 근육성 소화관은 계속 활동, 운동 중이기 때문입니다. 수면의 질이 좋을 리 없겠죠. 결론적으로는 자기 전에 배불리 먹는 것은 숙면에 결코 좋지 않습니다. 그러면 "배고프면 잠이 안 오고, 아이도 수유한 지 시간이 좀 지나서 배가 홀쭉하면 도통 잠을 못 자는데 대체 어떻게 하는 게 좋을까요?"라고 질문 주실 수 있습니다.

　우선 어른의 경우부터 답변 드리자면, 가장 좋은 것은 일찍 자는 것입니다. 대략 저녁 식사 후 3시간이 좋고 늦어도 4시간 이내에는 잠자리에 드는 것이 가장 좋습니다. 예를 들어 저녁을 7~8시에 한다면 11시 이내, 늦어도 12시에는 잠자리에 들어야 합니다. 흔히 식욕을 본능이라고 합니다. 늦게까지 잠을 안 자고 있으면서 배고픔을 의지로 이겨내고 버틸 수 있는 사람이 오히려 드물기 때문입니다.

　늦게 자는 습관이 너무 오래되었고, 또 업무/일정 등으로 인해서 늦게 자야 한다면? 사실 이때도 배고프더라도 잠자리에 누워서 일단 눈을 감고 잠을 청하면 잠이 생각보다 잘 오는 경우가 더 많습니다. 우리 몸이 그리 간단하지 않아서 혈당이 떨어져 있는 상태에서는 우리의 근육과 체지방을 분해해서 혈당을 올림으로써 심한 공복감도 일정 시간이 지나게 되면 완화되어 잘 못 느끼게 됩니다. "그래도 나는 도저히 배고프면 잠을 못 자겠다"고 하시는 경우에는 음식의 종류와 양이 중요한데, 라면이나 과일, 과자, 빵 등의 단일 당분/탄수화물성 야식보다는 빵을 먹더라도 소량을 먹고 꼭 단백질/지방을 함께 균형 있게 섭취하는 것이 좋습니다. 또한 반드시 소식해야 합니다. 먹을 때는 영 부족한 게 조금만 먹는 것 같지만 10~30분 정도만 지나면 배고픈 게 언제 그랬냐는 듯 없어지게 되고 잠을 청하는 데 무리가 없게 됩니다.

아이의 경우가 관건이긴 한데, 사실 이도 어른과 크게 다르지 않습니다. 마지막 수유/식사 이후 1~2시간 이내에 재울 것, 배고파 보채고 자지 못하는 것 같아도 묵묵히 계속 재울 것(30분까지 시도), 30분까지 시도해도 안 돼서 먹여야 할 것 같다면 꼭 소량(낮 동안에 먹던 양의 1/2 이하로, 최대 100㎖)만 먹이고 1시간 후에 재웁니다. 여기에 더해서 아이를 잘 재우는 데 한 가지 중요한 팁은 손발마사지법인데 배나 등을 마사지하는 것보다 훨씬 도움이 됩니다. 아이들은 올바른 수면 습관/수면 교육을 위해서도 바른 식사습관이 매우 중요합니다.

초보 엄마 아빠가 알아야 할
3개월 이하 신생아 수면 습관

갑자기 한밤중에 깨어 울어대는 아이. 설상가상으로 무더운 날씨에 열대야까지 겹치거나 잠을 못 자서 피로한 날에는 신생아를 둔 부모님들은 많은 스트레스를 받으실 것입니다. 우리 아기가 잠을 너무 못 자고 계속 깨서 우는데, 과연 야경증/야제증에 해당하고 치료해야 하는 정도일까? 월령 3개월 이하 영아의 경우에는 특히 잠이 많을 시기인 것 같은데, 우리 아기는 왜 이렇게 예민한 건지… 산후조리원 혹은 친정/시댁 등에서 임신과 출산에 지친 몸을 조리하지만, 그래도 아직 정상 컨디션이 아닌 엄마에게는 잘 자지 못하는 아이가 너무 힘이 듭니다. 그래서 가족 모두의 행복한 수면을 기원하는 의미로 초보 엄마 아빠가 꼭 알아야 할 신생아 수면 시간과 수면 교육에 대해서 조금 더 자세히 알아보도록 하겠습니다.

— 3개월 이하 영아의 수면 패턴과 수면 습관 들이는 방법은?

사실 이 시기의 아기는 '하루 종일 잠을 자는 것'이 일반적인 패턴입니다. 낮잠을 포함해서 거의 계속 잠을 자기 때문에, 밤잠과의 경계선도 모호합니다. 대략 하루에 18~20시간을 잔다고 보시면 됩니다. 수유 시간과 대소변 배변, 목욕, 노는 시간 등을 빼고는 푹 잘 자야 건강한 체질의 아기입니다.

문제는 이러한 신생아 영아기에도 잠 못 자는 아기들이 꽤 많다는 것이죠. 잠들었나 싶다가도 옆에서 바스락 발소리만 나도 눈을 뜨고, 토닥임을 멈추면 즉시 깨거나 잠이 드는 시간도 오래 걸리는 경우까지 다양합니다. 그렇다고 야경증/야제증이라고 단언하기에는 아직 시기가 이릅니다. 소화기 상태, 호흡기 상태, 피부 상태 등 다른 요인이 있을 수 있습니다. 다른 증상이 없는지, 과식하고 있지는 않은지 살펴보면서 최대한 아기의 컨디션을 맞춰주고 지켜봐야 합니다.

— **신생아 수면 교육 1.** 생후 2주부터는 밤/낮을 가리는 훈련을 하자

신생아 초기에 밤낮이 바뀌어 버린 아기들 때문에 고생하시는 부모님들이 많습니다. 하지만 신생아들은 보통 생후 2주부터는 밤, 낮을 구분하는 능력을 갖게 되므로 부모님의 노력 여하에 따

라 밤, 낮을 가리는 훈련이 가능합니다. 해가 지고 난 시점부터 아침에 해가 뜰 때까지를 밤으로 정하여 이 시간에는 최대한 어둡고 조용한 상태를 유지해주시면 좋습니다. 이는 아기로 하여금 밤은 잠을 자는 시간임을 온몸으로 느낄 수 있게 방법입니다. 또한 이와는 반대로 아기가 깨어 있는 동안에는 주위 조명도 밝게 하고 TV, 전화기 등 약간의 소음을 발생시키는 방법으로 활동을 하는 낮 시간이 있다는 것을 암시해 줄 필요가 있습니다.

— 신생아 수면 교육 2. 생후 2개월부터는 스스로 자는 훈련을 하자

믿기실지 모르겠지만 아기들은 모두 스스로 잠드는 능력을 갖고 있으므로, 생후 2개월부터는 스스로 자는 훈련이 필요합니다. 생후 6~8주 이전까지는 한 번에 2시간 이상을 자지 못할 수도 있으나, 그 이후에는 대부분의 신생아들이 수유를 위해 잠시 깨는 것을 제외하고 밤에 쭉 잘 수 있습니다. 그러나 일부 아기들은 5~6개월에 이르기까지 밤에 쭉 자는 것이 힘들 수도 있는데, 이것은 잠이 올 때 스스로 자는 방법을 아직 배우지 않아서 모르기 때문입니다. 그래서 생후 2개월이 되면 일정한 시간에 일정한 잠자리를 만들어 재우는 것이 필요합니다.

중요한 점은 밤에 아기가 깨었을 때 다시 스스로 잠들 수 있도록 어느 정도는 기다려 주는 것이 필요합니다. 생후 2개월 정도면 스스로 수면하는 방법을 배울 수 있으므로, 아기가 잠이 들 때까지 안고 있기보다는 잠이 들기 전 아기가 졸려 할 때 잠자리에 내려놓도록 합니다.

─ **신생아 수면 교육 3.** 잠과 수유 분리하기

잠과 수유를 분리하는 것이 좋습니다. 수유 동안 아기가 잠을 자려 한다면 재빨리 침대로 옮겨 잠과 수유가 연결된 것이 아님을 인식시켜 주어야 합니다. 따라서 수유를 할 때는 아기가 잠들지 않도록 조금 불편한 자세로 하는 것이 필요합니다. 마지막 수유는 잠 잘 시간 1시간 정도 전에는 해주는 것이 좋고, 밤중 수유는 낮 수유보다는 수유 양(분유일 때)이나 수유 시간(모유일 때)을 1/2 이상 가급적 적게 하는 것이 좋습니다. 아기들도 뭐든 과식보다는 약간 소식하는 편이 잠뿐 아니라 건강에도 도움이 됩니다.

유의할 점은 잘 놀고 있다고 해서 그대로 놔두는 것이 아니라, 아기가 1시간 정도 깨어서 놀고 있으면 바로 재우는 것이 좋다는 것입니다. 신생아기에도 일정한 수면 패턴이 있는데 그것을 방해하지 않아야 합니다. 속싸개 등으로 부드럽게 아기를 감싸서 편안하고 포근하게 재우되 안아서 재우는 것은 피합니다. 또한 깰 때 안아주거나 모유 수유하거나, 젖병, 젖꼭지 등을 물리면 안 됩니다. 밤중 수유는 마지막 수유나 잠든 시간으로부터 4시간 이후로 제한하는 것이 좋습니다.

─ 수면 습관의 기초가 형성되는 시기!

신생아 수면 교육에 대해서 알아보았는데, 사실 아기들이 쉽게 잠들게 할 수 있는 가장 좋은 방법은 바로 부모님이 일련의 행동을 반복하는 것입니다. 그래서 늦었다 생각 마시고 일관성 있게 똑같은 방식의 수면 교육을 진행해주시면, 아이에게 똑똑한 수면 습관을 만들어줄 수 있을 겁니다. 아이가 스스로 잠을 자고, 일정한 생활 패턴을 가지도록 부모님이 노력해서 아기 수면 교육이 성공할 때 우리 아이가 정말 고맙고 대견할 것입니다.

그리고 다른 건 다 잊어버려도 가장 중요하게 기억해야 할 것은, 생후 3개월 미만의 시기에 아기의 수면 습관이 결정되기 쉽다는 점입니다. 안아서 재운다거나, 자다가 울면서 깰 때 안아주거나 업어주거나, 배고플 시간이 아닌데도 젖이나 분유를 주는 것 등의 습관 말입니다. 이때 수면 습관이 특정 방향으로 굳어 버리면 나중에 고치기까지 상당한 시간과 노력이 필요할 수 있고, 나중에 다시 그렇게 고치는 것은 아기에게는 더욱 힘든 일이므로 유념하시기 바랍니다.

초보 엄마 아빠가 알아야 할
4~6개월 아기 수면 습관 들이기

아기 엄마들 사이에서 '100일의 기적'이라는 말이 있습니다. 저도 이런 말이 있는지 몰랐는데, 야경증 아기 엄마 아빠들로부터 얘기를 들었습니다. 신생아 때 밤이면 밤마다 자지러지게 울고 힘들게 하던 아기들이 100일 전후로 언제 그랬냐는 듯 쌔근쌔근 잘 잔다는 것입니다. 신생아 단계에서 잠의 변곡점이 처음 발생하는 시기라는 것인데, 아기에게 100일이라는 것은 의학적으로도 나름의 의미가 있습니다. 백일잔치가 생긴 연원에서 알 수 있듯이, 100일은 갓 태어난 아기가 엄마 배 속과는 다른 새로운 세상에 대한 신체적 정서적 적응의 첫 단계를 마친 시기입니다.

단지 신생아기 때문에, 즉 낯설기 때문에 새로운 환경에서 잠을 잘 못 자더라도 100일 정도면 적응하는 데 충분하다는 것입니다. 이를 바꿔 생각하면 100일이 지나서도 아직 잠이 힘든 아기라면 잠과 관련된 다른 부분도 살펴봐야 합니다. 물론 아기에 따라서 100일, 6개월, 10개월, 돌 등 적응을 마치는 시기는 다소 차이가 있을 수 있습니다.

— 4~6개월 아기의 수면 패턴

실제 4~6개월 아기들의 평균 수면 시간은 적정시간보다 다소 작은 14시간~19시간 정도입니다. 신생아 때보다 1~2시간 덜 자는 아기도 있고 여전히 비슷하게 많이 자는 아기들이 있습니다. 3개월~100일 정도면 이제 한창 인물이 나오기 시작합니다. 이제 어느덧 제법 완전한 사람의 형체를 갖추고 있습니다. 신생아 황달이 있던 아기도 황달기가 얼추 거의 다 빠지고, 엄마 아빠도 잘 알아보면서 웃기도 합니다. 깨어서 놀고 활동하는 시간도 증가하므로 총 수면 시간을 고정하는 것보다는 1~2시간 이내에서 컨디션을 봐서 조정해주면 좋습니다. 낮 동안 잠에서 깨면 신생아 때보다는 조금 더 놀 수 있습니다. 1시간 이상도 깰 수 있죠. 그러므로 딱 한 시간 되면 다시 재워야 한다 이런 것보다는 아이 컨디션이나 보이는 반응에 따라서 조절해주면 됩니다. 보통은 건강하고 몸의 컨디션이 좋은 상태의 아기라면 1시간 정도 놀고 나면 스스로 졸려 하거나 잠자게 됩니다. 그럴 때는 일정한 잠자리에서 재워줍니다. 잠자리의 환경(습도, 온도, 조도)은 비슷하게 맞춰주는 것이 도움이 됩니다. 낮잠은 이제 오후 4시 이후에는 재우지 않도록 합니다. 그리고 밤잠은 밤 6~7시, 늦어도 9시에는 재우도록 해주시기 바랍니다. 아직은 밤중 수유 1회 정도가 필요한 시기입니다.

— 4~6개월 아기의 올바른 수면 습관

이 시기 역시 가장 중요한 점은 수면 습관입니다. 아직 수면 습관이 잘 안 된 경우라 해도 늦지 않았습니다. 밤 6~9시 사이에 아이가 가장 졸려 하는 시간대에서 잠자리 드는 시간을 일정하게 잡아주기, 일정한 수면 의식 행하기(기저귀 갈기 등)와 아기 잠자리에 따로 눕히기를 꾸준하게 해주시기 바랍니다. 엄마가 안고 재우기, 토닥이며 재우기, 젖 물리며 재우기, 옆에서 같이 자기, 잠자리에서 자장가 불러주기 등은 대표적으로 엄마들이 하기 쉬운 잘못된 아기 수면 습관입니다. 저녁 6~7시에 재우는 것이 가장 좋고 늦어도 저녁 7~9시 정도에는 재우도록 합니다. 퇴근이 늦은 아빠라면 퇴근 시 발뒤꿈치를 들 필요까지는 없지만 잘 자는 아이도 깰 정도로 너무 큰 소리는 조심해야 합니다.

잠자리 환경과 조건이 충족되고 잘 시간이 됐으면 혼자 눕히고 토닥토닥 몇 번 하고 인사말하고 혼자 자도록 놔두는 것이 좋습니다. 처음 잠들 때나 자던 중에 아기가 깨어도 바로바로 반응하지 말고 1분, 3분, 5분, 10분, 15분 등 반응하기까지의 시간을 계속 늘려가는 것도 한 방법입니다. 단, 불안하지는 않게 엄마 아빠가 있다는 것을 목소리로는 알려줄 수 있겠죠. 아직은 밤중 수유까지 과감하게 끊기는 좀 이른 시기입니다. 6개월까지도 밤중 수유를 한 번 정도 하는 것은 정상입니다.

그러나 밤중 수유가 2회 이상이거나, 잠 증상이 지나치다 싶은 것이 2주 이상이라면 진찰받아보는 것이 필요한 때이기도 합니다. 잠자리 환경의 문제거나, 아이 몸의 순환 상태의 문제라고 볼 수 있습니다. 기타 잠에서 깨어나는 양상이나, 땀 흘리는 패턴, 잠의 지속 시간, 잠자는 패턴 등을 보면 정상적인 이 시기 아기들의 잠 패턴인지, 야경증/야제증인지 대략 파악할 수 있습니다. 야경증/야제증은 아기들이 태어나서 처음으로 표현하는 몸이 불편하다는 사인(sign)입니다. 아직 어리니까 크면 괜찮을 거라고 무시하면 안 됩니다. 그리고 이제 6개월쯤 되면 모유보다 분유로 서서히 옮겨 가는 것이 바람직합니다.

밤중 수유 언제까지?

저희 병원에 내원하셨던 만 2살이 지난, 정확히 생후 27개월 아기 어머니의 이야기입니다.

"두 돌 전후부터 밤중 수유를 끊으려고 노력했는데 잘 안됐어요. 돌 전후부터 야경증이 심해서, 자주 깰 때는 정말 1~2시간 간격으로 계속 깨고 적게 깨는 날도 하루 저녁 3번은 깨요. 또 밤중 수유를 언제 끊어야 하는지 늘 고민이 되는데, 아기 야경증 때문에 끊지도 못하고 두 돌이 된 시기부터는 시도해보는데 울고 해서 어찌할 바를 모르겠어요. 그나마 밤중 수유하면 잠은 좀 드는데, 도대체 언제 끊어야 하죠…?"

어린 아기들을 많이 진료를 하다 보면 밤중 수유를 언제 끊어야 하느냐고 진료 중에도 물어보십니다. 저는 밤중 수유는 습관처럼 계속하는 것도 좋지 않지만, 그렇다고 다른 아이들이 끊는다고 같이 끊어서도 안 된다고 말씀드립니다. 또 위의 아기 사례처럼 뒤늦게 두 돌이나 되었고 밤중 수유 끊기를 시도해도 잘 안 되는데 억지로 하면 아이와 가족의 힘만 들고 잘 끊지도 못합니다. 그러한 상황에서 억지로 밤중 수유를 끊는다면 아기는 어떨까요? 정말 괴롭습니다. 야경증/야제증으로 잠은 잠대로 잘 못 자고, 속은 속대로 불편하고 안 좋습니다.

왜냐하면 아기 입장에서는 깊은 잠에 들 수 없고 소화력이 약해서 밤중 수유를 찾는 것이지 단지 습관이 돼서, 좋아해서 찾는 것이 아니기 때문입니다. 아직 몸의 성장과 발달이 밤중 수유를 끊을 만한 준비가 안 된 것입니다. 어떤 준비일까요? 바로 소화관입니다. 소화관이 아직 미성숙하거나 체질적으로 취약한 경우에는 공복으로 4시간 이상 잘 수 없으므로 밤중 수유가 더 필요하며 끊는 시기가 다소 늦추어질 수밖에 없습니다. 즉, 밤에 수유를 무조건 계속하는 것도 안 좋지만 이미 6개월이 훌쩍 넘은 상태에서 일방적으로 밤중 수유를 중단해서도 안 됩니다.

첫돌이 훌쩍 지나서나 두 돌 정도까지 수유를 하다가 뒤늦게 밤중 수유를 끊겠다고 하는 것도 좋지 않은 이유는 무엇일까요. 이런 경우는 대부분 아이들의 수면 상태가 그동안 계속 좋지 않은데, 그 원인이 밤중 수유라고 하니 끊으려고 하는 것입니다. 문제는 이 시기쯤 되면 아기들이 못 자는 이유가 밤중 수유 하나만이 아니라는 점입니다. 밤에 숙면을 오랫동안 잘 하지 못함으로 인해서 몸의 컨디션과 건강 상태가 악화되어 있고 호흡기나 소화기 등의 상태가 저하되어 있기 때문에 잠에서 깨는 것이고, 잠에서 깼기 때문에 밤중 수유를 찾습니다. 첫돌이 지난 대부분의 아기는 먹기 위해서, 배고파서 깨는 것은 아닙니다. 그런데 밤중 수유를 끊자고 엄마/아빠가 덤비면 아기 입장에서는 그나마 있던 위안거리도 사라지고, 잠을 못 자는 원인은 그대로이니 밤중 수유 끊는데 대한 저항이 심해집니다. 그래서 밤중 수유 끊기 자체도 어려워지고, 가령 성공한다 해도 아기는 잠을 계속 못 자는 것입니다.

정리하면 밤중 수유는 아기의 소화 상태가 좋은 경우에 6개월 전후로 끊어주는 것이 가장 좋으며, 체질이 약하고 소화 상태가 좋지 않으면 좀 더 천천히 시간을 두고 끊어갑니다. 만약 끊지 못했는데 첫돌이 지나서 잠을 못 잔다고 일방적으로 밤중 수유를 중단하는 것은 좋지 않습니다. 따라서 우선적으로 해야 할 일은 아기가 잠을 잘 잘 수 있는 몸과 컨디션을 만들어 주고, 밤중 수유를 끊는 시기를 인위적으로 정하는 것이 아니라 몸 상태를 봐가면서 정하는 것입니다.

Q

아기가 8개월 됐고요, 딸입니다. 아직 밤중 수유를 2번 정도 하고 있어요. 이제 6개월 지났으면 밤중 수유를 끊으라고 주변 엄마들도 그러고, 소아과 책과 인터넷에서도 나오던데요. 어떻게 해야 할까요?

A

아마 질문 주신 분의 아기가 쉽게 끊을 수 있는 상태였으면 질문도 안 주셨을 겁니다. 다른 아기들도 마찬가지인 것이 만약 아기들이 밤에 수유하지 않아도 자연스레 잠 잘 자면 밤중 수유를 6개월에 끊어야 한다느니 하는 말 자체가 생기지 않았겠죠. 이것은 바꿔 말하면 아기가 밤중 수유를 원하고 해줘야 할 이유가 있다는 것을 뜻합니다. 아기가 밤중 수유를 하지 않아도 잠든 후부터 아침까지 편하게 잠자는 것이 6개월 정도에 가능하다면, 아기도 엄마도 가족도 모두 행복할 것입니다. 그러나 단지 엄마의 의지 문제가 아니라 6개월이 되어도 밤중 수유를 쉽게 끊지 못하는 아기들이 많습니다.

여기에는 두 가지 원인이 있습니다. 첫 번째는 정말 습관적으로 밤중 수유를 찾는 것이고, 두 번째는 밤중 수유를 하지 않으면 안 될 정도로 아기가 힘든 경우입니다. 사실 이 부분은 집에서 엄마들이 쉽게 판단하기는 어렵습니다. 수유량, 수유 후 토나 게워내는 것, 항문 발적, 코 막힘, 피부발진, 습진, 머리 땀 등의 체질 상태를 소화기, 피부, 눈코입 등을 진찰한 뒤 판단해야 합니다. 그러므로 과감하게 밤중 수유를 끊는 것은 아이의 몸 상태를 무시하는 것입니다. 다행히 습관적인 밤중 수유이고 몸에 기체중이 없고 소화도 잘 된다면 그런 과감하게 끊는 방법도 좋겠지만, 그렇지 못한 아이들에게 밤중 수유를 무조건 끊으면 십중팔구 실패하거나 혹은 성공한다고 해도 일종의 체념상태가 되어 억지로 잠드는 것이므로 이내 다시 쉽게 깨는 것입니다.

이렇게 억지로 끊을 경우에 잠을 잘 자게 되었다고 해서 아이 몸이 건강해진 것은 결코 아닙니다. 그 이후에 소화기관, 눈, 코, 귀, 입, 피부, 땀 등에 이상 반응이 나타나게 됩니다. 그것은 아이의 기체중을 치료하지 않고 넘어갔기 때문에 기체중이 더 심해진 결과입니다. 따라서 질문 주신 분의 경우, 밤중 수유를 끊는 것은 언제라도 할 수 있으므로 우선 아기의 건강 상태와 기체중 여부에 대해서 진찰을 받아보고 판단하는 것이 좋겠습니다.

아기 잠 잘 오게 하는 10가지 TIP

　잠의 중요성이야 굳이 말 안 해도 누구나 압니다. 하루 동안 발생한 육체적인 피로를 풀어서 회복하는 것은 물론이고, 잠자기 전까지 학습하거나 경험한 내용들을 뇌가 정리해서 장기 기억으로 저장해서 학습능률을 높이며, 감정 및 정서적인 갈등을 꿈이나 기타 과정을 통해서 해소합니다. 한마디로 잠은 우리의 육체적인 것은 물론 정서적인 면까지 심신 양면의 문제들을 해결하는 것이죠. 따라서 잠을 푹 잘 잔다는 것도 타고난 복입니다. 체질적으로 잠을 잘 자는 경우야 고민이 없지만, 그렇지 못한 경우에는 문제가 발생합니다.

　단지 잠을 잘 못 자는 문제가 아니라 잠을 못 자면 실제로 호흡기 질환(비염, 코골이, 수면무호흡 등), 피부 증상, 소화 기능 저하의 신체적 증상과 집중력 장애와 학습 능력 부진, 주간 졸림, 늦잠 증후군이 생깁니다. 이렇게 중요한 잠을 잘 자기 위해서는 몸의 건강이 가장 핵심이지만, 잠자리 환경과 습관을 만들어주는 것도 필요합니다. 그런 의미에서 밤에 잠 못 자는 아기를 위한 잠 잘 오게 하는 팁 10가지를 살펴보려 합니다. 아이뿐 아니라 성인에게도 도움이 됩니다.

1) 총 수면 시간을 일정하게 한다

　당연한 얘기지만 항상 수면 시간을 일정하게 해야 생체리듬이 건강하게 유지됩니다. 아이가 많이 피곤해하고 휴일이라 시간이 많더라도 갑자기 수면 시간을 확 늘려버리면 수면 리듬이 깨지면서 평소 리듬으로 회복하기도 힘들고 컨디션도 악화됩니다. 가급적 보통 수면 시간에서 30분~1시간 이상 벗어나지 않게 유지하는 것이 좋습니다. 잠드는 시간이 늦어지거나 빨라지더라도 시계 알람 등으로 맞추어서 총 수면 시간을 일정하게 유지하도록 합니다. 이 원칙은 성인에게도 동일하게 적용됩니다.

2) 아침에 일어나면 기지개를 켜게 하고 햇빛을 쬐어 주며 따뜻한 물에 샤워나 세안을 하도록 한다

아침에는 밝고 따뜻하게 하는 것이 좋습니다. 하루가 활기차게 시작되는 자연의 리듬에 적응하도록 도와주는 것입니다. 커튼을 걷고 햇빛을 받으며 기지개를 쫙 켜면 잠자는 동안 굳었던 온몸의 관절과 근육이 이완되면서 몸의 순환이 활발해집니다. 흔히 아침에 잠을 깨기 위한 찬물 세안이나 냉수마찰 등을 좋은 것으로 생각하지만 사실 따뜻한 물로 샤워하는 것이 신체 대사를 끌어올리는 데 가장 좋고 따뜻한 물 세안이 찬물 세안보다 훨씬 좋습니다. 아주 뜨거운 열 체질이 아닌 대부분의 사람들에게 찬물 세안 및 샤워는 각성 효과는 있지만 잠시뿐입니다. 같은 원리로 아침에는 찬물을 마시는 것보다는 따뜻한 물을 마시는 쪽이 몸의 순환에는 더 좋습니다.

3) 오후 늦게는 낮잠을 재우지 않는 것이 좋다

아무리 늦어도 오후 4시 이전, 가급적이면 3시 이전에는 낮잠에서 일어날 수 있도록 하는 것이 좋고 오후 3~4시가 지나서 낮잠을 자려고 하거나 오후 5~6시의 이른 저녁에 잠을 자려 하면 무슨 수를 쓰든 깨워야 합니다. 그런 날에는 평소 잠드는 시간보다 한 시간 정도만 일찍 재우고 총 수면 시간은 1번에서 말씀드렸듯 크게 벗어나지 않도록 합니다. 또 낮잠 관련해서 중요한 점은 낮잠을 자고 있더라도 수유(식사) 시간 간격을 일정하게 하여야 하므로 먹을 시간이 되면 먹고 바로 자더라도 어떻게든 깨워서 조금이라도 먹여야 합니다. 졸려 하다가도 먹기 시작하면 깨서 생각보다 잘 먹는 경우가 많습니다.

4) 운동 및 신체활동은 잠자기 2시간 전에는 하지 않도록 한다

잠을 잘 자기 위해서는 열 순환이 잘 되어야 합니다. 그런데 잠자기 전에 아이들이 과도한 활동이나 운동을 하면 열 발생이 많아져서 순환시키기 더 어렵기 때문에 열이 많은 흥분 상태에서는 잠을 잘 자지 못합니다.

5) TV는 물론이고, 스마트폰, 컴퓨터 등 전자기기는 잠자기 최소 2시간 전에 끈다

아이들에게 전자기기는 뇌에 강한 자극 및 흥분을 줄 수 있습니다. 당연히 머리(상초)에 열을 많이 만들게 되며 잠드는 것도 힘들어지지만, 잠든 이후에도 얕은 잠을 유발하여 꿈을 밤새 꾸면서 깨거나, 깨지 않아도 수면 중 피로 회복을 힘들게 합니다.

6) 양치질하기, 잠옷 입기, 불 끄기 등 아이에게 취침을 알리는 잠자기 의식을 만든다

예로 든 의식도 좋고 일정한 패턴으로 아이만의 어떤 행동을 하게 함으로써 아이로 하여금 무의식 속에서 자연스럽게 잠드는 시

간을 받아들일 수 있도록 합니다. 더 늦게까지 놀고 싶은 아이 마음에 잠드는 시간이 자꾸 늦어지는 경우에 효과적입니다.

7) 샤워는 잠자기 30분~1시간 전에는 끝내고, 약간 시원하거나 미지근한 물로 한다

아침에는 밝고 따뜻하게 유지하는 것이 좋듯, 밤에는 어둡고 약간 시원하게 해줘야 잠드는 데 도움이 됩니다. 샤워 역시 마찬가지인데 뜨거운 물로 하거나 잠자기 직전에 하는 샤워는 신체의 흥분으로 인해 숙면을 방해합니다. 그렇다고 너무 차갑게 샤워를 시키면 신체의 보상작용으로 열 생성이 더 많이 되므로 더운 여름이라도 냉수 샤워는 피하는 것이 좋습니다.

8) 잠잘 때는 예외적인 상황을 제외하고는 조명을 끈다

앞서 말씀드린 대로 밤에는 어둡게 해야 하므로 아이 잠자리 역시 특수한 상황을 제외하고는 숙면을 위해서 조명이 어둡거나 가급적 깜깜하게 합니다. 커튼 역시 얇은 커튼보다는 두꺼운 암막 커튼이 아침까지 계속 푹 자는 데 좋습니다.

9) 방 안의 습도는 45~55%, 온도는 22~26도를 유지한다

아이마다 체질과 상황이 다르므로 일률적으로 정할 수는 없지만, 위의 기준에 맞춰주면 큰 문제는 없습니다. 습하고 더운 여름에는 습도 55% 온도 26도 이하로, 건조하고 추운 겨울에는 습도 45% 온도 22도 이상으로 유지하는 것이 좋습니다. 이 범위 안에서 아이의 특성과 집안의 환경에 따라서 적절히 조절해주시기 바랍니다. 덥다고 너무 시원하게 하면 코가 안 좋은 아이들은 코 막힘이 오고, 춥다고 너무 따뜻하게 하면 피부 표피나 코 점막이 건조해집니다.

10) 잠자리에서 책을 읽어주거나 자장가를 불러주는 것을 피한다

어린 아기(만 3개월 미만)를 제외하고는 잠자리에서 계속되는 독서나 노래는 오히려 초기 입면 과정을 방해할 수 있습니다. 그러한 것이 아기에게 좋지 않은 하나의 수면 습관이 됨으로써 책이나 자장가가 충족될 때까지 잠을 못 들게 되고 그것이 한 번이라도 제공되지 않거나 부족하다 싶으면 불안해지게 됩니다. 만약 정말로 아이가 거부하는 나이가 될 때까지 일 년 내내 하루도 빠지지 않고 독서와 노래를 해줄 수 있다고 한다면 정서적인 안정감 면에서는 좋으나 그렇다 해도 아이의 자율성이나 독립성의 면에서 볼 때는 강하게 권하고 싶지 않습니다.

이상으로 밤에 잠 잘 오게 하는 법 10가지라는 내용을 통하여 수면 습관 및 환경에 대해 살펴봤습니다. 가장 바람직한 수면의 형태는 베개에 머리만 대면 3분 이내에 바로 잠드는 것과 옆에서 탱크가 지나가도 세상 모르게 안 깨고 계속 잠자는 패턴입니다. 이처럼 초기 입면 과정의 원활함과 깊은 수면 단계(non-Rem)의 유지를 위해서는 몸의 순환을 막는 기체증이 없어야 합니다.

아기 수면 습관,
때론 방임이 최고의 육아법

— 반포한의원의 수면치료 방향은?

저희 병원은 아이들의 수면 증상(야경증/야제증/기타 수면 장애 증상) 치료를 많이 하는데, 치료의 방향은 크게 두 가지라고 할 수 있습니다. 첫 번째는 잠을 못 잔다고 아이에게 수면제나 안정제, 열 내리는, 잠 잘 자는 한약을 처방하는 것이 아니라 아이의 체질 개선을 가장 최우선으로 도모하는 것입니다. 그러면 결과적으로 잠도 푹 잘 수 있는 상태가 되며 야경증/야제증이 잘 재발하지 않으며, 기타 다른 증상도 개선되고 기본 체질도 건강해집니다.

두 번째는 체질 개선이 어느 정도 되었을 때 수면 습관의 교정을 합니다. 수면 습관의 교정을 먼저 하지 않는 이유는 아이가 좋은 컨디션일 때 습관교정을 해줘야 쉽게 적응도 하고 아이도 힘들지 않기 때문입니다. 수면 습관 교정하려고 고생은 고생대로 하고 결국 실패하면 아이나 부모에게 몸이나 마음에 트라우마가 생길 수 있습니다. 건강해진 상태에서의 수면 습관 교정은 생각보다 쉽고 빠릅니다.

— 아기 수면 습관, 어떻게 길러주면 좋을까?

체질 개선도 어느 정도 되고, 몸과 마음의 컨디션도 좋아서 준비가 된 우리 아기에게 수면 습관 교정을 마음먹은 엄마 아빠라면 한 가지 문구를 유념하시는 것이 좋습니다.

"지나친 헌신과 관심은 오히려 아이를 망친다."

마마보이, 헬리콥터 마미, 캥거루족 이런 것들은 일반적으로도 경계해야 하지만 아이의 수면과 관련해서도 동일한 원칙이 적용됩니다. 아기가 세상에 태어나서 처음 교육을 받는 과정이 바로 수면 교육입니다. 그리고 세상 모든 일은 혼자 해야 하는 일이 있고, 도와줘야 하는 일이 있습니다. 누구나 혼자 해야 하고 혼자 자연스럽게 가능한 일이 먹고 자고 싸는 것입니다. 아기 역시 마찬가지입니다. 체질적으로 약해서 안 그래도 잠을 깊이 잘 못 들고 잘 깨는 경향이 있는데, 수면 교육마저 아이에 대한 사랑으로 말미암아 잘못된 방향으로 간다면 결국 이중 삼중으로 아기가 힘들어집니다.

수면 교육은 아이가 스스로 잠자는 법을 배울 수 있는 기회와 여건을 마련해주는 것이 핵심입니다. 한 마디로 그냥 내버려 두는 것입니다. 잠 못 자는 어린 아기에게 고무 젖꼭지를 물리고 젖병으로 분유를 먹이거나, 엄마/아빠 품을 제공하거나 업어주고 안아주고, 유모차에 태우고 돌아다니거나, 장난감을 주거나 같이 놀아주거나, 오히려 TV를 틀어놓는 것 모두 좋지 않습니다. 이것은 전부 아이 스스로 할 수 없는 것들입니다. 어린 아기 스스로 노리개 젖꼭지를 물 수도 없고, 젖병이나 수유를 할 수 없죠. 다만 잠 머리맡에 아기가 바로 집을 수 있는 좀 큰 인형 같은 것들은 언제든 아기가 혼자 잡을 수 있는 것들이므로 다릅니다. 아이가 지쳐 잠들 때까지 무한정 놀아주거나, 엄마/아빠의 머리카락/팔/배 등을 만지거나 잡으면서 자도록 하는 것, 옆에서 엄마 아빠가 같이 자야 하는 것, 부부 침대에서 같이 재우는 것 역시 아이가 혼자 잠드는 법을 배우는 기회를 박탈하는 것과 같습니다.

— 아기 수면 습관, 스스로 잠들게 해야

　이런 얘기들을 하면 사랑으로 넘치는 모든 엄마 아빠들의 걱정하는 것이 있는데

　'혹여 아기가 나를 필요로 하는데, 내버려 두는 것이 아이에게 애정결핍을 부르는 것이 아닐까?'

　그럴 수 있습니다. 제 말은 정말로 무관심과 방임으로 대처하라는 것이 아닙니다. 어려서 말귀를 전혀 못 알아듣는 아이라도 엄마 아빠의 목소리가 들리는 자체로 위안이 되므로 말로 하는 수면 교육이나 다독임 정도는 해줄 수 있습니다. 그러면서 엄마 아빠의 반응하는 시간 간격을 조금씩 늘리는 방법을 사용하면 됩니다. 사실은 무관심과 방임이 아니라 정말 엄청난 관심과 자세한 관찰을 바탕으로 충분히 숙고한 후에 대응하는 것입니다. 오히려 깰 때마다 안아주고 수유하는 것이 아이 상태를 고려하지 않는 정신적인 무관심이라고 할 수 있습니다.
　정리하자면 아이 수면 교육에 있어 최고의 육아법은 '아이 스스로' 잠드는 법과, 깼을 때 다시 잠자는 법을 배울 수 있도록 기회를 주는 것이 되겠습니다. 물론 아이마다 월령, 체질과 수면 증상이 천차만별이기 때문에 개별적으로 조정해서 적용하는 것은 부모와 담당 선생님의 몫이라 하겠습니다.

아기 수면 습관 교정에
실패하는 이유

아이의 잠 문제로 내원하셨던 엄마와 아기 이야기입니다. 아기가 2살이 넘도록 잠을 잘 못 자서 오셨는데, 진료결과 아이의 몇몇 장부의 기능이 많이 저하되어 있고 체질적으로 개선할 부분이 보였습니다. 또한 아기와 엄마의 수면 습관 교정도 필요한 상황이어서, 아기 몸의 컨디션이 좀 좋아지고 나면 수면 습관 교정도 해야 한다고 말씀드렸습니다. 보통 엄마들이 아이 수면 습관 교육이나 교정을 자세히는 잘 모르시는데, 이 어머니는 그에 관련된 내용을 잘 알고 계셨습니다. 제가 어떻게 교정하려고 하는지 이미 알고 계신다면서, 밤중 수유를 떼면서 이미 습관교정 시도를 두 차례 하셨다 하셨습니다. 내용을 들어보니 디테일에는 차이가 있지만, 큰 범위에서는 맞는 방법이었습니다. 그럼에도 "우리 아이에게는 소용없었습니다"라며 고개를 저었습니다.

사실 잠을 자는 것은 먹고 싸는 것처럼 사람이라면 응당 자연스럽게 배우고 익히는 과정입니다. 학습보다는 본능에 가깝게 저절로 습득되는 것입니다. 그런데 왜 엄마 아빠들이 이 과정에서 좌절을 겪게 될까요?

1) 첫 번째 이유는 아이가 잠자는 법을 혼자 익힐 만한 환경 조건이 안될 때 시도했기 때문입니다. 예를 들어 밤중 수유에 대한 수면 습관 교정은 적어도 100일(3개월) 이상 6개월 가까이 되어야 아기가 받아들일 수 있는 상황이 됩니다. 실제 야경증/야제증 아기들의 월령별 잠 패턴을 분석할 때도 6개월을 기점으로

유의미한 기준의 변화가 있습니다. 물론 갓난아기 때부터 혼자 재우는 등의 수면 습관을 잘 해왔으면 좋지만, 이 시기를 놓치고 이미 생후 6개월이 훌쩍 지난 상태에서 갑자기 수면 패턴을 바꾸려고 하면 아기가 적응하기 힘듭니다. 반대로 엄마 아빠가 준비 안 된 경우에도 실패하기 쉬운데, 수면 교육에 대해서 무지하고 인식이 없거나 마음가짐이 되지 않은 것입니다.

2) 또 아기의 몸 상태가 적당하지 못한 때도 수면 교육 및 교정이 힘듭니다. 월령과도 다소 상관이 있지만 그보다는 실제 질환이 있는 경우입니다. 감기나 열, 설사를 비롯한 일시적인 증상들이 있을 때도 그렇고 수면이 계속 불규칙해서 피로, 피부 가려움증(영유아 습진, 아토피, 두드러기 등), 비염 상태(코 막힘, 콧물, 코골이), 가스 팽만, 소화 불량 등으로 인해서 아기의 컨디션이 좋지 못한 상태가 계속되고 있으면 월령과 무관하게 무엇을 새로 배우려고 해도 잘 안 됩니다. 잠을 잘 못 자니까 수면 교육을 시키려고 하는데 이미 상당 기간 잠을 잘 못 잔 상태라 아기의 컨디션이 안 좋아서 교육이 뜻대로 잘되지 않는, 이러지도 저러지도 못하는 상황에 빠지게 됩니다.

3) 마지막으로 엄마 아빠의 극단적 경향이나 환경의 영향으로 실패합니다. 주로 아기에게 너무 헌신적이거나 반대로 방임주의인 엄마 아빠들입니다. 아기가 수면에 대해서 스스로 익힐 시간과 기회를 주지 않고 앞서서 항상 먼저 케어하기 바쁜 부모들이나, 시간이 지나가면 알아서 좋아지겠지 하고 마냥 기다리는 부모들입니다. 한쪽 엄마 아빠는 아기에게 수면을 배울 수 있는 기

회의 박탈을, 다른 쪽은 아기의 불안과 분리불안을 야기함으로써 더욱 기존의 수면 습관을 강화하거나 엄마/아빠에 대한 집착을 만들 수 있습니다.

그리고 환경의 영향이란 아기가 잠자는 환경이 적합지 않은 경우로서 한 침대에서 엄마(아빠)와 같이 자는 것인데, 설령 아기와 떨어져서 잔다고 해도 중간에 아기가 잠에서 깨면 얼른 데리고 오는 경우도 마찬가지입니다. 아기가 조금만 깨서 울거나 하면 안절부절 못하고, 아기에게 혹여 분리불안 같은 트라우마가 남진 않을지 노심초사합니다. 그러나 걱정과 달리 적절한 수면 교육으로는 그런 마음의 상처는 생기지 않으며, 오히려 수면 교육이 제대로 되지 않아서 장기간 수면 장애가 지속되면 그것이 더 아이의 신체 및 뇌, 정서의 발달에 좋지 않다는 점을 유념해야 합니다.

이러한 이유들 때문에 아이의 몸 건강, 체질 개선이 이루어지는 것을 봐가면서 아기 수면 교육 및 습관 교정이 이루어져야 무리가 없고 실제로 저는 그렇게 티칭하고 있습니다. 억지로 교육하고 교정하면 아기도 사람이기 때문에 거기에 또 적응하긴 하겠지만 굳이 어린 아기에게 크든 작든 충격을 줘서 좋을 것이 없다고 봅니다. 아이의 건강이 좋아지면서 자연스럽게 잠도 잘 자게 되는 패턴이 바람직합니다.

울려 재우기(퍼버법) vs
울리지 않고 재우기

아기들의 수면 교육(수면법) 논쟁은 꽤나 오래되었습니다. 크게 나누면 '울려 재우기 수면법(퍼버법)'과 '울리지 않고 아이 잠재우기 수면법'으로 나누어진다고 말할 수 있습니다.

— 울려 재우기 수면법(퍼버법)

울려 재우기 수면법('Cry-it Out' approach)은 1980년대 보스턴 어린이병원의 소아수면센터 원장이었던 리처드 퍼버(Richard Ferber)의 퍼버 수면법(Ferber Method)이 원조라 할 수 있습니다. 그의 저서 『Solve Your Child's Sleep Problems』에서 확인할 수 있는데, 한 마디로 하면 아기가 혼자서 스스로 잠드는 법을 배울 수 있도록 울리라는 것입니다. 아기를 안아서 재우는 것이 아니고 아기를 혼자 잠자리에 눕힌 후에 중간에 깨도 즉각 반응하거나 다독이는 것이 아니라 일정 시간의 텀을 두고 반응하는 것입니다. 그리고 그 반응시간의 텀을 계속해서 2~5분씩 늘려서, 아기가 스스로 진정하고 잠드는 것을 익힐 때까지 반복한다는 것입니다.

이 퍼버법은 많은 엄마 아빠들이 실패하는데 그 이유는 마음이 약해져서 지속하기 힘들기 때문입니다. 이론적으로 말로는 쉽지만 한밤중에 어린 아기가 크게 자지러지게 운다고 상상만 해봐도 아기에게 어디 큰 문제가 생긴 건지, 무서운 꿈을 꾸었거나 놀랐는지 걱정부터 앞섭니다. 이 퍼버법을 반박하는 쪽에서는 아기에게 불쾌하거나 무서운 기억을 남겨준다고 얘기하며, 아기에게 분리 불안을 생길 것을 우려합니다. 그래서 이를 보완하는 방법으로 시간 늘리는 것에 한계를 두거나, 기다리는 시간 동안 완전히 반응하지 않는 것을 조금 완화하기도 합니다. 이에 관련해서는 독일의 심리학자 아네테 카스트 찬(Annette Kast-Zahn)과 소아과 의사 하르트무트 모르겐로트(Hartmut Morgenroth)가 쓴 『잠들면 천사(Jedes Kind kann schlafen lernen)』라는 책이 우리나라에도 번역되어 있습니다.

— 울리지 않고 잠재우기 수면법

울리지 않고 아이 잠재우기 수면법('No tears' approach)은 말 그대로 아이를 울리지 않고 원하는 바를 충족시켜주는 방법입니다. 아기가 만족하고 편할 수 있도록 안아주고, 살살 흔들면서 달래주며 고무 젖꼭지 물리는 것 등입니다. 이러한 관점을 견지하는 사람 중 한 명인 영국의 간호사 트레이시 호그(Tracy Hogg)의 책은 우리나라에 『베이비 위스퍼(Secrets of the Baby Whisperer)』로 번역되어 있습니다. 이 책에서는 '쉬~' 소리를 내서 아기를 진정시키고 토닥토닥하고, 울면 안아 줬다가 눕히는 것이 좋다고 합니다. 아이와의 교감이나 소통의 측면에서 매우 도움이 될 수 있는 좋은 책입니다. 한 번씩 보시기 바랍니다.

이론적으로도 너무 좋고 아기에게 무엇보다 정서적으로도 안정감을 많이 줄 것 같은데, 문제는 아기 수면 교육으로써 현실적으로는 어려운 점이 많습니다. 수면 습관이 정립되기까지 시간이 오래 걸릴 경우, 아기도 그렇지만 온 가족의 생활 패턴이 엉망이 되기 쉽습니다. 주변 이웃과 멀찍이 떨어진 단독주택이 많은 서양에서는 마음 편하게 할 수도 있겠지만 공동주택이 많은 우리나라에서 가족과 아래위 이웃집에 민폐를 끼치는 것은 감당하기 어려울 수 있습니다. 또 아이가 건강하면 그래도 다행인데 수면 장애가 있거나 비염, 아토피, 피부 알레르기, 소화기 장애 등이 같이 있을 경우 이런 방식으로 수면 습관을 잡기까지는 정말 길고 긴 세월이 걸립니다.

— 울려 재우기 VS 울리지 않고 잠재우기

울리기와 울리지 않기, 어느 쪽이 옳은 방법일까요? 사실 하나의 방법이 옳고 그르다는 것은 있을 수 없습니다. 가정의 상황, 아이 체질과 성격, 부모의 체력 및 성격과 육아관에 따라 다르다고 할 수 있습니다. 부모의 성격과 육아관으로 보면 아무래도 합리적인 과정을 중시하는 이성적 패턴을 따르는 분들은 '울려 재우기 수면법(퍼버법)'을, 반대로 감성과 감정, 소통을 중시하는 분들은 '울리지 않고 잠재우기 수면법'을 따를 확률이 높을 거라 생각합니다.

저의 견해는 수면법도 중요하지만 아기에게 충분히 건강상/체력상 여유가 있을 때(=기체증이 없을 때) 교육해야 한다는 것이 더 중요하다는 것이고, 일반적인 경우에는 기체증을 치료하고 난 뒤에 울리기 수면법을 할 것을 권장하는 편입니다. 진료실에서도 어느 정도 기체증 치료가 되고 체질 개선이 되어가고 있다고 판단될 때 완화된 퍼버법을 알려드리고 있습니다. 저 역시도 집에서 아기를 이 방법으로 수면 교육을 시켰으며, 제가 직접 담당했습니다.

울리지 않기 수면법이 수면 습관 정립에는 다소 늦을지라도 정서와 감정에 긍정적인 기대효과가 있을 수 있다는 것에 동의합니다. 그러나 기체증이 있어서 수면 장애(야경증/야제증/하지 불안 증후군) 및 기타 호흡기/피부/소화기 증상이 있는 경우가 아니라면, 울리기 수면법으로 수면 교육을 시키면 생각보다 금방(짧으면 1~3일, 길어도 보통 7일 이내) 아기가 적응하는 것을 계속해서 보고 있습니다. 따라서 이런 정도의 시간이라면 무의식 측면에서도 아기에게 미치는 영향이 거의 없을 것으로 생각합니다. 제가 『베이비 위스퍼』라는 책을 권해드린 이유는 울려 재우기 방법을 사용하더라도 아이가 우는 동안 방임하는 것이 아니라 엄마 아빠도 같이 일어나서(아기 우는데 같이 깰 수밖에 없죠) 누워서든 앉아서든 그의 표정과 몸짓, 울음소리의 강약 패턴 변화 등을 유의해서 아기의 모든 것을 잘 관찰하는 것이 필요하기 때문입니다. 그래야 정말 아기가 엄마 아빠의 도움이 필요한 때를 바로 알 수 있어 대처가 가능하며 아이의 심적 상태에 대한 이해도도 높아지기 때문입니다. 엄마는 물론이고, 저는 아빠에게 더욱 권장합니다.

물론 기체증 치료 후에 엄마 아빠의 선택에 따라서 수면 습관 정립에 시간이 좀 더 걸리더라도 '울리지 않고 잠재우기 수면법'을 활용하는 것도 얼마든지 가능하다고 봅니다. 다만 그 어떤 수면법이라 할지라도 아기 몸의 건강, 엄마 아빠의 마음 및 지식의 준비와 애정을 바탕으로 해야 성공적인 아기의 수면 교육이 가능하다는 점은 기억하시기 바랍니다.

수면 교육과
아이 양육의 비슷한 점

다른 아이가 아닌 내 아이의 양육은 정말 어려운 문제 같습니다. 학교 다닐 때는 물론이고 엄마 아빠가 되기 전이나 후에도 누군가 가르쳐 주지 않았고 또 우리들 자신이 대부분 어린 시절 그렇게 제대로 정립된 양육을 받을 기회가 없었기 때문에 더 그런 것입니다. 단순히 잘 먹이고 알아서 하도록 놔두는 것이 아니라 조금이라도 좋은 습관을 가질 수 있게 도와주고 싶고, 행동에서도 바람직한 생활 태도를 가지기를 바라는 욕심에서 이런 고민들이 시작됩니다.

저 또한 나름대로 우리 아이를 혼자라서 버릇없는 아이가 아니라 예의도 바르고 자제심도 있는 아이로 기르고 싶었기 때문에 상당히 엄하게 훈육을 하는 스타일이었습니다. 그러다 보니 발생한 부작용이 있었습니다. 아이 스스로 자신감을 못 가지고 스스로 결정을 잘 못 했는데, '아차, 이건 아니구나' 싶었습니다. 등원이나 외출 준비를 할 때 항상 느리고 할 일을 함에 있어 곁가지로 새는 아이에게 큰 소리로 '화'를 내는 나 스스로의 모습을 잘 깨닫지도 못했습니다.

그런 제 모습을 보면서 아이 엄마가 읽어보라며 TV에도 나오시는 유명한 소아정신과 선생님의 책을 가져다 주었습니다. 그 내용을 보면 구구절절 다 맞는 말이긴 한데 그럼에도 불구하고 그 상황에 마주칠 때마다 지나치게 엄격해지고 또 욱하면서 스스로를 자제하지 못하는 모습에 자괴감도 느끼게 되곤 했죠. 그러다 어느날 신문 기사(한국일보)를 보는데 '지니샘'이라는 필명으로 한 초등학교 선생님께서 연재하시는 글을 보게 되었습니다. '아이와 부모 모두의 행복을 위한 부모 지식&기술'이라는 주제였는데, 보는 순간 순식간에 그동안의 연재된 글들을 모두 찾아 읽게 되었습니다. 왜냐하면 당시 저의 상황에서 너무 적절한 기술(하나둘셋 매직)을 티칭해 주었고, 또 그 핵심적인 내용은 제가 늘 진료실에서 말하던 아이의 수면 교육과 놀랍도록 일맥상통했기 때문입니다. 왜 내가 진작 이걸 못 깨닫고 몰랐을까 하는 아쉬움이 많이 들었습니다.

　어린 아기에게 해주는 수면 교육을 엄마와 아빠에게 설명하다 보면 꼭 들어가는 개념이 아기가 잠자는 것을 배울 수 있다는 점을 믿고 기회를 주라는 것입니다. 아무리 어린 아기라도 먹고 자고 싸는 것은 자연스럽게 습득할 수 있으며, 아기가 잠 문제를 겪을 때마다 안아주고 달래주고 수유하는 것이 아니라 아기 스스로 잠은 혼자 편하게 잘 수 있다는 것을 배울 수 있도록 기다려 주는 것이 핵심입니다. 수면 과정에서 아기가 잠들 때나 깰 때마다 달래 주는 것은 마치 평소 가정교육에서 부모의 기준과 성에 차지 않으면 아이를 윽박지르고 혼내는 것과 같습니다.

　'지니샘'의 조언 또한 우리 아이들이 부모가 원하는 규율과 규칙에 잘 순응하는 것이 행복이 아니라 스스로의 자율성을 가지고 할 수 있도록 기회를 자꾸 주라는 것이었습니다. 그런 기회를 주는 과정 속에서 부모가 스스로의 '화'도 자제가 가능하다는 것이었는데, 이 또한 제가 부모님들께 수면 교육 과정이 이해가 된 상태에서는 아이가 자다 깨서 자지러지게 울어도 당황스럽거나 그다지 안쓰럽지 않게 된다고 말씀드리는 것과 같은 말이었습니다.

　아이의 양육에 관심이 있는 부모라면 '지니샘'의 글은 꼭 찾아서 읽어보실 것을 강력하게 추천해드립니다. 그러한 관점이 납득이 된다면 제가 얘기하는 수면 교육 또한 이해가 되고 실천 또한 보다 쉽게 되리라 믿습니다. 그렇게 되면 아이에게는 어린 갓난아기 때부터 수면 교육부터 가정교육까지 일관된 양육자의 관점과 교육이 제공되어서 혼란이나 시행착오 없이 스스로의 자아를 형성해 가는 데에 많은 도움이 될 것이라고 믿습니다.

매직 손발마사지법

잠 못 자는 아기를 두신 엄마 아빠들은 "도대체 어떻게 해야 할까요?" 하며 문의를 주십니다. 야경증/야제증 진단이 나올 정도로 심하고 진찰이 필요하다고 판단될 경우엔 내원하시도록 안내하지만, 우선 집에서 아기에게 해줄 수 있는 것이 없는가 하고 문의하시는 것 같습니다. 그래서 잠 못 자는 아기에 아주 좋은 손발마사지법을 소개할까 합니다.

손발마사지법은 매우 간단하며 쉽고 마사지 받는 아기에게 참 도움이 됩니다. 하지만 지속하는 데는 엄마 아빠의 끈기가 필요합니다. 한 번 단발성으로 하는 것이 아니라, 틈날 때마다 하루 3세트 이상 꾸준히 해줄 때 훨씬 효과적이기 때문입니다. 그래도 잠 못 자서 힘든 아기에게 도움을 주기 위해서라면 이 정도는 어느 엄마 아빠나 다 하실 수 있을 겁니다. 또 잠을 못 자는 경우뿐 아니라 소화 장애(체기), 복통, 미열, 코 막힘 등 아기의 순환문제로 인한 증상(기체증)이 있을 때 톡톡히 도움이 되는 보조 요법이므로 꼭 알아두시기 바랍니다.

마사지 방법을 한마디로 하면 '손목 이하의 손, 발목 이하의 발을 각 2분씩 전체적으로 조물조물 꾹꾹 쭉쭉 마사지해준다'입니다. 간단하죠? 순서는 '왼손-오른손-왼발-오른발'로, 마치면 1세트(총 8분)가 되고, 한 번에 3세트씩(총 24분) 해줍니다. 아침저녁으로 3세트씩 해주는 것이 좋고, 한 번에 그만큼 여유가 안 되면 틈나는 대로 한 세트씩 해주시기 바랍니다. 마사지 요령은 말한 대로 손바닥, 발바닥과 손·발가락의 구석구석을 조물조물 만져주고, 꾹꾹 눌러주고, 쭉쭉 밀고 당겨주면 됩니다. 2분이라는 시간이 해보시면 생각보다 꽤 깁니다. 그래서 1세트 정도 하고 나면 마사지하는 사람의 손이 약간 얼얼할 정도가 됩니다.

그리고 아이들은 처음에 마사지를 해주려면 뭔가 하고 손발을 맡기다가 조금 있으면 이내 손발을 뺍니다. 이때 잘 잡고 안 아프게 해주면 아기들도 곧 시원함을 느끼고 손발을 잘 맡깁니다. 처음에 이렇게 잘 해주면 다음엔 곧잘 가만히 있고, 마사지 받으면서 낮잠/밤잠도 스르르 잘 들곤 합니다. 물론 잠재우기 위해서 잠자기 직전에 마사지하는 것은 수면 습관 상 좋지는 않으니 피하시고 낮 동안에 꾸준히 해주거나, 잠자기 1시간 전에는 마무리하시기 바랍니다. 같은 이유로 자다가 깼을 때 바로 해주는 것도 안 되지만, 잠을 완전히 재우고 나서 푹 잠들어 있을 때 손발마사지를 해주는 것은 괜찮습니다.

아기 마사지는 몸의 열 순환이 잘 되도록 길을 터줌으로써 잠을 쉽게 들고 푹 자도록 도움을 주는 것은 물론이고, 소화기, 호흡기 혈액/신경 순환도 잘 되도록 해줍니다. 그래서 아이들이 뭘 잘 못 먹고 손발이 차가워지면서 미열이 날 때(소화 장애, 체기), 특별한 이유 없이 울 때(복통), 실제로 열이 처음 날 때, 코 막힘이나 콧물, 식은땀 등 기체증이 있을 때 해주면 좋습니다. 가끔 드라마나 예전 사극을 보면 환자의 팔다리를 급히 주무르는 장면이 종종 나오기도 하는데 급한 병증이 생긴 경우 대부분 순환에 장애가 생겨서 팔다리가 많이 굳어지기 때문입니다. 그런데 그보다 손발마사지의 위력이 훨씬 더 큽니다. 심지어 한밤중에 대장이 살짝 꼬이거나 위통증이 있어 응급실을 가야 할 정도의 상황에도 열심히 손발마사지를 잘 해주면 응급실 가는 중에 어느새 아이가 사르르 잠든 모습을 볼 수 있을 정도입니다. 이 마사지법은 아기뿐 아니라, 어른들도 부부끼리 서로 해준다든가 하면 피로 회복 및 숙면, 두통, 소화 장애 등에 상당히 좋습니다. 마사지해줄 상대방이 없을 때는 양팔을 뻗은 상태에서 양손을 팔뚝이 뻐근할 때까지 아주 천천히 오므렸다 펴는 '잼잼 운동'을 해주면 손발마사지 효과에는 못 미치지만 꽤 효과가 있습니다.

2. 음식/환경/습관

모유 수유의 장점, 자세, 기간

 엄마라면 누구나 잘하고 싶지만, 생각보다 쉽지 않은 모유 수유에 대한 전반적인 내용에 대해 알아보는 시간을 가져보도록 하겠습니다. 일단 모유 수유의 장점부터 몇 가지 설명해드리고자 합니다.

 ○ 아기에게 좋은 모유 수유의 장점

 1) 모유에는 여러 가지 면역성분이 많아, 면역력 향상에 도움이 된다.
 2) 엄마의 심장박동수와 목소리가 아기를 편안하게 해줘 정서, 성격 형성에 도움이 된다.
 3) 정서뿐 아니라 뇌 발달(지능 향상)에 도움이 된다.
 4) 턱 근육이 젖을 빠는 동안 계속 운동하므로 저작근이 발달할 뿐 아니라, 치아 건강에도 도움이 된다.
 5) 소화·흡수가 쉽다.

○ 엄마에게 좋은 모유 수유의 장점

1) 아이가 젖을 빨면 옥시토신이라는 호르몬이 분비되어 자궁수 축을 촉진하는 등 엄마 몸이 출산 후 빠르게 회복되도록 돕는다.
2) 엄마 몸에 저장해둔 지방을 이용해 모유를 만들기 때문에 산후다이어트에 효과적이다.
3) 골다공증, 유방암, 난소암 발생 빈도가 감소한다.
4) 분유 수유에 들어가는 비용을 아낄 수 있어 경제적이다.

이렇게 좋은 모유 수유의 올바른 자세에 대해 알아보겠습니다. 먼저 모유 수유를 하기 위해서는 청결이 가장 중요하겠죠! 아기에게 모유 수유를 하기 전에는 가장 먼저 손을 깨끗이 씻어주세요. 또한 아기와의 스킨십을 위해 두꺼운 옷보다는 가벼운 옷을 입히거나 기저귀만 채우는 것이 좋답니다.

1단계. 침대나 편한 의자에 앉아서 엄마 등에 베개나 쿠션을 받쳐주고 무릎 위에도 쿠션으로 머리와 등을 지지하여 줍니다.
2단계. 팔꿈치 안쪽으로 아이 머리를 올려놓고, 아기의 입과 유두가 마주 볼 수 있도록 합니다.
3단계. 아기의 머리를 받친 손으로, 아기의 등을 받치고 반대편 손으로 엉덩이를 감싸 안아줍니다.
4단계. 아기의 귀와 어깨, 엉덩이가 일직선이 되도록 해서 수유를 하면 됩니다.
수유 시에는 아기 입속에 유두뿐만 아니라. 유륜까지 깊숙하게 물려야 합니다.

언제까지 모유 수유를 하는 것이 좋을까요? 일반적으로는 생후 1년까지의 모유 수유는 아기의 면역력 향상에 도움을 주므로 권장하고 길게는 2~3년 동안 권하기도 합니다. 하지만 만 6개월~1세가 지나면 모유는 주식이 아니라 간식 개념이 돼야 합니다. 모유에는 비타민D, 철분, 아연 등 부족한 영양소가 있기 때문에 반드시 이유식으로 영양을 보충해 주어야 합니다. 또한 아이가 이유식을 먹지 않고 자칫 모유에만 집착할 수 있으므로 유의하시는 것이 좋은데, 이 시기부터는 혼합 수유 단계로 넘어가면 됩니다.

올바른 모유 수유 자세 및 방법, 기간까지 알아보았는데, 이론은 이론일 뿐. 아기와 교감하면서 직접 모유 수유를 해보셔야 감이 오실 듯합니다. 그리고 모유 수유 시 가장 중요하게 생각해야 할 점은 엄마의 영양과 건강 상태입니다. 이렇게 좋은 모유도 엄마가 스스로 하루 3끼를 5대 영양소가 균형 있게 섭취하지 못하거나, 건강이 안 좋거나, 운동이 부족하고 스트레스가 많을 때는 분유만 못하게 됩니다. 분유는 그래도 필요한 영양소는 골고루 균형 있게 맞춰 놓은 '완전식품'입니다. 그래서 6개월 이전에는 모유 수유가 충실할 수 있도록 엄마의 식습관 및 건강관리가 중요하며, 6개월 이후에는 분유를 주식으로 10~12개월 이후에는 이유식을 주식으로 권장합니다. 수유를 준비하시는 분들이나 모유 수유를 하고 계신 분들에게 도움이 되었으면 좋겠습니다.

모유 수유에 좋은 음식

출산의 기쁨도 잠시, 대부분의 엄마들은 모유 수유와의 전쟁을 시작하게 됩니다. 모유 수유가 산모와 아기에게 좋다는 사실은 다들 알고 있지만, 말처럼 성공하기가 쉽지는 않습니다. 모유 수유에 성공하고 싶은 엄마들을 위해, 모유 수유에 좋은 음식에 대해 알아보도록 하겠습니다.

1) 미역국

출산 후에는 산모의 몸이 상당히 약해져 있고 지쳐있습니다. 출산과정에서 뼈와 근육 관절 심지어 이와 잇몸까지 모두 약해지기 때문에 몸 관리에 특히 조심하셔야 합니다. 그러한 이유로 모유 수유를 할 때는 먹기에도 부드러운 음식을 추천합니다. 전통적으로 출산 후 산모에게 미역국을 가장 먼저 먹인 이유입니다. 미역은 혈액 순환에 효과적이며, 요오드 성분이 풍부해서 부기 예방에 좋습니다. 출산과정에서 늘어난 관절 및 자궁의 회복과 수축에도 도움이 됩니다. 또 모유 수유 시에 젖을 잘 돌게 해주어 아기에게도 충분한 영양소를 공급해 줍니다.

미역국에 넣는 재료는 지역과 가정에 따라 다양한 편인데 가장 보편적으로는 소고기를 넣는 것 같습니다. 소고기를 넣을 때는 가급적 기름기가 적은 홍두깨살을 권하며 국물에 들어가는 소고기는 소화가 잘 되지는 않으므로 많이 먹지는 마시기 바랍니다. 소고기 대신 다른 생선이나 조갯살, 닭고기 가슴살 등도 입맛에 잘 맞으면 괜찮습니다.

2) 양배추

양배추는 모유 수유에 좋은 음식으로 몸속의 피를 생성해주고 유즙 분비를 촉진시켜 주는데, 미역은 피를 맑게 해주고 양배추는 부족한 피를 채워주는 영양소가 있어서 빈혈에 좋습니다. 양배추가 위염에 좋은 이유와도 일맥상통하는데 양배추는 소화액 분비를 촉진하여 다른 음식의 영양분 흡수에 도움이 됩니다. 따라서 모유 수유 기간뿐만 아니라, 평소에도 꾸준히 드시는 것이 좋습니다. 꼭 양배추가 아니어도 알배추, 샐러드 등의 채소류도 좋습니다.

3) 굴

굴은 비타민 B1과 비타민 B2의 함량이 높고 인, 칼슘 등 미네랄이 풍부해서 산모의 모유가 잘 나오지 않을 때 효과적입니다. 또한 어패류 중 다양한 영양소를 고루 보유하고 있는 굴은 약 18가지에 이르는 각종 비타민과 칼슘, 철, 마그네슘 등을 함유하고 있으므로 모유 수유에 좋은 음식으로 추천합니다. 다만 굴은 신선도가 매우 중요하므로 유의해야 하며, 비위가 약한 산모는 입에도 못 대는 경우가 있습니다.

4) 등 푸른 생선

등 푸른 생선은 칼슘이 풍부하여 뼈를 튼튼하게 해주며, 필수아미노산과 불포화지방 식품이므로 산후 회복을 빠르게 해줍니다. 더불어 유즙이 잘 돌게 해서 모유 수유에 추천하는 음식입니다. 유의할 점은 등 푸른 생선은 불포화지방 성분이 매우 쉽게 변성되는 특징이 있어 알레르기 체질이거나 소화기가 예민한 경우, 피부/호흡기 계통이 약한 엄마에게는 적당하지 않습니다.

5) 채소 & 과일

성공적인 모유 수유를 위해서는 혈액을 맑게 하는 채소류나 비타민이 풍부한 과일 등을 충분히 먹는 것이 좋습니다. 채소야 워낙 좋기 때문에 두말할 것도 없고, 다만 먹는 방법과 종류만 약간 신경 쓰면 됩니다. 피해야 할 채소류는 섬유질이 너무 많거나 질긴 것(주로 고사리, 산나물 등의 나물류), 껍질 표면이 치밀한 재질의 것(가지 껍질, 토마토 껍질 등), 쓴맛이 강한 것 등이며 부드럽고 약간 달짝지근한 쌈 채소나 샐러드 종류를 골라서 섬유질 정도에 따라 생용 혹은 적당히 물에 데쳐 먹으면 좋습니다.

과일을 잘 먹는 방법이 중요한데 식후나 간식이 아니라 식사 직전이나 식사 시에 반찬으로 샐러드처럼 먹는 것입니다. 채소도 그렇지만 과일도 올리브 오일과 발사믹 식초를 같이 활용하면 더욱 소화에 좋습니다. 이렇게 해보시면 과일을 많이 먹고 났을 때의 특유의 더부룩함 없이 속도 편합니다. 또한 모유에 부족한 철분은 녹황색 채소로 섭취할 수 있습니다.

일반적으로 산모의 영양 조건과 건강조건이 충족된다면 아기에게 모유만한 것이 없습니다. 아기에게 고른 영양과 건강을 선물하기 위해서, 좋은 음식을 먹기 위한 노력을 하는 것이 우리 아이를 위해서 가장 귀한 선물을 주는 발걸음이 될 것입니다. 최대한 좋은 모유를 만들기 위해 엄마가 먹는 음식에 신경 쓰되, 여건이 허락하지 않는 경우에는 굳이 모유에 집착하지 마시고 빠르면 3개월, 늦어도 6개월 이후에는 분유도 괜찮습니다.

면역력과 기운(內氣)을 높여주는 아이 음식

아기는 과연 언제부터 음식의 영향을 받을까요? 임신 기간 중에는 당연하고, 임신하기 1년 전 시점의 엄마 몸부터 영향을 받습니다. 그래서 정말 제대로 아이의 건강에 관심이 있다면 임산부 음식뿐만 아니라 예비 엄마 음식부터 챙겨야 합니다. 여기서는 아이가 태어난 직후부터 3개월 정도까지의 신생아기, 그리고 만 1~2세까지의 유아기까지 면역력과 기운을 높여줄 수 있는 아이의 음식을 알아보겠습니다.

― 생후 3개월 전 신생아 시기

엄마 몸에 각종 병증과 노폐물이 있는 상태에서 출산했을 경우 신생아에게 흔히 나타날 수 있는 증상은 태열, 설사, 호흡기 질환 등이 있습니다. 그리고 이 시기 아기의 음식은 모유와 분유가 주를 이루는데 분유가 아닌 모유를 마음 놓고 먹일 수 있는 조건은 엄마가 단백질과 필수지방산을 비롯한 5대 영양소를 충분하고 고르게 섭취했다는 조건입니다. 만약 모유를 먹이는데 아이가 코 막히고 입 벌리고 자거나, 모유를 먹고 게워 내거나, 설사 혹은 변비가 있을 때는 모유가 아이에게 좋지 않은 경우이므로 꼭 모유에 집착할 필요는 없습니다. 분유는 모유를 유일하게 대체할 수 있는 뛰어난 완전식품이기 때문입니다.

분유는 탄수화물, 지방, 단백질의 영양소가 균형이 맞춰진 아주 좋은 아기 음식입니다. 분유는 일반 분유(소젖), 산양 분유(산양젖), 특수 분유(콩단백, 가수분해) 등이 있습니다. 소젖의 유단백은 저급단백질이라 소화기가 약한 아기는 안 좋은 증상들이 나타날 수 있기 때문에 그런 경우 산양 분유를 주면 소화도 잘되고 흡수도 좋아서 아기가 편해질 수 있습니다. 그러나 소화·흡수가 괜찮고 별다른 증상이 없을 때는 그냥 일반 분유 제일 저렴한 것이면 충분합니다. 분유의 종류에 대해서 특이 반응이 없는 아이가 건강한 아이입니다.

사회 분위기가 모유 수유를 권하는 분위기라서 분유가 좋다는 말이 언뜻 이해하기 힘들 수도 있어서 다시 말씀드리면, 좋은 조건 하에서는 모유와 분유 중에 단연 모유가 아이에게 좋습니다. 좋은 조건이라는 것은 엄마가 매 식사 때마다 탄수화물, 지방, 단백질을 균형 있게 챙겨 먹고 특별히 안 좋은 증상이나 질병이 없으면서 운동도 적절히 해주는 것을 말합니다. 그러나 이런 것들을 제대로 충족할 수 있는 산모를 현실에서는 거의 보기 힘듭니다. 따라서 이론이 아니라 실제로는 분유가 모유보다 더 좋을 수 있다는 것입니다. 특히 소화 기능이 문제인데 아기에게 모유가 안 좋은 경우 나타날 수 있는 증상으로는 눈 빨개짐 가려움, 비염, 구취, 복통(변비), 야경증/야제증 등이 있습니다.

— 6개월 전후 아기

시간이 조금 지나서 이제 아기에게 먹이기 시작하는 것이 이유식입니다. 한 가지 짚어 두어야 할 점은 아이가 처음 태어나면 폐와 췌장이 성인의 25%밖에 기능을 못하며 돌이 되어야 비로소 50% 정도 완숙된다는 것입니다. 그런데 췌장이 성숙되기 전 6개월쯤에 이유식을 하면 체기(만성 소화불량)가 발생하게 되며 심한 경우에는 열성 경기를 하면서 간질(뇌전증)이나 피부가 뒤집어지고, 감기 걸리고, 숨도 못 쉬고, 멀쩡한 똥이 변비나 설사로 바뀔 수 있습니다. 6개월이 아닌 돌이 지나서 췌장 기능이 충분히 활성화되면 이유식으로 씹는 연습을 전혀 안 한 아기들도 식욕은 물론이고 씹는 기능도 아주 좋습니다. 그러므로 6개월 때 굳이 이유식을 반드시 해야 하는 것은 아니며, 이유식을 하더라도 가능한 소화·흡수가 원활하도록 해주는 것이 좋습니다.

예를 들어 이유식에 꼭 넣으라는 것이 소고기인데, 저장철의 부족 때문이라고 합니다. 그러나 소고기 외에 다른 고기에도 철분은 있습니다. 소고기만큼은 아니지만 돼지고기에는 소고기의 60~70% 정도가 들어 있습니다. 이 정도로도 잘 먹기만 하면 아기에게는 충분합니다. 소고기는 포화지방이라 소화·흡수에 문제가 생길 수 있는 반면, 돼지고기는 불포화지방 위주라서 소화·흡수에 큰 부담이 생기진 않기 때문입니다. 다만 간혹 보면 돼지고기에 대해 알레르기가 있는 아기가 있습니다. 이런 아기들은 꼭 소화기 체질 개선 치료를 해줘야 합니다. 돼지고기 속의 히스타민 성분에 의해서 알레르기가 발생하는 것이 아니라 돼지고기의 좋은 불포화지방도 소화를 못 할 만큼 소화 기능이 저하된 것입니다.

그러면 생후 6개월 이후의 시기에는 어떻게 먹이면 좋을까요? 저는 아기가 특별한 병증이 없으면 분유를 기본 주식으로 하고 이유식을 꼭 하려면 소화·흡수가 아주 쉽도록 만들어 주라고 합니다. 분유는 권장량의 80%만 주도록 하며, 이유식은 미음 수준으로 해서 돼지고기와 간단한 채소만 넣어서 먹이도록 합니다. 구체적으로 이유식 요리법을 알려드리면 돼지고기 삼겹살 60g(또는 생오리고기 30g) 덩어리째, 흰 쌀 60g, 알배추 60g 덩어리째를 물 2L에 넣고 물이 끓으면 그때부터 약불로 30분 더 끓입니다. 그런 뒤 고기와 배추를 건져내고 푹 퍼진 쌀과 물을 먹입니다. 약간 소금(토판염) 간을 해서 주시기 바랍니다. 이렇게 이유식 국물을 잘 먹이면 영양실조도 없고 병증도 없습니다. 특정 병증이 심한 아기들은 반드시 이렇게 해주면 좋으며, 별다른 증상이 없고 괜찮은 경우라도 권장합니다.

이 시기에 만일 아기가 자기의 소화·흡수량보다 더 많이 먹게 되면 코 막힘, 피부 염증, 먹고 나서 입 밖으로 흘림, 소아 변비(어른 변 모양), 설사(하루 3회 이상 배변) 등이 나타날 수 있으니 이런 증상들이 나타나지 않는 적정량을 찾아주는 것이 중요합니다. 먹이는 간격은 3시간 전후 정도가 적당합니다. 그보다 짧거나 길어지면 먹이는 양과 종류를 잘못 조절하고 있거나, 소화기관의 기능에 이상이 생긴 것입니다. 돌 이전까지 자주 많이 먹이면 안 좋은 음식이 과일, 감자, 고구마, 옥수수와 같은 것이며 특히 과일을 이때 많이 주면 단 것 위주로 식습관이 바뀌어서 나중에 군것질을 많이 합니다.

— 돌 이후

돌 이후에는 이유식을 주식으로 하되, 앞에서 말씀드린 레시피처럼 소화·흡수가 쉽도록 만들어줍니다. 아이의 먹는 양과 소화력에 따라서 국물보다는 건더기 위주로 양을 조금씩 늘려가면서 줍니다. 핵심은 불포화지방산을 많이 주고, 소화 잘되는 채소 위주로 주며 단맛 음식은 적게 주는 것입니다. 그리고 보통 돌이 지나면 분유를 끊고 생우유를 먹이기 시작하는데, 저는 두 돌까지는 흰 생우유 대신 분유를 계속 먹이되 분유 단계는 6개월 이전 단계 것을 계속 먹이라고 합니다. 이때 분유는 주식이 아니라 간식 개념으로 아침, 점심, 저녁 식사 사이에 먹이면 되고 하루 총량은

200~300㎖를 넘지 않도록 하며, 젖병이 아니라 일반 컵이나 빨대 컵에 생우유를 주듯이 합니다. 생우유보다 분유가 아기의 성장 발달에 필요한 충분한 영양소가 골고루 균형 있게 잘 들어 있고 소화도 쉽습니다. 또한 고기를 잘 먹는 아이라면 굳이 썩 좋지도 않은 생우유를 먹일 필요는 없습니다.

— 두 돌 이후

두 돌이 지나고 30개월 즈음부터 비로소 어른과 같이 먹이도록 해줍니다. 일반적인 티칭보다 많게는 1년 이상 느린 일정임에도 이렇게 말씀드리는 이유는 이때 아이는 가장 소화·흡수를 편하게 하고 다른 일체의 큰 문제가 없기 때문입니다. 이 시기는 음식을 가려주는 것도 중요하지만 정말 더 중요한 것이 운동입니다. 이때 운동 안 시키면 그만큼 엄마가 힘들어지게 됩니다. 아직 어리다고 집에만 데리고 있지 말고 무조건 땀이 비 오듯이 운동시켜야 하며 하루에 최소 2시간을 매일 하는 것이 좋습니다. 이 시기는 성장 과정에서 엄청난 열이 만들어지는 때라 체온을 유지하고 남는 열은 순환을 시켜야 하며 가장 좋은 방법이 운동을 통해서 땀을 내고 순환시키는 것입니다. 물론 운동은 이 시기뿐만 아니라 지속적으로 아이가 커도 계속해줘야 합니다. 이런 과정이 잘 안되면 변증(變蒸, 성장 열, 생리적 열)이 생기게 됩니다. 이 성장열의 특징은 해열제 먹이면 내려갔다가 또 금방 올라가는데 짧으면 4~5일, 길면 7일도 간다는 것입니다. 고열이 길어지니까 입원시키는데 폐렴류의 진단을 받아오기도 합니다.

운동을 하려고 해도 운동시킬 공간도 시간도 마땅히 없는 경우가 있습니다. 이때는 아이의 엄청난 에너지를 소모시키는 방법으로 집에서 손발마사지(안마)를 해주도록 합니다. 한번 설명드린 내용인데 다시 말씀드리면 눕히거나 앉혀놓고 손목 아래부터 손가락 끝까지, 발목에서 발가락 끝까지 좌우 손발 네 군데를 '왼손-오른손-왼발-오른발' 순서로 한 곳당 2분씩 해서 3세트(세트 당 8분 소요)씩을 하루에 2~3번(6~9세트) 하면 됩니다. 하기는 힘들지만 하는 사람과 받는 아기 모두에게 매우 좋습니다. 이 손발마사지를 매일 잘 해주거나 기억해뒀다가 응급 시에 활용하면 좋습니다. 아이들의 야경증/야제증, 늦게 자는 아이, 열이나 기침 콧물이 있는 감기, 체기, 소화 불량, 장염 등 제반 아이들의 증상에 보기보다 매우 뛰어난 효과가 있습니다.

Q

저희 아기가 남자아이고 만으로 3살 넘겼습니다. 그런데 이미 편식이 시작된 것 같습니다. 매일 우유, 치즈, 요구르트를 많이 먹고요. 과일을 포함해서 단 과자, 사탕, 아이스크림만 먹습니다. 고기는 잘 안 먹으려고 하고, 밥양도 적고요. 어떻게 해야 할까요?

A

아이가 있는 거의 대부분의 집 상황이 이런 것 같습니다. 아기가 태어나서 첫돌 이전, 더 정확히는 보통 이유식을 시작하는 6개월 시점부터 음식에 대해서 부모님이 확고한 신념으로 접근하시는 경우가 아니고서는 아이들이 좋아할 만한 단맛 음식을 한두 번씩 먹이게 되고, 거기에 아이들의 입맛이 길들면서 편식이 고착화되는 경우가 대부분입니다. 거의 아이들이 좋아하는 음식인 과자, 사탕, 아이스크림 외에도 과일은 좋은 거라고 하니까 간식 겸 과자 대신으로 많이 먹이십니다. 또 우유, 치즈, 요구르트는 아이들 성장을 생각해서 많이 먹이시죠.

그러나 문제는 과일을 포함해서 과자, 사탕, 아이스크림류는 너무 달다는 것입니다. 과일이 달다는 것은 과당이 많다는 것이고 그것은 곧 필요 없는 과잉의 열을 만들게 해서 아이 몸에 잦은 감기, 비염, 아토피, 피부가려움증, 소화 불량, 복통, 변비, 설사 등의 각종 증상을 일으키게 합니다. 우유, 치즈, 요구르트 등은 유지방, 포화지방, 첨가물 등이 문제가 될 수 있습니다. 따라서 단 음식은 최대한 적게 섭취하는 것이 좋으며 우유는 저지방 우유로, 치즈는 연성 치즈보다는 숙성 치즈로, 요구르트는 집에서 만들어서 주거나 당분이 전혀 없는 플레인으로 먹이는 것이 좋습니다.

그러나 이렇게 음식 조절도 하지만 근본적으로는 소화기 체질의 균형을 잡아주는 것이 중요합니다. 체질적으로 담, 췌장 기능이 약한 아이들은 편식이 쉽게 발생해서 단 것만 찾게 되고 고기류를 싫어하거나 밥 먹기를 싫어합니다. 위 기능이 약한 체질 아이의 경우에는 식욕 자체가 부족하게 됩니다. 또 위 기능만 너무 왕성하면 식욕이 지나치게 돼서 먹은 음식의 소화·흡수를 못 하는 경우도 발생합니다. 소화기가 불균형하게 되면 변비, 설사가 생기고, 밥 먹고 20분 이내에 배 아파서 화장실을 가게 됩니다. 이는 소화기의 균형이 깨진 대표적인 증상 중 하나로서 지금 밥 먹은 것이 바로 변으로 나가는 것이 아니라 밥을 먹어서 커진 위가 예민해진 대장을 눌러서 발생하는 안 좋은 증상입니다. 또한 체력이 약해지고 면역력이 떨어져 잔병치레를 자주 하게 됩니다. 하지만 소화기의 균형을 잡아주는 치료를 해주면 이런 부분이 좋아지게 되고, 아이의 건강이나 성장 발달에도 문제가 생기지 않아 잘 자라게 됩니다.

Q

아이들 간식은 어떤 것이 좋을까요? 그리고 어린이집과 유치원을 다니면 급식과 단 음식들을 먹게 되는데요, 괜찮을까요?

A

아이들은 위장관이 아직 미숙한 반면 활동량과 열 발생량이 많기 때문에 금방금방 배가 고픈 것이 당연하며 따라서 간식이 필요합니다. 그러나 시중 마트에 파는 것은 뭐든 간에 마음 놓고 줄 수 있는 것이 거의 없습니다. 당분, 밀가루, 첨가물, 포화지방, 트랜스지방, 과도한 양념의 문제에서 자유로운 것이 없죠. 뭘 먹여야 할까요? 저는 만 2세 이전에 가장 좋은 간식은 분유를 꼽습니다. 보통 분유는 당분이 많다고 생각해서 빠르면 6개월, 늦어도 첫돌에서 두 돌 사이에는 다 끊고 생우유를 먹이시는데요. 저는 분유 중에서도 유지방 함량이 높은 6개월 이전 아기용 분유를 권합니다. 왜냐하면 생우유가 포화유지방과 유단백 위주의 단일 식품이라면, 분유는 5대 영양소가 골고루 갖추어진 그야말로 완전식품에 가깝기 때문입니다. 다만 분유의 농도를 70~80%로 낮추어 주라고 권합니다. 식사 사이에 간식으로는 분유가 좋습니다.

만 2세를 지나서부터는 간식에 대한 요구량 자체가 많아지기 때문에 분유만으로는 부족한 아이가 많습니다. 이때는 식사 때 필수아미노산과 불포화지방산을 이미 충분히 섭취했다는 가정 하에서 분유 외의 간식으로는 두부, 누룽지, 익힌 과일, 무첨가 두유 같은 것이 좋습니다. 토마토를 익혀서 껍질 벗겨 내고 냉장고에서 차갑게 해서 설탕을 뿌려서 주게 되면 과일 대용의 맛있는 간식이 되며 여기에 두유, 저지방 우유를 타 줘도 좋습니다. 다만 생과일은 가급적 줄여서 먹이거나 식사 중에 먹이는 게 좋습니다.

만 3~4살을 지나면 아이의 활동량이 왕성해지므로 음식 개념의 간식이 필요합니다. 추천할 만한 것은 첨가물 넣지 않고 그날그날 유기농 밀을 빻아서 빵 만드는 집에서 빵을 사다가 패티로 삼겹살이나 오리고기를 칼집 내서 넣고 양상추와 숙성 치즈를 넣어서 올리브오일 약간을 같이 찍은 뒤 햄버거처럼 먹이는 것입니다. 맛도 좋거니와 영양적으로도 우수합니다. 또 위에 말씀드린 토마토에 추가로 올리브오일을 티스푼 정도 넣고 햄버거와 같이 주면 맛도 더 좋고 영양에도 아주 뛰어난 간식이 됩니다.

어떻게 먹여야 할까요? - 1. 과식 여부

사람의 체질은 부모로부터 받아서 결정됩니다. 일차적으로 난자와 정자가 만나서 수정할 때의 부모의 몸 상태가 중요하고, 이차적으로는 태중에 있을 때 엄마의 몸 상태가 중요합니다. 그리고 그렇게 한 번 타고난 체질의 바탕은 거의 평생 지속됩니다. 다만, 그 체질의 바탕 위에서 같은 체질이라도 후천적으로 더 좋아지느냐, 악화되느냐, 잘 유지하냐의 차이가 있습니다. 그것을 결정하는 가장 큰 요인 중의 하나가 바로 음식이므로 야경증/야제증 아기들이 먹는 것을 어떻게 하는 것이 좋을지 말씀드리겠습니다. 소화기 상태는 아기들의 잠에 지대한 영향을 미칩니다. 꼭 야경증/야제증이 없더라도 이렇게 해주면 아이의 소화 기능 및 면역력, 신체 성장 및 뇌 발달에 참 좋습니다.

우선 유념할 가장 큰 원칙이 '과식 금지'입니다. 어린 아기들이 무슨 과식을 할까 싶고, 아이들이 보기 좋게 통통하려면 뭐든 잘 먹여야 된다고 생각하신다면, 그건 과거 1980년대 이전의 생활환경/식사환경에서 비롯된 사고방식이라 할 수 있습니다. 지금도 할아버지 할머니들은 손자 손녀들에게 뭐든지 많이 못 먹여서 안달들이십니다. 아이들은 생각보다 많이 과식도 하기 때문에 뭐든 잘 먹이다가는 통통하고 보기 좋은 정도를 지나서 아이의 건강을 해칠 수 있습니다. 과식하지 않도록 하려면 아기들이 과식하거나 지금 배가 너무 부른 상태임을 알아야 합니다. 어떻게 알 수 있을까요?

아기의 과식 여부는 세 가지를 잘 관찰하시면 됩니다.

1) 게워 내거나 토하는 것
2) 변 상태의 변화
3) 항문 색깔의 변화

이상 세 가지 중에서 좋지 않은 사인이 나타나면 일단 속이 편하지 않은 것이고, 소화·흡수량에 비해 과식하고 있다고 볼 수 있습니다. 하나씩 좀 더 살펴보면 1)은 게워 내거나 토하는 것 외에도 먹고 나서 입 밖으로 주르륵 흘러내리는 것과 젖이나 분유, 특히 이유식 등을 입에 머금고 있거나 물고 있는 것도 포함됩니다.

2)에는 대변 색깔이 검은 변/녹색 변이거나, 대변의 상태가 묽은 변/토끼 똥/메마른 변이거나, 많은 배변횟수 등이 있습니다. 일반적으로 돌 이전의 어린 아기들에게는 검은 변/녹색 변, 묽은 변, 하루 3~5회의 배변횟수도 모두 정상이라고 합니다만, 이는 장염이나 체기가 아니라는 것이지 소화가 잘 되고 있다는 의미는 결코 아닙니다. 두 돌 이전 아기들의 배변 횟수는 하루 1회, 상태는 묽지도 딱딱하지도 않은 밀가루 반죽 정도라야 하고, 색깔은 녹색 검은색이 아닌 밝은 노랑이나 밝은 갈색, 냄새는 엄마 아빠가 맡았을 때 괜찮아야 하고, 끙 하고 힘주면 금방 쑥 잘 봐야 합니다.

3) 항문 색의 변화는 엉덩이 살이 아닌, 항문주름이 있는 항문의 색깔을 말합니다. 가장 좋은 상태는 옅은 핑크색 정도나 주변 피부보다 조금 짙은 피부 색깔 정도여야 하는데, 빨갛게 충혈되어 있다면(항문 발적) 좋지 않습니다. 항문 색깔을 관찰하는 시점은 소변 기저귀 갈 때입니다. 응가하고 난 뒤에는 당연히 항문 발적이 있으므로 1~2시간 정도의 시차 후에 소변 기저귀를 갈 때 봐야 합니다. 이것은 바로 직장의 충혈상태인데 대장 상태가 좋지 않을 때 그렇게 나타나게 됩니다.

보다 정확하게는 진맥을 보는 것이 좋지만 치료 중이든 아니든 집에서 아기의 과식 여부는 일단 이와 같이 파악할 수 있습니다. 한 가지 더 봐야 할 점을 말씀드리면 배가 빵빵한지를 봅니다. 일어설 수 있는 아기부터 볼 수 있는데 아이가 일어선 상태에서 식사 직후(1시간 이내)가 아닌데도 계속 배가 빵빵하다면 과식해서 아직도 위장관이 커진 상태거나 가스가 많이 찬 상태입니다.

그러면 이제 식사량의 조절은 이렇게 판단할 수 있는데 무엇을 어떻게 먹어야 할지에 대한 것이 남습니다. 0세부터 만 3세 미만의 아이들이 먹는 것에는 모유, 분유, 이유식, 간식(과일, 과자, 초콜릿, 사탕 등), 비타민 영양제, 일반 식사 등이 있습니다. 하나씩 설명드리겠습니다.

어떻게 먹여야 할까요? - 2. 수유/이유식

앞에서 '아기의 음식에 대한 큰 원칙-아이가 과식하지 않도록 할 것'을 설명드렸습니다. 모유, 일반 식사, 간식(과일) 등 어떤 음식에든 꼭 지켜야 하는 중요한 원칙입니다. 이번 글에서는 좀 더 구체적으로 개별 음식에 대해서 하나하나 짚어보겠습니다. 만0세부터 만3세 이하(3~4세 이하)의 아이들이 먹는 것에는 모유, 분유, 이유식, 간식, 비타민, 일반식사, 영양제 등이 있습니다. 그중 모유, 분유, 이유식에 대해서 먼저 보겠습니다.

― 모유 & 분유 섭취 시
모유와 분유는 영유아들의 밥이며 여러 면에서 모유가 분유보다 좋다는 것은 당연합니다. 그러나 여기에는 반드시 엄마의 식사상태(영양)와 건강 상태라는 전제조건이 있습니다. 하루 삼시 세끼 꼬박 5대 영양소(탄수화물, 지방, 단백질, 비타민, 미네랄)를 균형 있게 섭취하는데 특이 증상이나 질환이 없고, 적당한 운동도 하는 상태라면 모유가 좋습니다. 그러나 안타깝게도 제가 진료실에서 만나는 엄마들의 90% 이상은 위와 같은 조건에 충족되지 못하였습니다. 이런 상황에서는 현실적으로 모유보다 분유를 먹는 것이 아이에게 더욱 균형 잡힌 영양 섭취입니다.

따라서 3개월 정도, 최대 6개월이면 면역성분 등 모유만의 장점은 거의 끝납니다. 그 이후에는 정서적인 면에서의 도움 외에는 오히려 모유가 영양적으로 분유에 비해 부족할 수 있습니다. 모유 수유만 너무 습관이 되어서 3개월 이후에 젖병과 분유를 거부하지 않도록 해주시기 바랍니다. 또한 분유는 뛰어난 영양 간식으로서 이유식을 시작한 이후에도 한동안(만 2세까지) 유지방과 유단백에 치우친 흰 우유 대신 컵이나 빨대 컵으로 마시도록 하는 걸 추천하고 있기 때문에 잘 맞는 분유를 찾아주시면 좋습니다. 모유 대신 분유 수유를 하거나, 이유식을 먹이면서 간식으로 먹일 때의 분유 제품 단계는 6개월 이전 단계의 분유를 먹도록 해줘야 영양이 풍부합니다.

— 분유는 얼마나 먹여야 할까

또 하나는 분유든 모유든 먹는 양인데, 모유는 소화도 그나마 쉽게 되어서 부족하면 부족했지 과식하게 되는 경우는 많지는 않습니다. 분유를 먹일 때가 중요한데 보통 분유통에 적힌 월령별 권장량을 엄청나게 경전처럼 충실히 따르고 아이가 그만큼 못 먹거나 혹은 반대로 많이 먹으면 꼭 큰 걱정을 하십니다. 하지만 그 내용들은 참고로만 해야 할 뿐 1편 글에서 설명드렸듯 과식하지 않도록 관찰해야 할 점들을 보면서 실제 우리 아이에게 딱 맞는 양을 찾아가야 합니다. 1회 수유량의 최대치는 분유통에 적힌 권장량으로 하고, 최소치는 그것의 50% 정도를 잡으면 됩니다. 그리고 시간 간격은 조금씩 차이가 있지만 짧아도 2시간 반은 넘기고 길어도 4시간을 넘기지 않아야 합니다. 그 간격 안에서 수유할 때마다 10㎖씩 늘리고 줄이면 됩니다.

세 가지(혹은 네 가지) 과식 여부를 체크하는 리스트를 봐도 과식의 징후가 없으면서, 수유 시간이 안 되었는데도 배고파하면 10㎖씩 늘려갑니다. 그 반대 상황이면 10㎖씩 줄여갑니다. 딱 적당한 상태는 과식의 징후가 없고 수유 간격 되기 10~20분 전에 배고파하는 것입니다. 10~20분 정도 배고픈 상태에서 먹으면 소화도 아주 잘 됩니다. 그래서 아이에게 잘 맞는 양은 아이들 간에 차이가 꽤 많이 나고, 그렇게 먹여야 통통한 것보다는 건강하고 알차고 단단하게 그리고 날씬하고 키 크게 자랄 수 있습니다.

— 이유식 섭취 시

아기가 6개월 즈음이 되면 엄마는 보통 이유식을 준비하기 시작하는데, 이때부터 식단 준비 등 고민이 엄청나게 커집니다. 굳이 6개월에 이유식을 시작해야 할 이유로는 저장철분의 부족, 저작운동을 통한 뇌의 자극, 미각의 발달, 소화능력의 증진 등 여러 가지 이유를 들긴 합니다. 그러나 문제는 아기의 소화능력입니다. 생후 6개월까지도 호흡기와 더불어 아직 미숙한 상태에 있는 것이 소화기이기 때문에, 특히 체질적으로 소화기가 더 약한 아이라면 이유식을 시작하면서 소화기 증상은 물론이고 갖가지 이상 증상을 나타내기 시작합니다.

야경증/야제증도 그중 하나이며, 피부 트러블, 잦은 감기, 비염/중이염/기관지염/폐렴, 고열, 경기 등 다양한 증상이 나타납니다. 설령 특별한 이상 증상이 없다 할지라도 이렇게 어릴 때부터 소화기에 무리를 주면, 만 1~2세 전후로 식욕이 극히 부진한 시기가 찾아옵니다. 생리적 식욕 부진기라고 부르기도 하는데, 사실 어릴 때부터 소화능력을 잘 보존하고 건강하게 키우면 식욕 부진은 커녕, 클수록 식욕은 물론이고 소화·흡수가 더 잘 됩니다. 따라서 이유식 시작 시기는 최대한 늦추어주는 것이 좋으며 저는 그 시기를 빠르면 10개월로, 일반적으로는 첫돌 시기로 잡습니다.

또 하나는 이유식의 양입니다. 처음부터 절대로 많은 양을 먹일 생각하지 마시고 아주 소량 정도인 20g(㎖)부터 시작하며 앞서 과식 여부를 체크하는 세 가지 기준을 잘 유념하면서 1~2주 간격으로 10g(㎖)씩 증가 또는 줄이면서 최대 120g(㎖) 범위 내에서 조절하도록 합니다. 그리고 이유식의 종류 또한 생각해볼 필요가 있습니다.

— 이유식 추천 음식

철분 함유량이 높다고 무조건 일단 이유식용 소고기를 필수로 먹이는데, 사실 소고기의 지방은 소화가 쉽지 않을 뿐 아니라 포화지방이 더 많아 순환에도 좋지 않고 체내에 불필요한 열도 많이 발생시킵니다. 철분함유량은 소뿐 아니라 모든 육류에 풍부합니다. 돼지고기만 해도 소고기의 60~70% 정도의 철분을 함유하고 있고, 이 정도면 아기들의 성장 발달에 충분합니다. 또 기본적으로 성장 중인 아기들이나 소아들은 혈중 철분이 검사상 표준치보다 조금 부족한 것은 당연하고 그래야 키가 잘 자랍니다.

돼지고기를 이유식으로 권하면 낯설어하면서 아기인데 괜찮나고 하십니다. 예, 괜찮고 아주 좋습니다. 전통적으로 돼지고기를 이유식에 사용하지 않았던 이유는 냉장시설이 없으면 돼지고기가 소고기에 비해 변패가 쉽게 되기 때문이었습니다. 이때 돼지고기에 균이나 박테리아의 침범이 쉬운 것은 더러워서가 아니라 그만큼 불포화지방산의 함유량이 높기 때문입니다. 소고기 육포보다 돼지고기 육포를 자연환경에서 만들기 쉽지 않은 것도 같은 이유입니다.

다만 소고기는 단백질 섭취 면에서는 여타 고기에 비해 월등합니다. 따라서 이유식에 고기를 넣을 때 소고기는 살코기(우둔살, 홍두깨살 부위를 추천하고 너무 퍽퍽해서 먹기 힘들어하면 안심)로만 절반 정도의 비율로 해주고, 나머지 절반은 신선한 상태의 돼지고기나 오리고기를 권합니다. 돼지고기나 오리고기는 불포화지방의 함량이 상대적으로 우수하기 때문에 아주 소화력이 약한 경우가 아니면 살코기 부위만 고집하지 않아도 괜찮습니다. 하루에 먹어야 할 적정량은 아기 주먹 정도 부피의 고기입니다.

다른 채소나 밥 종류를 줄 때 유의해야 하는 것은 소화가 안 돼서 변에 그대로 나오는 것들입니다. 가장 흔하고 많은 경우가 옥수수, 당근, 고사리, 나물류, 현미, 흑미, 귀리 등입니다. 그 밖에 음식들도 변에 나오는 것은 이유를 막론하고 아이에게 먹이지 않는 것이 좋습니다. 이를 제외하고는 다양한 채소와 밥으로 순차적으로 시작해주시는 것이 좋습니다. 채소 중에 가장 무난하고 소화도 쉽고 영양적으로도 괜찮은 것이 하얀 알배추이므로 우선 이것으로 시작하고, 밥은 현미나 잡곡보다는 흰쌀밥을 멀건 죽처럼 시작하는 것이 좋습니다.

어떻게 먹여야 할까요? - 3. 간식/식사/기타

야경증/야제증으로 잠 못 자는 아기에게 어떻게 음식을 해 먹이는 것이 좋을지, 한의학이론과 저의 진료경험, 실제 육아 과정의 경험을 바탕으로 안내해드리고 있습니다. 첫 번째 글이 과식은 피하라는 내용이었고, 두 번째 글에서 모유와 분유, 이유식에 대해서 말씀드렸습니다. 이번 세 번째 글은 아기 식단 구성에 참고할 만한 비타민 영양제 홍삼 등의 건강기능식품, 간식류, 일반식사에 대해서 말씀드리겠습니다.

— 건강기능식품 섭취 시

부모들이 아기와 아이들에게 건강기능식품 먹이는 경우를 생각보다 많이 봅니다. 비타민과 철분 칼슘 등의 미네랄, 유산균, 오메가3, 잘크톤 등과 홍삼까지… 이 중에 좋은 방법으로 잘 먹이면 좋은 것이 있고, 먹여서 나쁘지도 좋지도 않은 것이 있으며, 먹이면 좋지 않은 것들도 있습니다.

우선 잘 먹이면 좋은 것들로는 비타민류를 들 수 있습니다. 비타민의 가장 좋은 섭취방법은 고기, 생선, 채소 등의 자연 음식을 통해서 먹는 것이지만 그것이 여의치 않을 때 비타민제가 도움이 될 수 있는데 특히 비타민 D가 그렇고, 나머지 비타민들도 잘 먹이면 좋습니다. 아이들이 좋아하는 비타민 흉내만 낸 사탕류는 해당하지 않습니다. 보통 비타민제를 식후에 먹이는데 반대로 식사 직전이나 식사 중간에 먹이도록 해야 합니다. 그래야 흡수율을 그나마 조금이라도 높일 수 있으며, 소화기 장애 유발을 최소화할 수 있습니다. 바꿔 말하면 식후에 비타민제를 먹이면 흡수도 거의 안

될 뿐 아니라 소화 장애까지 유발합니다.

그리고 유산균이 있습니다. 비타민과 같이 유산균 역시 김치, 숙성치즈, 플레인 요구르트 등의 음식을 통해서 섭취하는 것이 가장 좋습니다. 유산균제는 아무래도 먹일 때만 좀 도움이 되고, 오래 먹였어도 안 먹이기 시작하면 바로 그 이전 상태로 돌아가기 때문에 지속적인 도움은 되지 않습니다. 비타민처럼 식사 중간에 주는 것이 좋습니다.

단독 미네랄류(철분제, 아연제 등)나 오메가3, 홍삼은 병원의 처방 등 특별한 섭취 이유가 없는 한 일단 피해주시기 바랍니다. 그리고 처방이 있더라도 철분, 아연, 오메가3는 더욱 음식으로 섭취해야만 합니다. 철분, 아연은 고기와 채소류를 잘 먹으면 대부분 해결이 됩니다. 아이들은 대부분 원래 채소를 싫어하고 잘 먹기 힘듭니다. 이런 경우에는 채소 육수를 내어서 이유식부터 일반식사의 국물, 반찬 조리 등에 두루두루 활용하도록 해주는 것이 아주 좋은 방법입니다. 오메가3 역시 제품이 아닌 반드시 음식으로 섭취해야 하는데 생견과류를 살짝 데쳐서 주면 좋고, 올리브오일(엑스트라 버진), 생들기름, 생참기름 등을 챙겨줘야 합니다. 먹는 양은 올리브오일 기준으로 하루 1ts(티스푼)부터 시작해서 아이 체질과 소화 상태에 맞도록 조정하거나 먹이면 됩니다.

— 간식 섭취 시

엄마/아빠들이 간식으로 많이 먹이는 것이 주로 유제품(요구르트, 치즈, 우유 등)과 과일, 감자, 고구마, 과자, 사탕, 초콜릿, 빵, 떡 등입니다. 모든 음식이 그렇지만 특히 마트에서 판매하는 거의 모든 간식류에는 첨가물이 들어갑니다. 가급적 100% 첨가물이 없는 것이 좋겠습니다. 베이비 요플레, 베이비 치즈 등에는 거의 다 들어가 있다고 보시면 됩니다. 엄마가 먹거나 냄새를 맡아봤을 때 아이들이 좋아할 만한 향긋하고 맛있는 것은 거의 첨가물이 들어가 있습니다.

요구르트는 첨가물이 전혀 없는 100% 플레인 요구르트를 사거나 집에서 만들어서 원당(비정제 설탕/함밀당인데 당장 없으면 천연 시럽) 약간을 넣어서 맛있게 맞추어주시면 됩니다. 치즈는 처음 치즈를 먹일 때부터 1년 이상 숙성시킨 숙성 치즈에 적응시키는 것이 좋으며, 향이나 맛이 지나치게 강하지 않은 것 중에서 고르면 됩니다. 숙성 치즈는 짜기 때문에 사실 이 자체를 간식으로 주는 것보다는 아기 손톱만큼의 크기로 하루 2~3개 정도 다른 간식이나 밥/이유식 등에 넣어서 먹여주면 좋습니다.

우유의 경우 고기 섭취를 꾸준히 잘하고 있는 경우라면 전혀 안 먹여도 정말로 무방합니다. 우유는 고기가 부족해서 못 먹던 시절에 그 대체품으로 먹기 시작했다는 사실을 상기하면 쉽게 이해가 될 것입니다. 우유는 유지방과 유단백에 치우쳐 있는 반면 고기는 단백질 지방 외에도 성장에 필수적인 다양한 비타민, 미네랄 성분이 풍부하기 때문입니다. 만약 고기를 정말 싫어하고, 갈아서 줘도 잘 못 먹는 아이라면 우유라도 보충을 해줘야 하는데 이때 일반 아이들 용 우유보다는 저지방 우유를 권장합니다. 저지방 우유에 올리브오일(혹은 생들기름) 1ts씩을 타서 먹여주면 좋은 지방을 잘 먹일 수 있습니다.

감자, 고구마는 자연식품이니까 그리고 떡은 밀가루 아닌 쌀이니까 감자, 고구마, 떡은 괜찮을 거로 생각하시고 매일같이 간식으로 먹이는 엄마들도 꽤 많습니다. 감자는 그나마 과식을 하거나 매일 먹지 않는 한 큰 문제를 일으키지 않습니다. 반면 고구마의 경우는 위산 분비를 자극하여 소화 장애와 체기를 잘 일으킵니다. 고구마를 단독으로 주 2회 이상 자주 많이 먹이지는 마시기 바랍니다. 무엇보다 떡이 생각보다 안 좋은데 시중의 떡은 설탕이나 기타 첨가물이 있는 경우도 많고 가루(쌀가루, 밀가루)로 만든 음식 자체가 많이 먹으면 소화기 문제를 발생시킵니다. 가장 문제는 떡의 쫄깃하고 찰진 성분이 소화 장애를 매우 많이 일으킨다는 것입니다.

과자, 사탕, 초콜릿, 아이스크림, 빵 같은 것들이야 안 좋은 것을 아실 테니까 집에서만큼은 계속 먹는 습관은 들이지 않는 것이 좋습니다. 나중에 좀 크면 밖에서 다 먹을 것이기 때문에 집에서까지 주면 너무 많이 먹게 됩니다. 과자, 초콜릿, 아이스크림, 빵에 공통적으로 들어가는 식물성 기름 성분들이 제조과정에서 변성되어 트랜스지방처럼 순환문제와 열 문제를 일으키게 됩니다. 설탕은 차라리 양호한 편인데 무가당이라고 하면서 감미료 첨가물이 들어가는 것들(껌, 젤리 등)이 뇌/말초 신경 순환에 안 좋은 영향을 많이 미칩니다. 초콜릿도 아이들이 무지무지 좋아하는데, 시중의 초콜릿은 90% 이상 유지와 첨가물로 만든 가짜 초콜릿입니다. 반면 카카오 함량이 아주 높은 리얼 초콜릿은 아기 손톱만큼 하루에 1~2개 먹으면 건강에 더 좋습니다.

간식 중에 오해가 많은 것이 과일인데 무조건 좋다고 생각하시거나 혹은 좀 안 좋아도 사탕, 과자 같은 것들보다야 낫다고 생각하시고 관대하게 주십니다. 사실 첨가물이나 트랜스지방 면에서 보면 과자 같은 것보다야 백번 낫긴 합니다. 그런데 문제는 과일 속의 과당입니다. 과일의 비타민/미네랄/섬유질 등의 장점보다 과당이 일으키는 문제가 더 클 수 있습니다. 특히 아토피, 비염, 천식, 중이염, 기관지염, 편식, 소화 불량, 변비 등의 열 순환이 안 되는 병증이 있는 아이들의 경우 과일 속의 과당은 혈당을 순식간에 올려서 열을 많이 발생시키고 췌장 기능을 장기적으로 저하시키므로 몸의 순환을 저해합니다.

따라서 과일의 경우 일반적으로 먹이는 방법인 간식이나 식후에 먹이는 것은 좋지 않으며, 식사 바로 직전(밥상을 차려놓고 먹는 것)이 가장 좋으며 식사 시의 반찬으로 샐러드처럼 주시기 바랍니다. 식전에 과일을 먹으면 밥맛이 줄어들어 밥을 적게 먹을까 걱정하시는데 과일을 먹고 나서 밥을 적게 먹거나 한두 번 안 먹어도 괜찮습니다. 다만 과일 자체로 배부를 만큼 많이 먹어서 다른 반찬 특히 고기를 못 먹는다면 안 되니까 약간 부족한 듯, 아쉬운 듯 먹이시기 바랍니다.

이렇게 과일까지 안 좋다고 듣고 나면 간식으로 대체 뭘 먹이지? 하는 생각이 드실 겁니다. 사실 그렇습니다. 간식으로 사서 먹일 것이 딱히 없습니다. 시중에 간식거리들이 안 좋다는 말이기도 하고, 하루 세끼 밥을 영양소 충실하게 든든히 먹으면 간식을 그리 많이 먹이지 않아도 된다는 뜻이기도 합니다. 두 돌 전에는 위장의 용적이 작아서 간식으로 식사 사이에 보충을 해주는 것이 필요한데, 저는 이때 분유를 권장합니다. 돌 이전 단계의 분유로 하루 총 200~300㎖ 이내에서 2~3회에 걸쳐 컵이나 빨대로 마시게 하면 간식으로는 영양소도 너무 좋고 소화도 편합니다. 그리고 두 돌 이후에는 일단 간식을 바로 찾지 않도록 밥을 든든히 먹는 것이 우선이고 그러고 나서도 활동이 많아서 간식이 필요한 경우에는 가급적 단일 식품의 간식보다는 탄수화물, 지방, 단백질이 균형을 이루도록 좋은 탄수화물, 좋은 지방, 좋은 단백질을 챙겨주는 것이 좋습니다. 무난하기로는 무첨가 두유, 첨가물 없는 수제 전통 두부, 무지방 우유 등에 감자/고구마+올리브/생들기름 등을 활용하는 편을 추천합니다.

— 일반 식사 시

마지막으로 일반 식사입니다. 빠른 아이는 돌 무렵부터 일반 식사를 시키는 경우를 보는데, 이 역시 가급적 늦게 시작하는 것이 좋습니다. 저희 집 같은 경우, 두 돌이 지나면서 일반 식사를 조금씩 시켰습니다. 성장 및 발달에 아무런 문제가 없고 아주 잘 컸습니다. 진료실에서 보는 아이들에게도 이렇게 추천합니다.

일반 식사 시 아이 식단의 큰 원칙 역시 동일합니다. 과식하지 않도록 하여야 하며, 소화 상태를 잘 살피고 인공첨가물과 트랜스지방화 된 것을 배제하며 포화지방은 적게, 불포화지방은 풍부하게 줍니다. 그리고 단백질, 지방, 탄수화물, 비타민, 미네랄이 균형을 이루도록 매끼 고기와 채소를 다양하게, 밥은 백미보다는 현미 잡곡식을 조금씩 해주되 반드시 소화가 편하도록 해줘야 합니다. 일반 현미, 흑미 등은 그냥 먹었을 때는 소화 장애를 일으키는 곡식입니다. 즉, 현미의 쌀눈을 많이 살린다고 좋은 것이 아니라 소화가 쉬울 만큼 적당히 해야 하고(변 상태를 잘 봐야 합니다), 잡곡이나 현미 등은 최대한 충분히 냉장고에서 24시간 이상 물에 불리고 아이가 잘 씹는 경우에 줘야 합니다.

생선은 건강식품이라 생각하시는 분들이 많아서 거리낌 없이 요리해 주시는 경우가 있는데 이 역시 주의가 필요합니다. 생선 기름은 불포화지방산이 풍부한 좋은 기름이지만 열에 약하기로는 식물성 기름과 동일하기 때문에 쉽게 변성이 됩니다. 그래서 기름이 많은 등푸른 생선(고등어 등)은 건강식품으로 꼽히지만, 요리해서 먹었을 때 알레르기를 가장 많이 일으키는 식품 중 하나입니다. 아이들에게 생선은 흰살 생선(가자미, 조기 등) 위주로 주는 것이 안전합니다.

— 상비하면 아주 좋아요

집에서 상비하면 요리나 기타 여러모로 활용하기에 좋은 음식으로 토판염, 원당, 엑스트라버진 올리브오일, 발사믹 식초, 무첨가 버터, 숙성치즈, 플레인 요구르트, 생견과류, 무첨가 두유 등이 있습니다. 토판염은 좀 낯설 수 있는데 천일염을 만드는 데 있어 천연 재래방식으로 하는 것이라 깨끗하고 무기질 함유량이 높습니다. 원당은 함밀당이라고도 하며 일반 시중의 설탕(황/흑설탕 포함)이 정제 설탕이라 오직 당분임에 반해 비정제 설탕으로서 당분 외의 미네랄 등 영양분이 풍부합니다. 엑스트라버진 올리브오일은 많이 아실 테니 산도만 0.5 이하인 것으로 고르시면 좋습니다. 발사믹 식초는 올리브오일과 같이 활용하면 소화 작용에 아주 좋으며 최소 3년 이상 숙성된 것이 좋습니다. 무첨가 버터는 계란 프라이 같은 짧은 조리시간에 일반 식용유 대신 활용하고, 숙성 치즈는 일반 아기들 치즈나 연성 치즈가 비숙성인 것과 달리 충분히 1년 이상 숙성된 치즈로서 장내 유익균이 풍부하며 단백질 소화도 잘 됩니다. 플레인 요구르트는 당분이나 향료 등의 첨가물 없이 발효된 요구르트이며, 생 견과류는 잣, 호두, 헴프시드 등을 활용하면 좋습니다. 무첨가 두유는 각종 식품 첨가물, 당분이나 기타 향료, 정제 소금까지도 없는 것으로 간식으로 바로 먹거나 김치찌개 등

맵거나 짠 요리에도 사용할 수 있습니다.

이와 같은 음식에 대한 내용은 꼭 야경증/야제증이 있는 아기들에만 해당하는 것이 아닙니다. 야경증/야제증 자체가 건강하고 몸 컨디션이 좋다면 지속, 반복될 수 없는 증상이기 때문에 아무 병증이 없는 아기라도 이렇게 해주시면 아기의 장기적인 건강 측면에 많은 도움이 됩니다. 또한 야경증/야제증과 알레르기 증상이 있어 체질 개선 치료를 받는 경우에도 치료 종결 이후 음식을 통한 관리에도 참고하시기 바랍니다. 아이들마다 체질이 다양하고, 식습관, 기호가 다르기 때문에 위의 식단을 원칙으로 하되 상황에 맞추어 적용시켜야 할 것입니다.

6 장

엄마들의 궁금증

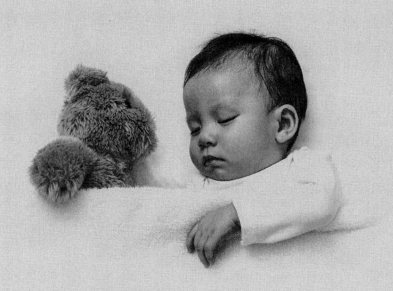

1. 야경증 Q&A

60일 된 아기가 잘 깨고 식은땀이 많은데 괜찮을까요?

태어나서부터 통잠을 쭉 잔 적이 없는데 성장통인가요?

잠이 없는 신생아, 혹시 야경증인가요?

영아산통 증상인지 야제증인지

생후 6개월 아기 야경증 치료는 어떤 식으로 하나요?

밤에 습관적으로 깨는 아기 상담하고 싶어요

8개월 아기 코 막힘, 혹시 야경증과도 관련이 있는지?

야제증 치료 효과 있나요? 밤에 보채는 아기 때문에 너무 힘듭니다

만 10개월 아기, 야경증 같은데, 고칠 수 있을지 문의드려요

자면서 우는 아기 상담 문의드려요

시간마다 깨는 15개월 아기 증상 좀 살펴봐 주세요

야경증 치료율 궁금합니다

생후 20개월 아기의 야경증과 코골이가 너무 심합니다

분노 발작? 야제증?

두 돌이 다 되도록 밤에 우는 아이 관련 문의

2. 기타 Q&A

모유 수유, 언제까지 해야 할까요?

모유 수유 중 섭취하면 좋은 음식 추천해주세요

밤중 수유 어떻게 끊어야 할까요?

생후 10개월 밤에 자주 깨는 아기, 밤중 수유도 소용없네요

혼합 수유 중인데 구토, 변비 때문에 문의드립니다

6개월 아기 분유량은 얼마나 줘야 하고, 이유식은 언제부터 시작하는 게 좋을까요?

알레르기 피부, 이유식 시작해도 될까요?

이유식을 바꿔줄 때마다 두드러기가 생긴다면?

11개월 아기, 어떤 우유를 먹어야 할까요?

11개월 아기의 몸무게가 안 늘어요. 살찌우는 방법 없을까요?

15개월 된 아기예요. 얼마 전 영유아검사를 했더니 철분이 부족하다고 하네요

완모 중인 아기, 영양제 따로 섭취해야 하나요?

홍삼이 면역력에 도움이 될까요?

변 볼 때마다 힘들어하는 아이, 유산균 효과가 있을까요?

변 상태 좋아지는 유산균과 식욕에 도움되는 것 추천해주세요

유산균을 먹으면 면역력이 좋아지나요?

아이 첫돌에 녹용 보약 먹이는 것이 좋나요?

코피 자주 나는 아이에게 도움되는 방법에 대해서 알려주세요

어린 아기들도 진맥이 있나요? 짧게 진맥만 보고 체질을 알 수 있는지요

1. 야경증 Q&A

60일 된 아기가 잘 깨고 식은땀이
많은데 괜찮을까요?

Q

안녕하세요, 황지모 원장님. 아이가 태어났을 때부터 쭉 잠을 잘
못 자서 힘든 마음에 문의드려요. 저희 아이는 생후 60일 된 여
자아이고요. 아이가 낮잠은 그런대로 잘 자는데 밤만 되면 잠을
잘 못 자네요. 하도 보채서 품 안에 안아서 재우는 날이 많은데
자는가 싶어 내려놓으면 5분도 안 돼 칭얼거리고요. 한번 깨면
기본 30분은 안자고 보채고 울고 난리도 아니랍니다. 그리고 아
이가 잠을 잘 때 유독 식은땀을 많이 흘리는 것도 문제예요. 머
리나 등에 식은땀이 나서 옷이나 베개가 흠뻑 젖어있어요. 땀을
많이 흘리니까 얼굴이나 목에 땀띠가 계속 생기고요. 집이 많이
덥지도 않고 옷도 두껍게 입히지 않는데 왜 이렇게 땀을 많이 흘
리는 걸까요?

A

안녕하세요. 황지모 원장입니다.

60일 된 아기의 잠 문제로 힘드셔서 문의하셨는데, 적어주신 내용으로만 보면 아직은 크게 걱정할 만한 사항은 보이지 않습니다. 이때는 당연히 잠을 잘 못 자는 시기이고, 땀도 좀 많아서 옷까지 젖는 일도 흔합니다.

다만 몇 가지는 체크가 필요한데, 우선 밤잠만 잘 못 자는 것이므로 수면 리듬을 체크해야 할 것 같습니다. 문제가 없다면 수유 간격과 수면 전 마지막 수유와 밤중 수유의 양과 패턴도 고려해봐야 합니다. 땀띠는 습진이나 피부염 등으로 악화되지 않도록 방치하면 안 되고 적절한 환기와 보습이 중요합니다. 계속해서 안아서 재우거나 하는 것은 수면 습관을 안 좋게 들일 수 있으니 조심하시기 바랍니다.

피부가 예민하고 열이 적지는 않은 것으로 보이므로 아기의 대변 상태가 어떠한지 항상 잘 봐야 합니다. 코 막힘, 피부질환, 소화 상태도 점검해주면 더욱 좋겠습니다. 대변의 횟수나 배변량/모양/색깔/냄새, 코 막힘/콧물/코골이 유무, 복통/가스/역류증 등에 혹시 이상이 있으면 진료를 보는 것이 좋습니다. 모유와 분유의 상태와 질, 수유 간격, 양 또한 점검해야 합니다.

태어나서부터 통잠을
쭉 잔 적이 없는데 성장통인가요?

Q

저 좀 도와주세요! 90일 넘긴 아긴데요. 태어나서부터 통잠을
쭉 잔적이 없어요. 아직 어리니깐 주위에서 다들 괜찮다고 하셔
서 그런 줄 알았는데 얼마 전부터 분유도 잘 안 먹고 먹이려고
하면 울고불고 난리도 아니네요. 혼합 중이라 혹시나 하고 모유
를 줘도 잘 안 먹어요. 힘들게 재우고 나면 한 시간도 안 돼 끙
끙거리면서 울어요. 이게 성장통인가요? 이렇게 계속 밤을 새우
고 있는데 도대체 왜 이런 걸까요?

A

어린 아기가 잠을 못 자고 거기다 먹는 것까지 안 좋으면 불안해
집니다. 아이를 키우다 보면 여러 가지 걱정거리가 많기만 합니
다. 처음 키우는 아기이고, 누가 제대로 알려주지는 않고…. 지
금 아기가 3개월인데 누구나 자기의 성격이 있듯이 잠자는 시간
과 패턴도 아이들, 사람마다 천차만별입니다. 그러므로 자꾸 깨
느냐 여부보다 숙면이 중요합니다. 일단 생후 월령 90일이면 수
면 관계는 좀 더 지켜봐야 합니다. 그러나 월령이 많아질수록 잠
드는 시간은 짧아져야 하고, 깨는 횟수는 줄어들어야 하며, 깨서
다시 잠드는 시간도 줄어들어야 합니다.

지금 질문 주신 경우도 과거에는 성장통이거나 단순한 영아산
통으로 생각하기 쉬웠지만, 아이들이 겪는 수면 장애라고 보는
것이 보다 정확합니다. 먹는 것도 힘들어한다는 점에서 수면 장

애로 인해 소화 기능까지 저하되어 더욱 그럴 가능성이 높습니다. 만약 정말로 성장통이라면(90일 아기에게는 거의 없습니다) 밤뿐 아니라 낮에도 아프기 때문에 낮잠도 잘 못 자고 울겠죠. 또 단순 영아산통이라면 일시적으로 하루 이틀 정도로 지나가며 지속되지 않습니다.

우선 2주 이내의 상황이라면 먹으려 하는 만큼만 주시고, 많이 먹이지 않도록 하면서 좀 더 지켜보시기 바랍니다. 문제는 갈수록 수면/먹는 것 등의 증상이 안 좋아지거나 180일이 지나서도 수면 패턴이 지속적으로 안 좋은 경우인데, 몸의 순환문제는 없는지, 타 합병증 유무와 체질 상태에 대한 진료를 받아보는 것이 좋습니다.

잠이 없는 신생아, 혹시 야경증인가요?

Q

안녕하세요. 4개월 아기를 둔 엄마입니다. 다름이 아니라 저희 아기가 잠이 너무 없어서 걱정이네요. 낮잠도 하루에 2시간 정도밖에 안 자고… 밤에도 잠을 잘 못 자는데요. 유독 저희 아기만 이렇게 잠이 없는 건지, 또 야경증의 범주에 속하는지 궁금해서 문의드리게 되었어요. 저희 아기는 보통 밤에 잘 때는 밤 12시에서 3시 사이에 잠이 드는데, 새벽 5~6시 사이에 꼭 깨기 시작한답니다. 그러면 그때 잠깐 밤중 수유하고 조금 소화시킨 후에 다시 6~7시 사이에 잠이 들고요. 그 후에는 아침 9시쯤에 또 깨기 시작해서 하루를 시작하게 되는데요. 이게 저희 아이의 잠 패턴이에요. 이걸 지금 몇 주 전부터 계속하고 있는데, 이것이 수면 습관으로 자리 잡은 건지 저희 아이가 이상한 건지 궁금합니다. 저는 정말 저리도 잠이 없는 신생아는 처음 들어봅니다. 아기한테 무슨 몸에 문제가 있는 건지 걱정도 되고요. 것도 그럴 것이 밤에 깰 때는 얼굴이 뻘게질 정도로 악을 쓰고 우는 편이라서 더욱 그런 것 같네요. 아무튼 정말 이러다가, 우리 아기 잠자는 습관이 지금처럼 계속 가는 건 아닌 건지. 답변 기다리고 있겠습니다.

A

안녕하세요. 황지모 원장입니다.

4개월 아기의 잠자는 시간으로 보면 절대량이 무척 적은 편이긴 합니다. 잠은 아기 몸의 성장과 뇌 발달에 있어서 매우 중요한 문제이니까 가볍게 볼 일이 아닙니다. 밤에 잠드는 시간이 너무 늦은 것도 체크해봐야 하겠습니다. 두 가지 가능성이 모두 있는데 원래 정말 잠을 적게 자는 체질인 경우와 잠을 자고 싶긴 하나 잠을 못 자고 있는 경우입니다.

우선 잠이 적은 체질의 경우에는 생각보다 아이들의 수면 시간 편차가 많습니다. 지금 낮잠 2시간에 밤잠 9시간인데, 평균보다 낮잠은 1~2시간, 밤잠도 4~5시간 부족합니다. 문제는 그 짧은 시간이라도 잘 자는 경우라면 크게 걱정할 것이 없으나 지금 새벽에 깰 때 힘들게 깨어나 숙면을 못 하고 있다는 것입니다. 새벽에 깨는 거라 더 재우고 있는데 사실 새벽 5시 이후는 밤이 아니라 아침으로 봐야 합니다. 이보다 더 큰 문제는 너무 늦게 자고 있다는 것입니다. 아무리 늦어도 10시에는 잠에 들어가야 합니다. 수면 사이클 조정이 반드시 필요합니다.

지금과 같은 상황에서는 언제든지 소화기나 피부, 호흡기 문제가 아기의 체질이나 부모님 체질의 영향으로 인해 발생할 수 있으므로 그 부분에 대한 진맥이 필요하겠습니다. 따라서 진찰 후에 체질상, 건강상 큰 문제가 없다면 6개월 정도까지 1~2개월 좀 더 지켜보면 되겠고, 체질적으로 부족한 부분이 보강이 필요할 정도이거나 다른 증상도 있는 경우에는 빠른 체질 개선 치료를 해주는 것이 좋습니다. 체질 개선 치료 이후에 잠을 푹 잘 자게 되고, 다만 잠자는 수면의 총 시간만 짧은 것이라면 문제는 없습니다. 지금처럼 아기의 수면 부족이 문제가 되지 않을까 고민만 하면서 시간을 끄는 것은 아이 건강에 바람직하지 않습니다.

영아산통 증상인지 야제증인지

Q

안녕하세요. 132일 아기인데요. 다름이 아니라, 저희 아기가 한 2주 전부터 밤에 우유 먹여서 눕히면, 얼마 안 있어서 바로 깨는 편입니다. 중요한 것은, 깨면서 무엇에 놀란 마냥 자지러지게 울어서 저와 남편을 놀라게 한다는 점이에요. 그리고 매일 거의 똑같은 시간인 약 12시 20분부터 거의 1시간 정도 미친 듯이 울어대요. 혹시나 우유를 많이 먹였나 싶어서, 트림 잘 나오게 소화도 시켜보고 어떤 날은 분유도 부족하다시피 먹이기도 했었는데요. 그래도 요즘 따라 왜 이러는지 도통 이유를 잘 모르겠네요. 그도 그럴 것이, 낮 시간이나 자기 전에는 비교적 다른 또래 애들처럼 잘 노는 편이거든요? 그런데 왜 갑자기 몇 주 전부터 애기가 돌변하게 된 건지… 걱정만 할 뿐, 어찌해야 할지 도저히 모르겠어요. 혹시 영아산통 증상이지, 아니면 분노발작이나 잠투정인지 너무 걱정돼서 인터넷에 영아산통과 관련돼서 검색하다가, 우연히 야제증이라는 것을 알게 됐네요. 그래서 혹시 저희 아기도 야제증 같은 것을 겪고 있는지 알고 싶어요. 정말 자다가 무의식중에 폭발해서 우는 거는 어떤 방식으로 해도 진짜 안 달래지더라고요. 아무튼 걱정이 많습니다. 두서없이 얘기했지만 답변 부탁드려요.

A

과거에는 영유아들이 잠을 못 자고 우는 경우를 영아산통이라고 하곤 했습니다. 즉, 복부에 주로 나타나는 원인불명의 통증이 원인이라는 것인데, 사실은 아이들의 수면 장애(야경증/야제증)일 가능성이 매우 높습니다. 물론 정확한 것은 아이의 진료를 봐야 알 수 있습니다.

가능성은 몇 가지 있습니다. 정말로 야경증/야제증일 수도 있으며 아니면 단순 컨디션 저하, 과식 소화 장애, 스트레스 등이 원인일 수도 있죠. 만약 일시적인 현상이나 증상이라면 크게 걱정하지 않으셔도 좋으며, 그 기준은 대략 2주로 잡습니다. 환경이나 기타 요인으로 잠을 못 자는 증상이 있을 때 2주까지는 지켜봐도 좋지만, 그 이상 한 달 넘게 지속된다면 진료를 통해 정확한 원인을 파악해볼 필요가 있습니다. 거의 확실한 점은 분노발작이나 스트레스 요인은 아니며, 아기가 놀란 것처럼 자지러지게 울거나 발작하듯이 울어도 정신과적 영향은 없으므로 안심하시기 바랍니다.

우선 집에서 해보실 부분은 우유를 먹이고 바로 재우지 말고, 최소한 잠자기 1시간 전에 마지막 분유를 먹일 것과 자기 전 분유량은 낮에 먹는 양보다 조금 적은 듯(50~70% 정도) 먹이는 것입니다. 그래도 계속 잠 증상이 지속된다면 내원해서 진찰을 받아보시기 바랍니다.

생후 6개월 아기 야경증 치료는
어떤 식으로 하나요?

Q

생후 6개월 된 우리 딸, 잠투정이 너무 심해 걱정이 돼서 이렇게 문의드립니다. 100일의 기적이 찾아올 줄 알았던 저희 딸내미에게, 신생아 때보다 더 심한 잠투정이 계속되고 있네요. 낮에는 정말 웃기도 잘 웃고 잘 노는 편인데, 꼭 자기 직전에 어찌나 심한 잠투정을 부려대는지 저녁에 목욕시키고 집안의 불은 있는 대로 다 끈 뒤 수면 분위기를 조성해도 꼭 삼십 분에서 한 시간은 울어야 아기가 잠이 들어요. 또한 귀를 잡아 뜯는 것은 기본이고, 눈가가 빨개질 정도로 비비질 않나 머리를 벅벅 긁어대는 탓에 아기 머리나 귀 쪽에 상처로 가득합니다. 사실 자기 손으로 낸 상처는 금방 아물긴 하지만, 그래도 부모의 입장에서 정말 속상할 따름이고요.

그리고 제일 중요한 게 수면 시간인데, 저희 아기가 밤 아홉 시에 재워서 아침 일곱 시에 일어나도 중간에 깨서 우는 시간까지

합하면 한 7시간 밖에 못 자는 것 같아요. 아직 6개월밖에 안 된 아기가 이렇게 안 자도 되는 건지…(성인 평균 수면 시간이랑 거의 비슷하잖아요) 처음에는 제 심신이 지치고 힘들어서 제 딸 걱정은 못 했었는데, 시간이 흐르면 흐를수록 이젠 제 몸보다 아기 걱정이 됩니다. 제가 봤을 땐 아기 증상이 그냥 잠투정보다는 야제증인가 야경증이 확실한 것 같은데… 맞다면 앞으로 어떻게 해야 할지 모르겠습니다. 무의식적으로 6개월밖에 안 된 아기를 치료한다는 게 엄두가 안 나서요. 그래서 저희 아기의 증상에 대해 문의드립니다. 답변 기다리겠습니다. 꼭 부탁드려요!

A

단순한 잠투정이거나 일시적인 증상이라면 당연히 시간이 약이니 좀 더 지켜보는 것이 좋겠죠. 그러나 잠투정 심한 아기가 체질적으로 약하고 부족한 것 때문에 나타나는 야경증/야제증이라면, 응당 그에 맞추어 치료를 해줘야 할 것입니다. 지금 생후 6개월 아기가 잠드는 데 시간이 지나치게 오래 걸리고 있고, 수면 중간에 계속 깨고 있으며, 머리나 귀에 피부 가려움도 있는 것으로 보입니다. 잠자는 시간 자체도 부족한 상황이라서 아이의 성장 발달에 장기적인 악영향이 우려됩니다. 정확하게는 체크를 해봐야 하겠지만 일단 야경증/야제증이라고 볼 수 있습니다.

이러한 경우 저희 병원에서는 야경증/야제증 증상 자체도 치료하지만 근본적으로는 체질 개선을 위한 처방과 치료를 함으로써, 아이의 장기적인 건강과 증상의 재발방지에 노력하고 있습니다. 잠 못 자는 이유야 여러 가지가 있지만, 근본원인은 잠을 깊이 들지 못하는 몸 상태라는 것입니다. 체질 개선 처방을 저희 맑은 탕전법으로 조제하는 치료는 3개월 이전의 아기라도 아무런 문제 없이 잘 받고 있습니다.

체질 상태가 강건하다면 크면서 잠도 좋아지고 다른 증상이나, 진맥에 다른 이상은 없을 것입니다. 그렇지 못한 경우에는 잠도 계속 못 자면서 비염, 소화기 증상, 호흡기 증상, 피부 증상 등이 같이 생기거나 혹은 잠은 좋아졌지만 다른 더 안 좋은 증상들이 이어서 발생하거나 산만해지고 집중력이 떨어지는 양상을 보이기도 합니다. 증상이 있음에도 오래 지켜보면 아기의 건강에 마이너스 요인이 누적되므로 가급적 빠른 진료 및 치료가 도움이 될 것입니다.

밤에 습관적으로 깨는
아기 상담하고 싶어요

Q

저희 아가가 이제 7개월 반 지나고 있는데요. 밤마다 습관적으로 깨서 우는 편인지라, 이렇게 상담요청 드리게 되었습니다. 간밤은 정말 10번은 자다가 일어나서 안아줬는데, 하루 종일 힘들고 비몽사몽이네요. 아들이 평소 낮잠을 적게 자든 많이 자든 혹은 자기 전에 적게 먹든 많이 먹든 항상 30분마다 한 번씩 깨서 징징대서 저를 너무 힘들게 합니다. 사실 시간이 지나면 괜찮겠거니 했는데 지금 하는 행동이 습관이 돼서 계속 저럴까 봐 덜컥 겁이 나네요. 어디서 들은 얘기로, 이렇게 습관적으로 깨는 아기는 먼저 깨기 전에 미리 살짝 깨워서 습관을 무너뜨리라고도 하는데 전혀 안 먹히고 있고요. 아기는 아기대로 힘들어 하는 것 같아 너무 걱정이 되네요. 낮엔 엄청 잘 놀고, 사랑스럽게 웃고, 눈에 넣어도 안 아플 정도 너무너무 예쁜데 밤에는 유독 왜 이러는지 너무 답답하고 속상할 지경이에요. 뭐가 문제인지는 잘 모르겠는데 저희 아기도 좋아질 수 있을까요?

A

지금 생각하시는 것처럼 아이가 단지 습관적으로 깨고 있는 것은 아닙니다. 즉, 현재 수면 습관의 문제는 아닌 것으로 보입니다. 30분 간격으로 깬다는 자체는 깊은 잠에 들어가는 과정, 즉 입면 과정에서 문제가 지속적으로 발생한다는 것이며 이런 증상이 장기간 계속될 때 아이의 건강상 문제 발생이 우려됩니다. 습관상, 즉 깨는 것이 버릇이 돼서 그런 것이 아니라 자고 싶긴 하지만 번번이 깊은 잠 단계로 진입을 못 하는 것입니다. 지금 아기의 수면 습관적인 부분은 자다가 깨었을 때 울고 엄마를 찾고 안아주고 해야 하는 것이 수면 습관입니다.

이렇게 잠을 자꾸 깨는 증상을 '상초 열독 기체증'이라고 합니다. 인체의 가슴 이상 머리 상부에 열 순환이 안 되면서 깊은 잠에 들어가지 못하게 됩니다. 잠이라는 것은 그 시간 동안에 모든 인체의 기능을 회복되고, 재생되며 아이의 경우는 거기에 더해서 몸의 성장과, 뇌 및 정서의 발달이 이루어지는 시간입니다. 이것이 더 문제입니다.

또한 아이가 더 커가면서 잠 못 자는 증상 자체가 사라진다 해도, 상초 열독 기체증은 그대로이기 때문에 호흡기 질환(비염, 중이염, 기관지염, 편도, 폐렴), 피부질환(습진, 아토피, 두드러기, 건선 등), 소화기 질환(식욕 부진, 편식, 성장부진, 면역력 저하, 체력 저하 등)으로 이어질 가능성이 매우 높습니다. 실제로도 저희 병원에 내원하는 아이들을 통해 이런 사실이 확인됩니다. 조기에 진찰을 받고 필요 시에는 체질 개선을 해주는 것이 중요하겠으며, 갓 태어난 신생아 시기부터도 체질 개선 처방을 맑은 탕전법으로 조제한 투명 한약은 마시는 물 수준이므로 100% 안심하고 복용 가능합니다.

8개월 아기 코 막힘, 혹시 야경증과도 관련이 있는지?

Q

코 막혀서 입으로 숨 쉬고 콧물이 그렁그렁한 우리 아가. 이제 8개월 되었는데, 요새 감기를 달고 사네요. 특히나 밤에 자려고 누우면, 코가 막혀서 답답한지 잠들기 전까지 심하게 울고 잠이 듭니다. 또 자다가도 새벽에 잘 깨서 엄청나게 우는데, 이런 증상을 야경증으로 볼 수 있나요? 육아 카페 들어가서 알아보니 증세가 비슷한 것 같은데… 코 막힘 현상 이외에도 야경증과 같은 다른 증상으로도 볼 수 있는지 궁금합니다. 며칠째 잠 못 자고 피곤하고 어지럽지만 저는 아플 시간도 없네요. 아무튼 아기의 코 막힘 현상이라고 보기엔 너무 심해서요. 답변 부탁드립니다.

A

안녕하세요. 황지모 원장입니다.
현재 8개월 아기의 코 막힘 증상으로 보아 전형적인 비염으로 보입니다. 아기 비염 증상은 코 막힘, 콧물, 잦은 코감기와 심하면 수면 무호흡과 코골이 증상까지 나타납니다. 야경증은 엄밀하게는 호흡기 증상과는 별개의 증상으로 분류하긴 하지만, 진료실에서 임상적으로 보면 상관관계가 굉장히 높습니다.

비염 증상과 야경증은 그 원인이 동일합니다. 바로 신체 상부(머리, 목, 호흡기, 기관지 등)의 열 순환이 잘 되지 않는 '상초 열독 기체증'이 원인입니다. 그 열 때문에 잠을 깊이 못 드는 것이고, 또 코의 비강 내에서는 점막이 붓고 체액이 쫄아 붙어서 비염이 됩니다. 또 야경증과 비염은 서로 악순환을 일으킵니다. 잠을 깊이 못 자니 피곤해서 면역력은 더 저하되고, 감기에 잘 걸리게 되고, 비염 증상도 수시로 나타나게 됩니다. 코가 막히니 충분한 산소 공급이 안 되므로 숙면을 푹 못 하게 됩니다.

따라서 이러한 경우 저는 항생제나 항히스타민제 등의 대증약이나 잠을 재우는 처방이 아니라, 아이의 체질을 개선하고 강화시키는 치료를 합니다. 당장의 잠이나 코 증상 개선은 며칠이나 1~2주 내로 되는 것은 아니고 1~2개월 이상 소요되지만, 치료 이후의 아이의 건강을 고려한다면 그것이 바른 길이라고 생각하기 때문입니다. 지금껏 진료한 야제증, 야경증 아기들에게 단 한 번도 신경안정제, 진정제나 수면제 계통의 약물을 처방한 적은 없습니다. 잠 못 자는 그 증상 자체를 치료하는 것이 아니라 아이의 체질을 개선함으로써 잠은 물론이고, 호흡기/소화기를 튼튼하게 해주고 예방하는 것이 가능하며 또 그렇게 치료하고 있습니다. 체질 개선 과정에서 잠 증상이 좋아지는 시기는 1~2개월 사이가 가장 많습니다.

야제증 치료 효과 있나요?
밤에 보채는 아기 때문에 너무 힘듭니다

Q

안녕하세요. 저희 아기가 야제증인 것 같아서 문의드립니다. 제 딸 아이가 언젠가부터 밤에 수시로 깨서 보채기 일쑤네요. 새벽마다 1시간마다 깨서는, 울고불고 악을 써서 저를 너무 힘들게 합니다. 처음에는 시간이 지나면 좀 나아지겠지 싶었는데, 웬걸요. 8개월 되니 더 심해지고 있어요. 진짜 새벽마다 애한테 너무 시달리니 다음 날에 정말 심신이 피곤해 죽겠는데, 날이 갈수록 더 심하게 보채니깐 스트레스가 아주 극에 달하네요. 그래서 아이에겐 그러면 안 되지만 화도 내고 엉덩이도 때려 보고… 너무 열 받은 나머지 같이 울고불고했어요. 어젯밤은 아주 생난리를 피웠답니다. 혹시나 이가 나려고 해서 그런가 싶어서 보면, 아직 날 기미는 보이지 않고요. 공갈을 물려줘도 빨지도 않고 울고 분유를 먹이려고 해도 먹지도 않고 울고 밤에 보채는 아기 때문에 정말 너무 힘드네요.

그래서 야제증 관련해서 계속 인터넷 찾아보고 있는데, 야제증 치료 효과가 있는지 궁금합니다. 육아 자체가 너무 힘들어서 우울증 걸릴 것만 같네요. 도와주세요. 검색해보니, 딸 아기 증상이랑 비슷한 것 같아서 간절한 마음으로 질문드려보네요.

A

아빠들은 잘 모르는 것이 아기가 못 자면 아기도 아기지만, 엄마가 여러모로 정말 힘들죠. 엄마도 사람인지라 잠 못 자는 아기를 달래는 게 짜증 나고 화가 납니다. 오죽하면 소리도 지르게 되고 엉덩이도 때려서 미안해지기도 할까요. 원인은 생후 8개월 아기의 어떤 심리적인 불만이나 스트레스도 아니고, 뇌파를 찍어야 할 상황은 더더욱 아닙니다. 다만 깊은 잠을 푹 잘 수 있는 몸의 조건이 안 될 뿐입니다. 열이 순환이 잘 안 되고 계속 머리에 머무르는 증상으로서 '상초 열독 기체증'이라고 합니다. 어른들도 감기몸살 등으로 열이 나면 깊은 잠을 못 자고 선잠을 자고 자꾸 깨는 이치와 마찬가지입니다.

결론적으로 야제증은 치료 가능하고 치료 효과는 지속적이며 반드시 치료해줘야 할 충분한 이유도 있습니다. 치료의 방향은 잠만 잘 재우는 것이 아니라, 아이가 몸이 좋아지면서 저절로 잠이 잘 들게 하는 방향입니다. 만약 야제증을 치료하는데 잠만 잘 재우는 처방을 한다면, 약 복용이 끝나고 나면 다시 또 잠을 못 자겠죠. 그런 것이 아니라 아이의 체질 자체의 개선을 목표로 하므로 치료 후에도 지속적인 개선이 가능합니다.

잠 못 자는 아기가 가장 힘이 들고, 또 엄마도 그에 못지않은 체력적·심리적인 스트레스를 받습니다. 또한 잠을 못 자는 기간이 아기 몸과 마음의 성장, 뇌의 발달에서 마이너스 요인이 됩니다.

만 10개월 아기, 야경증 같은데, 고칠 수 있을지 문의드려요

Q

우리 아기의 야경증으로 생각되는 행동 때문에 문의드립니다. 현재 모유 6개월 먹고, 분유로 갈아탔는데 이유식도 먹고 있는 만 10개월 아기(남아)입니다. 그런데 어느샌가 낮이나 밤에 잘 때 1~2시간마다 자지러지게 울면서 일어나네요. 그래서 한 10분 안아서 달래주면 다시 자고요. 또 자다 깨는 아기의 온몸에는 식은땀도 많이 나 있고, 이도 많이 가는 편입니다. 어르고 달래 봐도 나아질 기미가 없어, 아기가 대체 어디가 아픈 건지, 이럴 땐 어떻게 해야 되는지 궁금하네요. 제가 인터넷으로 한번 찾아보니, 한의학에서는 야경증을 여러 방면으로 보시는 것 같더라고요. 소아과에 가보니, 36개월까진 그럴 수 있다고만 답을 해주시니 너무 답답해서요. 해결방법이 있을지 문의드립니다.

A

안녕하세요. 황지모 원장입니다.

야경증을 겪는 아기들의 패턴은 다양하지만, 지금과 같이 자주 깨고 식은땀, 이갈이 등은 야경증의 흔한 사례입니다. 열 순환이 안 되어서 상초에 열이 그대로 있기 때문에 깊은 잠에 못 들어가서 자주 깨고, 그 열을 식히기 위해서 몸에서는 땀을 또 내며, 치아에도 열이 많이 정체하여서 이를 가는 등의 자율신경 증상을 나타냅니다. 어디가 아파서라기보다는 체질적으로 열 순환 능력이 약하다는 것을 의미합니다. 잠이 만 3~4세 후에도 계속 문제가 되는 경우는 많지 않지만, 이런 몸 상태가 지속되면 잠이 좋아져도 호흡기 질환, 피부 질환, 소화기 질환, ADHD 집중력 장애 등을 나타내는 경우는 많습니다.

우선 한 가지, 깨어났을 때 안아서 달래주지 마시기 바랍니다. 잘못된 수면 습관을 고착화시켜서 깊은 잠을 오히려 더 방해하게 됩니다. 만약 이런 수면 습관만 잘 교정해도 잠 자체는 훨씬 수월할 것입니다. 문제는 아기가 열 순환이 많이 안 돼서 몸이 좋지 않을 때는 이런 수면 습관의 교정 자체도 힘들다는 점입니다. 시도했다가 거의 실패하는 사례들이 이에 해당합니다. 이럴 때는 우선 체질 개선 후에 수면 습관을 교정해주면 쉽게 잡힙니다. 아기가 변화를 받아들일 만한 상태일 때 교정해주는 것이 효과적이기 때문입니다.

자면서 우는 아기 상담 문의드려요

Q

안녕하세요. 자면서 우는 아기 때문에 잠 못 자는 엄마입니다. 지금 너무나 짜증 나고 답답하고 궁금해서 문의 여쭙습니다. 오늘로 정확히 11개월 된 남자아이인데요(현재 어린이집 보내고 있습니다). 저희 아들이 자다가 자꾸 깨서 우는데, 시간이 지나면 지날수록 그 시간 간격이 짧아져서 걱정이네요. 새벽마다 1시간에 네다섯 번을 깨서 울어대는데, 우는 원인을 못 찾아서 이래저래 심신이 힘듭니다. 저희 남편도 요새는 거의 칼퇴근해서 많이 놀아주고, 정말 몇 주 동안 최선을 다해 아기에게 신경을 많이 썼습니다만… 자면서 우는 것이 점점 심해지고 있어 환장할 지경이네요. 물론 자기 전에 모유도 30분 이상 넉넉하게 먹이고, 안락한 수면환경까지 모두 만들어줬는데도 말이죠. 엊그저께는 동네 큰 소아과에 가서 진료를 받아보니 "유난히 잠이 없는 아기들이 있어요"라는 말만 할 뿐… 그냥 지켜보자고 하시네요.

지금 현재 저희 집의 상황으로서는 제가 정말 듣기 싫은 말이 "시간이 약이다"라는 말인데, 정말 이게 정답일지 답답할 노릇입니다. 아… 정말 밤이 오는 것이 너무나 무섭습니다. 저희 아들내미와 같이 자면서 우는 아기는 어떻게 해야 증상이 좀 호전될까요? 답변 기다리고 있겠습니다. 조만간 한의원에 상담받으러 갈 예정이지만, 일단 온라인에서부터 먼저 글 남겨요.

A

밤에 잠 안 자는 아기는 잠을 안 자는 것이 아니라 못 자는 것이 맞습니다. 아기의 수면 장애 증상(야경증/야제증)은 여러모로 엄마 아빠들을 패닉 상태에 빠지게도 합니다. 이런 경우 수면 교육을 얘기하는 경우도 있는데 아이들에게 수면 교육이 효과가 있으려면 아이가 준비가 되어 있어야 합니다. 아기의 컨디션, 체질 상태, 병증 상태에 따라서 달라집니다.

생후 11개월이면 이제 밤중 수유는 물론이고, 밤에 깨는 횟수가 1회 이하이어야 합니다. 깨는 횟수가 지나치게 많으며, 또 반복되는 양상이라면 아이의 수면 장애 증상(야경증/야제증)을 생각할 수 있습니다. 지금도 새벽에 깨어서 다시 잠을 자려고 노력하지만, 잠에 들어가는 자체가 잘 안되기 때문에 1시간에도 4~5회씩 깨는 것입니다. 그러니까 짧은 시간에 자주 깨는 것처럼 보이지만, 실상은 계속 잠을 못 들고 있는 상황인 것이죠.

'시간이 약'인 것은 아닙니다. 또 그렇게 지켜보기에는 지금 이미 오래된 것으로 보이고요(보통 2주 정도 기다려볼 수 있습니다). 내원해서 진맥을 보면 자주 깨는 원인도 알 수 있지만 보다 중요한 것은 아이의 체질적인 상태를 파악할 수 있다는 점입니다. 저희 병원이나 제가 야경증을 치료함에 있어서 수면제나 진정제 류의 한약 처방을 한 적은 단 한 번도 없습니다. 아이의 건강을 되찾고, 타고난 체질을 개선함으로써 결과적으로 편안하게 깊은 잠을 잘 수 있도록 하는 것이 목표입니다.

지금 말씀하신 것 중에 한 가지 짚어야 할 부분이 있는데 자기 전에 수유를 넉넉히 하고 재운다는 점입니다. 배가 부르면 일단 처음 잠에 들기까지는 조금 수월할지 모르나 잠든 이후 아기가 숙면 상태에 진입하는 것을 오히려 방해하게 됩니다. 그러므로 우선 집에서 잡아줘야 할 수면 습관은 잠자기 전 최소 1시간 전에는 마지막 수유를 해줄 것과 그때의 수유량은 낮에 먹던 양(시간)보다는 적게(권장 50%) 먹이라는 점입니다. 꼭 기억해야 할 점은 아기들이 배가 고파서 잠에서 깨는 것이 아니라, 숙면이 안 되어서 깨어나고 보니 배가 고픈 것이라는 점입니다. 배불리 먹은 뒤에 잠에 잘 들고 중간에 깨어서도 잘 먹는다고 해서 오해하면 안 됩니다. 즉, 아기 수면에 있어서는 숙면이 일차 목표가 되어야 하며, 배불리 먹고 잠자는 것이 아이 건강에 결코 좋은 것은 아닙니다.

시간마다 깨는 15개월 아기 증상
좀 살펴봐 주세요

Q

15개월 된 여자아이입니다. 제 아이가 수면 장애를 겪고 있는 게 아닌지 염려되어 이렇게 문의를 드리게 되었네요. 일단 제 아이는 11개월 동안은 모유만 먹이고, 분유는 전혀 먹이지 않았습니다. 그래서 그런지 지금까지는 꼭 껴안아서 재워야만 했기 때문에, 딸 아이 스스로 누워서 잠들어 본적은 한 번도 없네요. 또한 밤에 깊게 자지 못하고 수시로 자주 깨서 자주 안아 달라고 우는 편이었는데 13개월부터는 스스로 알아서 바닥에 누워 잠들어서 그 전보다는 나아진 편이지만 여전히 깊게 잠들지 못하고 시간마다 깨서 우는 증상을 보이고 있습니다. 그리고 잠에 들기까지도 심하게 잠투정을 부리거나 뒤척이면서 쉽게 잠들지 못해서 큰 걱정이고요.

평소 생활하는 바로는, 낮잠은 하루에 1~2시간 정도 자고 쾌활한 축에 속한 편인데 왜 저희 아기는 유독 잠드는 데 오래 걸리고, 시간마다 깨서 잠드는 증상을 보이는 걸까요? 무슨 이유가 있는 건지 궁금하네요. 잠자리 환경에는 별 문제가 없는 것 같아 보이는데 말이죠. 병원 다닐 생각도 해봤지만, 인터넷 찾아보니 소아과는 다들 미적지근한 반응들이라서 아기가 걱정되는 마음으로 한방 쪽으로 질문드리게 되었습니다. 수면 장애 증상이 맞다면 치료로 나을 수 있을는지요. 조언 부탁드려요. 감사히 기다리고 있겠습니다.

A

일단 시간마다 깨는 아기의 잠자는 패턴은 수면 장애(야경증/야제증)가 맞습니다. 그전에는 스스로 누워서 잠들어본 적이 없거나, 여전히 시간마다 깨서 울고 안아주기를 바라는 것이 그렇습니다. 수면의 평균 사이클은 아기들의 경우 2~3시간 정도 되는데 1시간마다 깬다면 수면의 한 사이클도 푹 못 자는 것이기 때문입니다.

아기들은 원래 열이 많고, 성인에 비해서 잠을 잘 못 잡니다. 그래서 주변에서 "아기 때는 원래 그렇다"는 말을 쉽게 하곤 하지만 아기 잠도 월령별로 일정한 기준을 가지고 봐야 합니다. 지금 생후 15개월 아기는 돌이 지난 상태인데 깨는 횟수도 5회 이상 있다는 것은 아기가 깊은 잠 단계로 잘 진입하지 못함으로써 발생하는 증상들입니다. 야경증/야제증으로 볼 수 있으며, 소아들이 겪는 수면 장애 중에서도 진찰이 필요할 정도의 상태로 보입니다.

아이든 어른이든 잠을 잘 잔다는 것은 매우 중요함을 잘 아실 것입니다. 잠을 잘 자기 위해서는 우선 몸이 건강해야 합니다. 어른도 배 아프거나, 감기 걸렸거나, 과식만 해도 푹 못 자고 자도 잔 듯 만 듯 피곤합니다. 아이도 더 하면 더했지 덜하지 않습니다. 그리고 수면 습관이 잡혀야 합니다. 아이는 짧든 길든 수면 교육이 필요한데 지금 보면 그 과정이 없었을 확률이 높습니다. 이제라도 수면 교육이 원활히 잘 이루어지면 다행이겠으나 문제는 그렇지 못하고 실패할 확률이 더 높습니다. 현재로서는 아이가 지금의 수면 습관에 익숙해져 있고, 수면 교육을 받아들일 몸의 컨디션이 안 되는 경우인 듯합니다.

따라서 아이에게 맞는 수면 교육법을 단계별로 차근차근 맞추어줘야 하며, 그 이전에 아이의 몸 상태와 체질의 정도도 파악하는 것이 좋겠습니다. 진료 후 수면 장애의 정도가 지속적이고 심한 상태라면 체질 개선을 시행합니다. 수면제나 안정제 등의 수면치료가 아니라 아이 몸의 균형을 맞춰주고 보강하는 체질 개선만 잘 해주면 그 사이에 충분히 좋아집니다. 올바른 잠은 바른 몸의 성장과 뇌 정서 발달에 필수입니다. 야경증/야제증 자체가 문제되는 경우도 있지만, 이보다 더 중요한 것은 현재의 몸 상태와 체질이 계속 지속되는 것입니다. 주의력결핍 및 장애 증상의 유병률이 높아지기도 하고 비염, 천식 등 호흡기 증상들이 쉽게 발생합니다.

야경증 치료율 궁금합니다

Q

저희 아이는 18개월 된 여아입니다. 한 16개월 때부터인가 새벽에 자다가 갑자기 우는 우리 아기… 저를 너무 힘들게 하네요. 점점 나아지겠지 싶었는데, 며칠 전부터 대성통곡을 하는 것처럼 울고 더 심해진 것 같습니다. 문제는 이것이 배가 고파서 깨서 우는 것인지, 아니면 다른 이유 때문에 그런 건지 도통 모르겠습니다. 제가 도대체 어떻게 해야 하나요. 제 몸, 제 정신이 너무 힘들고, 자다가 갑자기 우는 아기 안아주는 것도 힘들지만, 무엇보다 우리 아기가 너무 힘들어합니다. 그래서 야경증 치료를 받으면 괜찮아질까요? 이런 과정들은 그냥 크는 과정인가요? 만약 야경증 치료를 받으면 호전되는 것인가요? 도와주세요.

A

안녕하세요. 황지모 원장입니다.
예전에는 아기에 대한 지식이 부족해서 어린 아기들의 야경증/야제증을 영아산통(복통, colic)이라고 했습니다. 그러나 최근 들어서는 '영아산통'이라고 여겼던 증상들의 상당수가 아기들이 겪는 수면 장애일 확률이 높다고 보고 있습니다. 엄밀한 의미에서 야경증(pavor nocturnus)은 수면 초기의 자율신경 증상을 동반한 발작적인 수면 장애를 말하지만, 일반적인 수면 장애를 겪는 아기들은 통칭해서 야경증/야제증에 속한다고 할 수 있습니다. 지금 아기도 그러한 케이스로 보입니다.

지금 18개월이면 우리 나이로 거의 3살에 해당합니다. 갓난아기도 아니고 3살 아이가 새벽에 자다가 갑자기 운다면 일반적인 잠투정과는 거리가 있는 것입니다. 배가 고프거나 속이 불편해서 깰 수도 있지만 기간이 너무 길어지고 있습니다. 통상 2주 이상 지속적인 수면 장애가 나타날 때 야경증/야제증 진찰을 요하는데, 이 정도면 만성화 패턴을 보이는 것입니다.

야경증은 그 자체가 성장 후 수면 장애나 정서/심리적인 후유증을 남기지는 않지만, 한창 성장 과정에 있는 아기들의 신체/뇌/정서 발달에 마이너스 요인이 되는 것은 분명해 보입니다. 따라서 저희 병원에서는 야경증 증상 자체의 치료를 위한 수면 안정제 개념의 처방이 아니라 아이 스스로 편안히 잠들고, 숙면을 할 수 있도록 체질 개선을 하는 것에 목표를 두고 있습니다. 잠을 잔다는 것은 사람으로서 자연스럽게 익히게 되는 생리반응으로서, 잠이 원활하지 않다면 뭔가 몸에 불편함이 있다는 증거가 되는 것입니다. 예민해서, 이가 나서, 성장통 때문에 등과 같은 이유가 아닙니다. 그러므로 우선 아기가 잠을 잘 수 있는 몸의 컨디션을 만들어주면서 체질 개선을 하는 근본 치료가 필요합니다. 그 이후에 밤중 수유나 기타 수면 습관의 교정이 필요한 부분은 쉽게 교정이 가능하게 됩니다.

저희 병원 기준으로 야경증 치료 시 체질 개선 과정에서 잠이 좋아지는 기간을 살펴보면 1~2개월 사이에 잠 증상이 호전되는 경우가 가장 많으며 대략 80% 이상을 상회합니다. 좀 늦게 좋아지는 경우에도 3개월이면 거의 90% 이상의 아기들은 수면 장애 증상이 호전됩니다. 나머지 호전이 더 늦거나 거의 없는 아이들도 체질 개선 이후 수면 습관의 교정과 생활 관리를 통해서 개선되게 됩니다. 잠 자체는 비교적 가벼운 증상에 속합니다. 정작 중요하고 오래 걸리는 것이 바로 체질 개선과 알레르기 증상들입니다.

생후 20개월 아기의 야경증과 코골이가 너무 심합니다

Q

생후 20개월 13kg 여자아이를 둔 엄마입니다. 저희 아기가 잘 때 드르렁거리는 소리가 너무 심해서 동네 소아과(호흡기 전문의)에서 진료를 받아보았는데요. 모든 것이 정상이라며 지켜보자고 해서, 아기 코골이가 심할 때 가끔 식염수를 넣어주는 정도로 관리하고 있네요. 마치 코 뒷쪽에 무슨 줄이 매달려서 떠는 듯한 소리 같고요. 반듯하게 재우면 코골이가 아주 요란해서 잠을 자기가 힘들 정도입니다. 그런데 우리 아기 증상이 신생아 때부터 잠버릇이 안 좋은 편이었어요. 한번 잠들려면 기본은 2시간씩 안고 재워야 하고, 갑자기 자다가 밤에 울고불고 소리를 지를 때도 있으니까요. 아무튼 코골이가 심해서인지, 아기 또한 숙면을 제대로 못 취하는 느낌을 받아서 아기 건강이 걱정됩니다.

검색해보니 코골이도 수면 장애의 한 종류라고 그러던데 코골이 증상과 동반된 소아 야경증 증세인지… 답변 부탁드립니다.

A

결론부터 말씀드리면 지금 20개월 아기의 코골이 증상은 야경증이 지속되면서 호흡기 증상까지 나타난 상태라고 생각됩니다. 어린 아기의 야경증/야제증이 시간이 지나면서 좋아지기를 기다리는 경우가 많은데 사실 이로 인해 호미로 막을 일을 가래로 막아야 하는 상황에 이르게 됩니다. 어릴 때 수면 장애를 유발했던 체질 상태는 그대로 지속되어서 오히려 안 좋은 증상들(호흡기/피부/소화기)이 나타나거나, 최악의 경우 야경증의 수면 장애 증상도 계속되는 것을 내원하는 아이들을 통해서 보고 있습니다. 지금 문의 주신 경우도 이에 해당합니다.

소아과에서 이상이 없다는 것은 급성염증이나 혹은 비중격, 편도/아데노이드의 변형이나 부종이 심한 경우까지는 아니므로 정상이라는 얘기를 들으신 걸 겁니다. 지금 아기의 경우에는 호흡기의 열 때문에 코/인후두의 공기순환이 원활치 않기 때문에 코골이가 생긴 비염 상태입니다. 현재 혹은 향후 만성/알레르기성 비염으로 발전할 확률이 매우 높습니다. 수면 장애(야경증/야제증)도 원래 있는 데다가 호흡기 증상까지 더해지니 원활한 산소 공급이 안 돼서 숙면에 방해를 더 받게 되고, 잠자는 동안 잘 분비되는 성장호르몬이 원활치 않게 됨으로써 성장과 뇌 발달에도 지장을 받습니다.

분노 발작? 야제증?

Q

요새 정말 지옥을 오가고 있는 20개월 아기의 엄마입니다. 진짜 하루하루 기진맥진하면서 살고 있는 터라. 몇 주 전부터 제 아기가 밤에 자다가 발작 정도의 수준으로 악을 쓰며 울어요. 갑자기 일어나더니 한 두세 시간을 날뛰면서 울다가 지쳐서 다시 자는 패턴인데 달래보려고 해도 손도 못 대게 하고요. 마치 자기 성질이 제어가 안 되는 듯 막 울더라고요. 어젯밤에도 거의 새벽 4시까지 악을 쓰다가 자서 저랑 남편이랑 정말 발만 동동 구르다 밤을 샜습니다. 그래서 아침부터 검색해보니 야제증? 야경증? 이런 단어들이 툭툭 튀어나오더라고요. 그런데 문제는 낮에도 가끔 난리를 친다는 것입니다. 그냥 혼자서 막 화가 난 것마냥 날뛰면서 우는데, 어찌 보면 아기가 '분노발작'을 일으키는 것처럼 보이고요. 이 모습은 밤에 거의 잠 못 자고 피곤하니까 떼쓰는 것처럼 생각할 수도 있지만 혹시 아이의 몸이나 정신적으로 문제가 있는 것인지, 예민해서 그런 건지 걱정이 너무 되는 요즘이네요. 저는 요새 생활이 거의 안 되는 수준까지 왔어요. 시간 지나면 괜찮아진다는 소리는 제 아기와는 전혀 상관없는 얘기인 것 같고요. 왜 매일 밤마다 무서울 정도로 저렇게 울어버리는지… 오늘 밤에 또 날뛸까 봐 밤이 두려운 상태네요. 얼른 잘 놀고, 잘 웃고, 잘 먹는 아기로 다시 돌아왔으면 하는데… 원장님, 증상 한번 살펴봐 주세요!

A

생후 20개월 아기의 경우 정말로 특별한 스트레스 요인이 없는 한 분노로 인한 발작증상일 가능성은 매우 낮습니다. 예를 들어 어린이집에 가기 시작했거나, 동생 출산 등으로 할머니 손에 맡겨지는 등의 환경 변화가 있으면 아기도 사람이기 때문에 심리적 영향이 없지 않습니다. 그러나 그런 영향 때문에 잠 증상이 2주 이상 지속적으로 나타날 정도면 그 이전에 이미 몸의 컨디션이 잠을 푹 잘 수 없는 상태였음을 말해주는 것입니다. 환경의 변화나 기타 스트레스는 자극요인일 뿐입니다. 내가 건강하고 컨디션이 좋고 면역력이 괜찮으면 별 영향을 못 미치지만 그렇지 못할 때 이렇게 야경증/야제증이나 혹은 다른 증상들도 쉽게 발생하고, 감기/수족구/장염 같은 전염성 질환도 잘 걸립니다.

현재 아기는 스트레스나 분노발작보다는 야경증이 나타나는 경우로 볼 수 있으며 몇 주 전부터라고 한 것으로 보아 최소 2주는 경과한 것으로 보입니다. 야경증/야제증으로 잠을 깊이 못 자고 있으니까 꿈을 꾸는 것이고, 그 꿈속에서 낮에 행동하는 것처럼 분노하고 화를 내다가 잠에서 깨는 것입니다. 그러나 아이는 여전히 꿈속에서 그런 행동을 하기 때문에 옆에서 제어도 안 되고 손도 못 대게 하며 스스로 꿈을 다 꾸고 숙면에 들어가야 끝나게 됩니다. 아마 아이는 아침에 간밤에 자기가 했던 일들을 기억하지 못할 것입니다. 꿈을 꾼다는 것은 사실 깊은 잠이 아니라, 얕은 잠 단계에서 발생하는 것입니다. 즉, 숙면을 못 하고 있는 아기들이 싸우거나 짜증 내는 꿈을 꿀 경우 그러한 반응들이 나타나는 것입니다.

일시적인 야경증/야제증은 경우에 따라 시간을 두고 봅니다만 2

주 이상 지속되는 양상으로 계속되면서 밤잠을 못 잔 영향이 낮에까지 미치고 있다면 진찰이 필요합니다. 많은 경우 아기가 잠을 잘 못 자는 것은 예민함이나 스트레스가 아니라 본인 몸의 건강 상태가 좋지 않은 경우입니다. 순환력이 약한 체질이거나 열 자체가 많은 원인으로 인해 열 순환이 안 되면서 나타나는 '상초열독 기체증'이죠. 또 이런 경우에는 잠도 잠이지만 다른 증상을 동반할 확률이 높습니다.

두 돌이 다 되도록
밤에 우는 아이 관련 문의

Q

안녕하세요. 이번에 두 돌 되는 아기 엄마인데, 밤마다 진짜 죽을 것 같아 문의드려요. 아들내미가 첫돌 전에는 밤중 수유 못 끊어서 자주 우나 싶었습니다만… 14개월 때 수유 다 끊고 나선 한동안 잠잠해지더니, 한 달도 안 돼서 다시 밤마다 우네요. 결국 지금은 23개월… 다음 달이면 두 돌이 되는데 매일 밤 생지옥이 따로 없어요. 또 한 번 울기 시작하면 30분~1시간은 기본이고, 자다 깨서 울고 악쓰는데 아기도 정말 힘들어 보이네요. 소아과 가서 진료받아도 그저 동네 소아과 선생님은 수유를 늦게 끊어서 그럴 수 있다며 조금 기다려보라고 하시고… 그래서 정말 시간이 약이라고 생각하며 살아야 하나 싶어요. 앞으로 계속 이런 똑같은 생활이 이어진다니 미칠 것만 같습니다. 밤에 우는 우리 아기가 말이라도 잘하면, 무슨 심리상담을 받거나 하고 싶지만 그런 것도 아니고요. 제가 다 정신과를 다니고 싶네요. 아들내미 증상과 관련되어 야제증 치료 문의드립니다.

A

안녕하세요. 황지모 원장입니다.

현재 아기의 증상은 야제증이 맞습니다. 많이 힘들어 보이시는데 한 가지 유념하실 부분은 엄마가 힘들어하는 그 이상으로 아기도 힘든 상황이라는 것입니다. 모든 일이 그렇지만 원인 없는 결과는 없을 것입니다. 아기가 잠을 잘 못 자고 있다면 반드시 그 원인이 있을 것이고, 진찰을 해보면 대다수가 건강의 정도와 체질 때문이었습니다. 막연히 잠을 못 잔다고 야제증인 것은 아니며 야제증 또한 수면 장애의 범주 내에 속하는 부분적인 증상입니다.

밤에 우는 아이는 안자는 것이 아니라 못 자는 것이고 그 이유는 바로 열 순환이 잘 되지 않아서 그렇습니다. 열 자체가 많든 적든, 열이 순환이 안 되고 인체 상부에 머물러 있을 때 깊은 잠에 들어가지 못하고 자꾸 깨게 되는 것입니다. 밤중 수유를 끊은 것은 잘하신 것이지만 지금 상태에서 그냥 기다리는 것은 좋지 못합니다. 좀 더 정확히 진찰을 해봐야 하지만 두 가지 노력으로 좋아질 수 있습니다. 우선 체질 개선입니다. 신체의 열 순환이 제대로 되지 않으면 잠을 깊이 들지 못하면서 얕은 잠을 자게 되고 꿈꾸는 시간이 많아지면서 잘 깹니다. 단순히 열 순환이 안 된다고 열만 내리는 치료를 하면 일시적인 효과밖에 없을 것입니다. 그러므로 저희 병원의 야제증 치료 방향도 신체의 체질적인 혈액/신경 순환력을 높여주는 체질 개선에 더 주안점을 두고 있습니다. 다음으로 그 체질 개선의 바탕 위에 수면 습관의 교정도 약간 필요합니다. 체질 개선만 해줘도 잠자는 것이 한결 좋아지고, 그렇게 좋아진 컨디션 하에서 수면 습관의 교정을 해야 아기가 수월하게 받아들이고 적응하므로 수면 교육의 성공률도 높아지게 되는 것입니다.

시간 지나면 좋아지겠지… 6개월만 지나면, 돌만, 두 돌만 지나면… 하면서 시간이 지나기를 하염없이 기다리는 경우를 많이 보게 됩니다. 결론적으로는 그 시간만큼 아이와 가족에게는 심신이 힘든 세월이 되고, 무엇보다 아기의 몸/마음/뇌의 성장 발달에도 악영향을 줄 수 있습니다. 아이에게도 잠은 낮 동안의 활동결과로 생기는 피로물질, 독소들을 해독·정화하는 시간이며 성장호르몬을 통한 몸의 성장 발달은 물론이고, 뇌의 발달과 정서의 발달도 함께 이루어지는 시간입니다. 밤에 깨서 우는 아기의 체질은 어릴 때 개선해 줄수록 유익합니다.

또한 지속적인 수면 곤란은 유관 질환의 발병률을 높이는 경향이 있습니다. 대표적인 것이 비염, 천식, 중이염 등의 호흡기 질환과 피부 증상, 소화기 증상, ADHD의 집중력 장애, 반복된 수면 장애로 인한 성장 발달 부족 등입니다. 따라서 아기의 체질적인 특성을 파악하여 체질에 맞는 개선처방을 맑은 탕전법으로 조제 복용하고 식습관 개선을 통해서 건강해질 때 잠뿐 아니라 다른 증상들도 같이 좋아집니다. 일시적으로만 증상 개선하는 치료법은 아니므로 안심하시기 바랍니다.

2. 기타 Q&A

모유 수유, 언제까지 해야 할까요?

Q

80일 아기예요. 완모 중인데 아침 8시~밤 9시 정도까지 수유 간격이 3~4시간인데 제가 너무 적게 먹이는 걸까요? 다른 아기들은 수유 간격이 얼마나 되나요? 잘 먹고 잘 노는데 기저귀 수가 적어요. 수유에 문제가 있는 건가요? 그리고 모유 수유는 언제까지 하는 게 맞을까요? 1년 정도는 하려고 했는데 모유에 문제가 있나 싶어 혼합도 진지하게 고민 중이에요.

A

안녕하세요, 황지모 원장입니다.

일단 수유 간격은 적당해 보입니다. 낮 수유를 포함해서 수유 간격은 아기들마다 차이가 있고 또 그래야 합니다. 모유/분유의 질과 아이의 소화력, 수유 패턴이 모두 다르기 때문인데요. 가장 중요한 건 아이가 충분히 소화를 잘하고 있는지 여부를 보는 것입니다. 먹고 나서 토하거나 게워 내거나 입 밖으로 주르륵 흘러

내린다면 일단 과식이라고 보서야 하며, 지나친 경우에는 배가 계속 빵빵해져 있고, 항상 항문주름이 발적 상태입니다.

이런 점들을 참고로 해서 수유 간격과 수유량을 정해야 하겠습니다. 간격은 아무리 짧아도 2시간 반을, 길어도 4시간을 넘기지 않도록 하며 양은 소화 상태에 따라 ±10씩 변화를 주면서 증감하도록 합니다. 보통의 경우 많이 먹어서 탈이 많이 생기지, 부모님들 걱정만큼 적게 먹어서 아이의 건강에 문제가 생기지는 않습니다.

1년까지도 완전 모유 수유를 생각한다면 반드시 엄마의 식생활 패턴과 건강 정도를 감안해야 합니다. 모유가 분유보다 좋으려면 엄마가 규칙적으로 세끼 식사를 하고 단백질, 지방, 탄수화물, 비타민, 미네랄 균형있는 식단으로 잘 먹으며 특별한 스트레스나 증상이나 질환이 없는 상태를 잘 유지해야 한다는 것이죠. 그렇게 잘 유지한다면 6개월~1년 정도 모유 수유를 하는 것도 좋습니다. 만약 그렇지 못하다면 짧게는 3개월에, 길게 잡아도 6개월에는 분유로 바꿔줄 것을 권장합니다.

모유 수유 중 섭취하면 좋은 음식 추천해주세요

Q

출산한 지 20일 정도 됐어요. 모유 수유하려면 잘 챙겨 먹어야 한다는데 입맛이 없어서 걱정이네요. 영양분 부족으로 아기한테 문제가 생길까요? 수분 보충만 잘해도 양은 줄지 않는다고 해서 물이나 미역국은 잘 챙겨 먹긴 해요. 정말 입맛 없을 때는 밥 대신 밀가루를 워낙 좋아해서 빵이나 간혹 떡 같은 걸로 먹는데 가루 음식을 먹으면 아토피 생긴다는 말을 들어서… 식사와 간식은 어떻게 해야 하나요?

A

모유와 분유를 비교하면서 모유의 면역성분, 소화용이성 등을 얘기하며 모유 수유를 강조합니다. 그러나 여기에는 전제조건이 있는데, 바로 엄마의 바른 식습관과 건강입니다. 모유의 질은 곧 엄마의 영양 상태에 의해서 결정되므로, 수분 보충만 잘한다는 것은 영양분이 부족해지는 상태가 되기 쉽다는 것입니다. 그보다는 모유 영양의 질이 중요하죠. 따라서 수분보다 중요한 것이 단백질과 지방 그리고 비타민, 미네랄 등의 고르고 적절한 섭취입니다.

모유 수유 중에 가루 음식이나 밀가루 음식을 먹는다고 해서 아이의 아토피 위험성이 곧바로 커지진 않습니다. 임신 전에 그러한 영향을 가장 많이 받으며, 임신 중에 조금 받게 됩니다. 다만 그러한 밀가루 음식은 우리 몸의 소화기에서 위산을 자극하고, 췌장에 부담을 주며 체내 면역 수치는 떨어뜨리는 반면 염증 정도는 높이는 경향이 있으므로 모유의 질이 떨어질 가능성은 매우 높습니다.

모유 수유 중에는 내가 먹는 음식의 질이 모유의 질을 결정한다는 점을 유념하여 비록 입맛이 없더라도 5대 영양소가 균형 잡히도록 먹어야 하며, 일반적으로 좋지 않다고 얘기하는 음식들(인스턴트, 밀가루, 설탕, 유탕처리, 가공, 첨가물)은 될 수 있는 한 안 먹는 것이 좋습니다.

밤중 수유 어떻게 끊어야 할까요?

Q

안녕하세요. 원장님. 밤중 수유 관련 문의드립니다. 지금 9개월 아기인데요. 5개월까지 모유 수유만 하고 현재까지 혼합 수유중 인데 이제 곧 단유하려고 합니다. 이유식은 6개월부터 시작했고 요. 여기저기 찾아보니 밤중 수유부터 끊으라고 하는데 9시쯤 마지막 분유 먹이는데 새벽 3~4쯤에 일어나서 젖 달라고 하도 울어서 번번이 물리고 마네요. 처음에는 배고파서 그런 줄 알았 는데 아닌 거 같아요. 이때 주는 게 맞는 건지 안 주는 게 맞는 지 잘 모르겠어요. 안 줘야 하는 걸 알면서도 그게 잘 안되네요. 차라리 분유랑 이유식을 조금 더 먹이면 새벽에 깨지 않을까요? 밤중 수유 끊는 방법 좀 알려주세요.

A

안녕하세요, 반포한의원 황지모 원장입니다. 이와 유사한 질문 들을 엄마들께서 많이 주시는데, 사실 아기들 밤중 수유 끊는 법에 정답이 있는 것은 아닙니다. 일반적으로 수면 습관에 문제 가 없다면 6개월 시점 이후는 끊을 수 있다고 하니까요.

문제는 엄마의 판단과 의지입니다. 흔히 새벽에 아이가 깨서 배 고픈 줄 알고 수유를 했더니 역시 왕성하게 잘 먹고 잘 자더라, 배가 고파서 깼구나, 라고 처음 생각하시는데요. 여기서 비극이 라고 할 수 있는 좋지 않은 수면 습관이 시작됩니다. 이는 앞뒤 가 바뀐 것입니다. 배고파서 깬 것이 아니라, 깨고 보니 배가 고 픈 것이죠. 하물며 밤중 수유를 해줘도 잘 먹지도 않는다면 더욱 그런 것이고요. 지금 질문 주신 분의 경우도 배고파서 그런 줄 알았는데 아닌 것 같다는 대목에서 보면 밤중 수유를 할 필요가 전혀 없다는 것을 알 수 있습니다.

즉, 아기 출생 후 수면 습관이 처음부터 지금까지 계속 잘못되었거나, 야경증/야제증이 있어서 깨는 것이 아니라면 배가 고픈 상태라도 최소 8시간 이상은 연속해서 잠을 잘 수 있다는 것입니다. 이때 잘못 생각해서 밤중 수유를 계속하게 되면 정말 안 좋은 수면 습관을 아이가 기억하게 되어 밤중에 자다 깨서 먹는 것이 습관이 됩니다.

그러므로 엄마가 해줘야 할 부분은 아이가 밤중에 깨서 운다면 바로 안아주거나 토닥이지 말고 차분히 일단 지켜보시라는 것입니다. 최소 5분에서 10분 정도를 지켜보면 아이가 정말 배가 고픈 것인지, 혹은 다른 아프다거나 하는 문제인지 알 수 있습니다. 혹은 원인을 모르더라도 15분 이상 계속 못 잔다면 그때 반응을 해주셔도 됩니다. 수유는 할 필요가 없고요. 이런 과정을 거치다 보면 밤중 수유는 저절로 끊어지게 되는 것이죠. 단, 여기에는 호흡기/피부/소화기 증상이나 야경증/야제증이 없는 상태라는 전제조건이 필요합니다.

또 한 가지 말씀드리면 밤중 수유의 기준은 8시간으로 보면 됩니다. 즉, 9시에 재웠으면 새벽 5시 이후에 깨워서 먹이는 것은 굳이 밤중 수유라고 생각하지 않아도 된다는 것입니다. 그리고 잠자기 전에 마지막 수유는 수면 시간으로부터 최소 1시간 정도는 간격을 두는 것이 좋으며, 이때 수유량은 낮 수유량의 최대 50%까지 적게 주는 것이 좋습니다. 많이 먹이면 푹 잘 자고 밤중 수유도 찾지 않을 것 같지만, 실은 깊은 잠이 안 돼서 더 깨고 많이 먹어서 체기에 걸리기 쉽습니다.

생후 10개월 밤에 자주 깨는 아기, 밤중 수유도 소용없네요

Q

생후 10개월 남아를 키우는 엄마입니다. 저희 아기가 자면서 배가 고픈지, 자주 깨서 모유를 찾는 편이랍니다. 그러다가 다시 자고, 또 3시간 있다 젖을 찾고 그렇게 반복된 일상을 하고 있네요. 10개월 정도면 모유 수유와 밤중 수유도 어느 정도 끊고 싶은데, 밤에 자주 깨서 울어버리는 아들내미 때문에 밤중 수유 끊기가 정말 힘듭니다. 주변에서는 밤중 수유를 끊으면 잘 잔다고 해서 며칠 끊어봤는데, 별다를 바 없이 깨는 횟수는 똑같고요. 수유를 안 하니 안아서 재워야 하는데, 그게 더 힘들더라고요. 깼을 때 안아주지 않고 계속 울고 보채도 그냥 둬 봤습니다만 30분이 지나도 심하게 울어서 안 안아줄 수가 없었습니다. 참고로 낮에는 낮잠을 그렇게 많이 자는 편은 아니고요. 어쨌든, 이 방법 저 방법 다 써본다고 써봤는데 아기가 도무지 나아질 기미가 보이지 않습니다.

그래서 말인데, 밤에 자주 깨는 아이는 단지 성격 때문인 건가요? 아니면 건강에 어떤 이상 신호일 수 있는데 부모가 모르고 있는 건 아닌지요? 아무튼 아들과 함께 밤잠 푹 자고 싶어요. 답변 부탁드립니다.

A

이론적으로는 6개월이면 아기들은 밤중 수유 없이 8시간 이상 잠을 푹 자는 것으로 나오지만, 현실적으로는 질문 주신 분과 같이 그게 안 되는 아이들이 많습니다. 매일 밤 깨서 수유하는 것도 모자라, 지금처럼 거의 3시간마다 수유가 반복된다면 뭔가 이유가 있겠죠? 그리고 울렸을 때 30분이 지나도 계속 우는 것은 배고파서 그런 것은 전혀 아니므로 밤중 수유를 할 상황이 아닙니다. 오히려 야경증/야제증 혹은 호흡기, 소화기의 불편함이 있을 확률이 높습니다. 그로 인해 열 순환이 잘 되지 않으면 숙면에 들어갈 수가 없게 됩니다.

밤에 자주 깨는 아기들의 일차적인 원인은 이와 같은 원인들로 인한 깊은 잠을 못 자는 몸 상태이고, 어린 아기들에서 흔한 원인은 소화기의 불편함입니다. 걱정하시는 것처럼 예민한 성격이나 분리불안 등의 요인은 부차적인 원인일 뿐입니다. 정말로 예민하거나 분리불안이 있는 아기들도 체질 개선을 통해서 몸의 컨디션이 좋아지고, 소화기가 개선되는 등 체질이 좋아지면 밤중 수유도 저절로 쉽게 끊을 수 있기 때문입니다.

따라서 밤중 수유를 끊는 것은 당장 억지로 하는 것보다는, 아이의 체질 개선을 통한 건강과 컨디션의 호전도에 맞추어서 자연스럽게 그때 가서 해주는 것이 더 쉽습니다. 또 그게 아이의 건강을 위해서도 바람직합니다.

혼합 수유 중인데 구토,
변비 때문에 문의드립니다

Q

안녕하세요, 황지모 원장님. 5개월 아기로 현재 혼합 수유 중인데요. 1~2개월 전부터 모유나 분유 먹고 나면 바로 구토를 해요. 트림시키려고 등 두드려 주면 본인도 힘을 주는 건지, 힘이 든 건지 얼굴이 빨개지고 헛구역질만 하네요. 30분 이상 두드려줘야 겨우 하고 변도 이틀에 한 번 정도 엄청 힘을 줘야 염소 똥만큼 겨우겨우 보네요. 얼마 전 관장을 한번 하긴 했는데 그때 잠깐 뿐 큰 효과가 없는 거 같아요. 유산균도 먹이고 분유량도 적당한 거 같은데 뭐가 문젠지 모르겠네요. 아직 이유식은 시작 전이고요.

A

안녕하세요, 황지모 원장입니다.

수유 후 구토 및 구역질과 함께 배변 상태도 좋지 않아 관장을 할 정도로 악화된 상태인데요. 엄마는 분유량이 적당한 것 같다고 하셨지만 사실 아이에게는 소화가 힘들 가능성이 매우 높습니다. 소화가 원활하다면 위 증상이 나타나지 않거나, 짧게 나타났다가 지나가게 마련입니다. 이런 경우를 보면 아이가 소화시킬 수 있는 능력보다 과식하고 있는 경우가 대부분입니다. 혹은 이유식을 하고 있는 경우에는 소화가 잘 안 되는 음식을 다양하게 먹이고 있는 것을 많이 봅니다.

월령별 수유량에 일괄적으로 맞추지 말고 아이의 소화능력을 감안해서 적절히 조절해야 하며, 규칙적인 시간 간격으로 수유하는 것이 중요합니다. 소화 능력에 대해 여러 번 얘기하지만 당연히 구토나 구역질이 없어야 하고 변 상태는 좋고 항문 발적, 복부 팽만이 없어야 합니다. 수유 간격은 지금보다 30분~1시간 정도 늘려서 길면 4시간 정도마다 주는 것도 좋습니다. 당분간은 좀 더 소화가 쉬운 산양 분유나 특수 분유를 사용해보는 것도 한 방법이 됩니다.

6개월 아기 분유량은 얼마나 줘야 하고, 이유식은 언제부터 시작하는 게 좋을까요?

Q

안녕하세요, 지모 원장님. 아기 분유량 문의드려요. 현재 혼합 중인데 밤에는 분유만 200㎖ 정도 먹이고 있는데 부족한지 잘 자다가 깨서 칭얼거리는 횟수가 점점 늘어나네요. 6개월 된 아기들은 보통 얼마나 먹이는 것이 좋을까요? 자꾸 칭얼거리니 무턱대고 많이 줄 수도 없어서 답답하네요.

그리고 이유식은 언제부터 하는 게 좋을까요? 주위 엄마들 보니 대부분 5~6개월부터 시작을 하던데 얼마 전 원장님이 쓰신 글을 보니 돌 지나서 늦게 시작해도 괜찮다고 하신 글을 읽었어요. 저도 12개월쯤 시작하려고 하는데 아기 성장과 영양에는 문제가 없을지 궁금합니다.

A

안녕하세요, 아이들의 수유량과 이유식 시기에 대한 질문을 주셨는데요. 우선 수유량(식사량)은 아이들마다 또 체질에 따라 소화력의 편차가 꽤 큽니다. 따라서 권장 수유량보다 많이 주지는 말고 하한선을 권장량의 -20% 정도로 잡아서 그 범위 내에서 (80~100%) 아이의 소화 상태와 식욕에 따라서 수유 시마다 10㎖씩 증감하면서 결정하는 것이 가장 좋습니다. 그리고 밤에 마지막 수유를 200㎖ 정도 준다고 하셨는데 낮에 만약 200㎖를 먹고 있으면 줄여서 먹이는 것이 아기가 푹 자는 데 좋으며 100㎖까지 줄일 수 있으면 더 좋습니다. 밤중에 깨서 먹는 것은 배고프기 때문이 아니고 단지 깊은 잠을 못 자기 때문입니다.

일정한 수유 간격에 따라 먹는데 주는 대로 아기가 모두 다 잘 먹고 변 상태도 좋으며, 특별한 소화 장애의 징후가 없으면 10㎖씩 늘려가거나 현재 양으로 괜찮지만, 일반적으로는 약간 소식시킨다는 기분으로 수유량을 잡는 것이 아이 몸에 무리가 없습니다. 그리고 컨디션과 건강 상태가 양호한 아기는 6개월이면 밤중 수유 없이 최소 8시간은 잘 수 있으므로, 지금 아기는 밤중 수유의 양이나 배고픈 것이 문제가 아니라 아이의 수면의 질이 좋지 않을 가능성이 더 높습니다. 그런 점을 잘 살펴봐야 할 것 같습니다.

그리고 이유식 시기에 대하여 말씀드리면 만 6개월에 시작하라는 것이 보통 정설처럼 되어 있는 상황이지만, 평균적인 아기를 기준으로 저희는 가급적 10개월 이후로 시작할 것을 권하는 편입니다. 6개월에 시작해도 아무런 문제 없이 소화를 잘하는 아이가 있는 반면, 그렇지 않은 아기들이 더 많다는 점 때문입니다. 만약 아이가 이유식을 5~6개월에 시작했는데 소화가 계속 잘 안 되면 일찍 이유식을 시작하는 모든 장점들(영양분/철분/치아 저작활동/다양한 음식 적응)이 무색해집니다.

소화 문제는 아이들의 영양 흡수라는 중요한 문제와 더불어 신체의 성장, 뇌 발달, 면역력, 체력유지와 밀접한 상관관계에 있습니다. 그러므로 아이의 체질적인 소화기의 특성을 잘 파악하는 것이 중요하고, 그를 바탕으로 이유식 시기를 탄력적으로 조정할 것을 권장합니다.

알레르기 피부, 이유식 시작해도 될까요?

Q

생후 6개월 된 아기인데요. 피부 관련 질문 있습니다.

생후 보름 지나고 나서부터 태열이 올라왔다 가라앉았다 반복됐는데 한동안 괜찮더니 백일 지나고 나서부터 입 주변에 오돌토돌 발진이 자꾸 일어나네요. 소아과에서는 괜찮다고 하시는데 제가 보기엔 단순 피부발진으로 보이지가 않아서요. 길게 갈 때는 일주일 정도 있다 가라앉고 하는데요. 기간이 점점 길어지는 거 같아요. 부위도 넓어지는 거 같고요.

아직 이유식 시작 전이라 너무 걱정되네요. 혹 알레르기 반응 때문에 더 심해질까 봐서요. 이런 경우 이유식을 늦추고 피부 치료를 먼저 받아야 하나요?

A

정확한 피부 상태와 아이의 체질, 소화기 상태를 진료를 보아 알겠지만, 일단 말씀해주신 태열이 있었던 과거력과 피부 증상으로 보아서는 영유아 습진으로 강력히 의심됩니다. 이런 경우 이유식을 체질 고려 없이 일찍 시작하거나 하면 쉽게 아토피에 이환되는 경향을 많이 보고 있습니다. 이유식을 시작하더라도 음식 종류에 있어 양방 알레르기 반응 검사는 정확한 알레르기 반응과 일치하지 않는 경우가 더 많아 참고로만 하며 음식에 따른 실제의 피부 알레르기 반응 여부를 더 중시합니다.

또한 이유식의 경우 저희 병원에서는 안 좋은 증상이 특별히 없더라도 체질상 소화능력이 약한 경우에는 6개월보다 조금 더 늦춰서 할 것을 권장합니다. 그 이유는 아이들의 소화 상태가 좋지 않은 상태에서 이유식을 시작하면 각종 알레르기 증상들(피부, 호흡기)이 더 심해지기 때문입니다. 그러므로 현재 아기도 체질에 대한 진료를 먼저 받아보고, 그 이후 이유식의 시기를 결정하고 증상과 상황에 따라서 피부 치료 및 체질 개선을 먼저 하거나 이유식과 병행하는 것이 바람직하겠습니다.

이유식을 바꿔줄 때마다
두드러기가 생긴다면?

Q

안녕하세요, 지모 원장님.
7개월 아이인데 이유식을 새로 바꿔줄 때마다 두드러기가 조금씩 올라오더니 이제는 평상시에도 자꾸 올라오네요. 아이가 유독 몸에 열이 많고 잠잘 때 땀도 많이 흘려서 더 간지러워하는 것 같아요. 자기도 가려운지 얼굴이랑 머리에 자꾸 손이 가길래 연고도 처방받아 발라주고 하는데 바를 때만 괜찮지 계속해서 반복되는 것 같아요. 이럴 때는 이유식을 가려서 해주어야 할까요? 아니면 피부과를 계속 다녀야 할까요?

A

안녕하세요, 황지모 원장입니다.

소화력이 떨어지는 상태에서 몸에 열이 많거나 혹은 열 순환이 약한 체질의 아기들은 음식이나 환경 변화, 외부자극에 따른 알레르기 반응의 일종으로서 두드러기 반응이 생기곤 합니다. 금방 수 시간 내로 없어지고 반복되지 않으면 크게 걱정할 필요는 없지만, 계속해서 반복되거나 오래 지속되고 가려움이 심하다면 증상관리와 더불어 근본 원인치료의 조치가 필요합니다.

한 가지 먼저 확인할 점은 이유식을 새로 바꿀 때마다 두드러기가 올라온다고 하였는데요. 바꾼 이유식에 조금 적응되면 괜찮은 것인지 계속 특정 음식에 대해서 그런 것인지 확인이 필요합니다. 계속 특정 음식에 두드러기가 반복된다면 해당 음식물은 근본 원인치료가 되기 전에는 먹이지 않는 것이 좋습니다. 그리고 그 사이에 근본 원인치료를 하여야 하며, 체질 개선까지 마무리되면 해당 음식에도 두드러기 등의 알레르기 반응이 발생하지 않게 됩니다.

요약하면 피부과를 무작정 계속 다니거나, 이유식을 모두 가리는 것이 아니라 증상의 정도가 심하다면 피부과 소아과 등의 연고나 내복약을 통한 증상관리가 필요하며, 동시에 한의원 진료를 통해 근본 원인치료와 체질 개선을 해주는 게 좋습니다. 이유식 종류는 지속적인 두드러기 반응이 있는 경우 가려줘야 하고, 근본 치료 후에는 그러한 알레르기 반응도 좋아지게 됩니다. 감사합니다.

11개월 아기, 어떤 우유를 먹어야 할까요?

Q

11개월인데 생우유를 먹여도 된다고 해서 시작하려고 알아보니 마트에 파는 일반 우유는 성장촉진제와 항생제가 많이 함유되어 있다고 하네요. 유기농 우유는 괜찮을까요? 추천 부탁드려요.

A

흰 생우유에 들어가 있는 유지방과 유단백은 성장에 도움이 되는 성분이긴 합니다. 그러나 아직 소화기 발달이 덜 되어 있는 아기들은 일반 우유를 먹게 되면 유지방, 유단백으로 인해 소화·흡수가 잘 이루어지지 않아 자주 소화불량(체기, 장염)이 발생하고 알레르기가 있는 아이들은 염증이 더 만성화되는 경향을 보입니다.

알레르기 증상이나 생우유를 먹고 나서 설사, 변비 및 가스 증상이 없었다면 먹이는 것이 나쁘지는 않습니다. 하지만 가급적 두 돌 전에는 필요한 영양분이 생우유보다 균형적으로 충분히 들어 있어 성장에 좋고 소화·흡수에 무리가 없는 분유(1단계 혹은 2단계)를 간식 개념으로 주는 것이 소화·흡수와 성장 측면에 더 좋고 실제로 그렇게 또 권하고 있습니다.

만약 분유를 못 먹는 경우에는 무지방 혹은 저지방 우유를 선택하시고, 우유보다는 고기를 잘 먹이도록 노력해주시는 것이 중요합니다. 사실 우유는 과거에 고기가 없어서 못 먹고 할 때 대체식품으로 먹기 시작한 것이며, 영양적으로 또 소화 측면에서도 훨씬 더 좋은 것이 고기입니다. 그래서 아직 고기를 잘 먹지 못하거나 씹지 못하고 뱉어내는 아이나 너무 싫어하는 아이들에게 성장에 필수적인 동물성 단백질과 지방을 보충하기 위해서는 우유라도 먹이도록 권합니다. 고기를 필요한 양 만큼 잘 먹는 아이들에게는 우유를 안 줘도 아무런 문제가 없습니다.

11개월 아기의 몸무게가 안 늘어요
살찌우는 방법 없을까요?

Q

안녕하세요, 지모 원장님.

저희 아이는 11개월인데 몸무게가 너무 안 늘어서 걱정입니다. 이유식을 8개월 때부터 시작은 했는데 먹는 양이 매우 적습니다. 조금만 더 먹이려고 하면 원체 거부를 해서 억지로 겨우겨우 먹이고 있어요. 그래서인지 6개월부터 몸무게도 잘 안 늘고 키도 거의 안 자라는 것 같아요. 아직 몸무게가 8kg 정도밖에 안 되네요. 밤에 잘 때도 원체 예민해서 작은 소리에도 잘 깨고 이유

없이 깜짝깜짝 놀라면서 깨기도 해요. 하루에 많으면 3~4번 정도 그러는 것 같아요. 그리고 얼마 전부터 코피가 나는 건지 코에 피딱지가 자주 있고 코가 잘 막히는 것 같아서 엄마 입장에서 너무 걱정이 되네요. 아이가 너무 허약한 것 같아서요. 아이 살찌우는 방법 없을까요?

A

살찌우는 방법을 문의하셨는데요, 지금 같은 경우 체중이 문제가 아닙니다. 현재 아이의 상태는 먹는 양도 적고, 식욕도 별로 없으며, 체중/신장 증가 속도가 느립니다. 또한 수면 장애(야경증/야제증) 문제가 보이며, 비염증상 또한 같이 나타나고 있습니다.

이런 상황에서는 억지로 먹일 수도 없거니와 억지로 먹인다 해도 그것이 잘 소화·흡수가 되고 건강 또한 좋아지리라는 보장은 전혀 없습니다. 아기가 살쪄서 통통해지는 것은 겉으로 어른들 눈에 좋아 보이는 것 말고는 아기 본인에게 좋은 건 없습니다. 또한 현 상태에서는 일시적인 영양보충, 수면안정, 비염 증상 치료 등은 큰 의미가 없습니다. 보다 근본적으로 소화 상태가 개선될 수 있도록 체질 개선을 해줄 필요가 있어 보입니다.

우선 집에서는 절대로 억지로 먹이지 마시기 바랍니다. 억지로 먹으면 결과적으로는 소화기가 더 무리하게 되고 지쳐서 흡수가 더 안 되며 잠 문제나 호흡기 문제가 더 악화될 가능성이 높습니다. 살찌운다고 혹시나 탄수화물류(특히 단 음식/과자류)는 많이 먹이면 안 되고 오히려 반대로 적절히 제한해야 하며, 단백질 위주로 노력하는 것이 더 좋습니다. 오랜 시간을 이렇게 꾸준히 해나가면 점차 소화·흡수 기능도 개선됩니다.

한의원에서는 아이의 체질 정도와 현재 상태에 따라서 치료 여부와 기간을 결정합니다. 정확한 것은 진맥을 봐야 알 수 있으나 객관적으로 봐도 심한 식욕 부진을 동반하면서 신장 체중이 하위 10% 이하라면 빠른 진료가 필요하겠습니다.

15개월 된 아기예요. 얼마 전 영유아검사를 했더니 철분이 부족하다고 하네요

Q

15개월 된 아기예요. 얼마 전 영유아검사를 했더니 철분이 부족하다고 하네요, 철분제를 먹이라고 권유하는데 검색해보니 의견이 다 다르시더라고요. 꼭 먹여야 할지 조언 부탁드립니다.

A

이 문제로 진료실에서 아이 엄마들께서 많이 문의를 주십니다. 이미 철분제 등을 복용하고 있는 경우에도 물어보시는데, 사실 아이들 성장기에 철분제를 먹으면 성장에 도움이 될 거로 생각하지만 꼭 그렇지 않습니다. 또 잠을 못 자는 아기들의 경우에도 철분이 부족하면 그럴 수 있다며 복용을 시키고, 병원에서 처방해주는 경우도 있습니다. 하지만 이 역시 큰 의미가 없습니다. 철분제는 일시적인 보충제일 뿐입니다.

실제로 성장기 아이들은 대부분 빈혈 수치가 조금씩 낮은 상태이며, 또 그것이 일정 정도까지는 정상입니다. 이는 성장기에 철분이 너무 과량일 경우 오히려 키 성장에 방해요소가 될 수 있음을 의미하기도 합니다. 영양실조 혹은 입·퇴원을 반복적으로 하면서 고기를 못 먹는 경우가 아니라면 굳이 복용할 필요가 없습니다. 철분제가 좋아져서 아무리 천연성분에 물에 잘 녹는 성질을 가졌다 해도 음식으로 섭취하는 것에 비하면 흡수율이 한참 떨어집니다. 또 소화기가 예민하거나 미성숙한 아이들이 먹게 될 경우 변비 증상과 함께 알레르기 증상을 유발할 수 있습니다.

그리고 철분이 부족해서 못 자는 것이 아니라 소화능력이 저하되어 고기를 잘 못 먹으니까 빈혈이 생기는 것이고, 그로 인해 혈액 순환이 더 나빠지니까 잠을 못 자는 것입니다. 이럴 때 철분제로 보충을 해주면 잘 자게 됩니다. 문제는 이후에도 계속 잘 자는 것이 아니라 오히려 그전보다 더 못 자게 되는 경우도 발생합니다. 앞서 말씀드렸다시피 철분제가 소화 작용을 더 방해하면서 흡수율도 매우 낮기 때문입니다.

빈혈 때문에 걱정된다면 아이가 충분히 소화·흡수시킬 수 있는 음식으로 철분제를 대체해주는 것이 가장 좋습니다. 소고기는 철분함량이 풍부하지만 포화지방 위주라 소화·흡수가 잘 안 되므로 살코기 위주로 먹입니다. 돼지고기는 철분함량도 부족하지 않고 불포화지방 위주라 소화·흡수에도 좋은 음식이므로 다양하게 먹이는 것이 좋습니다. 기타 다른 고기나 생선도 적절히 먹이되, 채소, 나물류에도 철분은 많지만 어린 아기들의 경우 소화에 힘들 수 있으므로 채소 육수를 내거나 잘게 다지거나 갈아서 먹여주는 것이 좋습니다.

완모 중인 아기,
영양제 따로 섭취해야 하나요?

Q

5개월 완모 중인데요, 가끔 얼굴에 트러블이 올라와서 너무 걱정되는데 소아과에선 별문제 없으니 걱정 말라고 하시네요. 혹시 영양분이 부족해서 그러나 싶어 같이 먹여보고 싶은데 종합 비타민? 아연? 비타민 D? 초유밀? 오메가3? 종류가 너무 많네요.

그리고 다음 달쯤 이유식을 시작해 보라고 하셔서 준비하려고 하니 앞이 캄캄하니 막막하네요. 조언 부탁드립니다.

A

완모 중인 경우 모유만 먹어서는 비타민 D가 충족되지 않기 때문에 별도로 보충을 해주는 것이 좋은데요. 말씀하신 것처럼 비타민 D가 부족한 경우에도 위와 같은 피부 증상이 나타날 수 있으며 아이들의 경우 피부 면역력이 약해지면서 아토피 같은 피부질환도 나타날 수 있습니다.

굳이 특정 질환의 치료 목적이 아닌 경우 꼭 건강보조식품을 챙겨주실 필요는 없습니다. 소화기 발달이 덜 된 아기들의 경우 소화기에 부담을 줄 수 있기 때문에 음식으로 먹여주시는 것이 좋습니다. 이유식을 만들 때 멸치와 같은 뼈째 먹는 생선이나 표고버섯 등을 넣어주면 비타민 D는 꼭 비타민 영양제를 복용하지 않고 음식을 통해서도 섭취가 가능합니다. 오전, 오후에 직사광선이 강한 한낮 시간대를 피해서 햇빛을 20~30분 정도 쬐는 것이 비타민 D 생성에도 도움이 됩니다.

그 밖에 아연, 비타민, 오메가, 초유 등도 동일합니다. 이 중에 아연, 비타민, 초유 등은 식사 중에 먹도록만 해주면 그래도 괜찮은데 오메가는 따로 보충 영양제로는 먹이지 않는 것이 좋습니다. 오메가는 섭취법에 주의를 기울여도 알레르기 반응이 많이 나타나기 때문입니다. 그래서 특히 오메가는 음식으로만 복용토록 해주시기 바랍니다. 엑스트라 버진 올리브오일(EVOO), 생들기름, 생참기름, 견과류 등에 풍부합니다. 기름 종류는 큰 상관없이 어린 아기도 괜찮으므로 하루 1ts부터 시작합니다. 만 4세 이하 어린 아기는 견과류를 피하고 만 4세가 넘는 아이들한테 줄때도 생 견과류를 사서 끓는 물에 종류에 따라 1~5분 정도 데쳐서 줘야 소화가 쉽습니다. 그리고 이유식 시기와 여부, 종류는 아이의 소화 상태를 고려해서 결정해야 문제가 없습니다.

홍삼이 면역력에 도움이 될까요?

Q

3살 아인데요, 어린이집 다니면서부터 감기가 자주 걸려요, 면역력이 떨어지면 그런다고 어머님께서 홍삼을 사다 주셨는데 그냥 먹여도 될까요? 어린이용이긴 한데 혹시 몰라서 여쭤봅니다.

A

아이들의 면역력 증강을 위해 또 어른들의 피로 회복을 위해서 홍삼을 많이 먹이시는데 홍삼은 백혈구의 생성과 기능을 높여주는 건강식품입니다. 홍삼을 처음 복용하면 대부분 좋다고 느끼는 것이 밥맛, 식욕이 좋아진다, 피로가 덜하고 힘, 열이 난다의 두 가지 부분입니다. 문제는 이렇게 좋은 작용을 하는 유효기간이 생각보다 짧고, 그 이후에는 처음 복용할 때의 장점을 잘 못 느낍니다. 그러나 계속해서 복용을 하기 때문에 문제가 발생하게 됩니다.

아무리 여러 번 쪄서 만들어도 홍삼은 본성 자체가 인삼의 뜨거운 성질을 지닌 약재이므로 열이 많은 사람에게는 독이 될 수 있고 장기간 복용하게 될 경우 여러 가지 부작용이 나타날 수 있습니다. 대표적인 것이 코 막힘 증상이고, 손발의 말초에서 순환이 안 되어 뜨거워지는 것입니다. 더 지속되면 소변 문제와 나아가서는 호르몬계 문제 및 자궁출혈 등도 유발하게 됩니다. 이는 홍삼이 열이 많은 반면 그 열을 순환시키는 작용은 부족하기 때문입니다. 홍삼, 인삼과 달리 장뇌삼이 아닌 정말 산에서 자란 천연 산삼이 좋은 이유는 열도 훨씬 많지만 그 열을 원활하게 잘 순환시키는 작용이 뛰어나기 때문입니다.

저의 경우 진료할 때 질환, 병증이 없으나 다만 열이 부족하고 기능이 저하된 체질의 경우에는 보약을 처방함에 있어 공진단을 애용합니다. 공진단의 특징이 '열'과 '성분'이 뛰어난 만큼 바로 이 '순환력'이 좋기 때문입니다. 제대로 만든 공진단의 경우 아이들도 장복했을 때 전혀 문제가 없습니다.

결론적으로 홍삼이라고 무조건 좋고 무조건 나쁜 것이 아니기 때문에 아이 체질과 건강 상태를 정확하게 알고, 전문가로부터 티칭받은 적정한 복용 기간을 정확히 지켜주는 것이 홍삼을 좋은 보약으로 먹는 방법입니다.

변 볼 때마다 힘들어하는 아이,
유산균 효과가 있을까요?

Q

유산균 안 먹였던 18개월 아기인데요. 변 볼 때마다 힘들어하고 감기는 아닌데 콧물이 마르질 않아요. 유산균을 먹어볼까 하는데 효과가 있을까요?

A

유산균이 우리 몸에 도움이 되는 세 가지 이유는 아래와 같습니다.

1) 건강한 면역체계를 돕는다.
2) 유해균의 침입을 막고 장벽막을 강화해준다.
3) 대사 작용을 돕는다.

위와 같이 면역력을 높이기 위해 유산균을 챙기는 엄마들이 많아지셨습니다. 이는 대부분 위와 대장에서의 유산균 작용 덕분입니다. 하지만 장기간의 항생제 치료, 면역력이 많이 저하된 상태. 장 누수 증후군 등 치료 목적이 아닌 경우 꼭 유산균제를 복용할 필요는 없습니다. 위-담-췌장-십이지장의 상부 소화기관이 균형이 맞다면 유산균은 체내에서 저절로 자생을 잘하기 때문입니다.

유산균은 크게 동물성과 식물성으로 구분할 수 있는데 식물성으로 먹는 것이 장내 생존율이 높은 편입니다. 발효식품인 치즈,

요구르트뿐 아니라 우리나라 대표 음식 김치를 포함해 전통 된장, 전통 간장에 풍부하게 포함되어 있는 유산균이 좋은 이유입니다. 유산균제보다는 평소 이런 음식들을 소량씩 꾸준히 섭취하는 건강한 식습관으로 관리를 해주는 것이 더욱 좋습니다.

면역력은 유산균을 먹는다고 갑자기 생성되는 것이 아니라 오랜 기간 동안 반복된 식생활습관이 좌우합니다. 아무리 유산균제를 잘 먹어도 평소 밀가루, 짠 음식, 매운 음식, 트랜스지방, 첨가물, 당분을 많이 먹게 되면 상부 소화기관의 기능이 저하되어 그 유산균이 자생할 수가 없습니다. 원활한 혈액 순환과 상부 소화기관 균형이 깨지지 않도록 평소 규칙적인 수면 시간과 운동 그리고 무엇보다 가장 중요한 식사의 균형을 지키는 것이 더 좋습니다.

변 상태 좋아지는 유산균과
식욕에 도움되는 것 추천해주세요

Q

18개월 아기예요. 안 먹는 건 아닌데 그렇다고 잘 먹지도 않아요. 그래서 그런지 체중이 또래보다 적게 나가고 장이 안 좋은지 변 상태도 좋지는 않아요. 약국에서 파는 비타민은 챙겨 먹이긴 하는데 별로 도움이 되지 않는 것 같아서요. 변 상태 좋아지는 유산균과 식욕에 도움되는 게 있다면 추천 좀 부탁드려요.

A

체질적으로 소화기가 약한 아이의 경우 먹는 만큼 소화·흡수가 되지 않으므로 또래에 비해 키가 작고 체중이 적게 나가게 됩니다. 이런 경우 비타민이나 영양제 섭취가 일시적으로 도움을 줄 수는 있지만 오히려 과다 복용할 경우 소화기 장애 등의 부작용이 나타날 수 있기 때문에 아이가 충분히 소화시킬 수 있는 제철 과일, 채소, 고기 등 자연식품으로 섭취하는 게 좋고, 건강한 식습관과 충분한 수면 시간을 갖는 것이 좋습니다.

시중에 나와 있는 유산균은 기준에 미달되는 제품도 있기 때문에 잘 선별하여 정량을 먹는 것이 중요하며 발효식품인 김치, 된장, 숙성 치즈, 플레인 요구르트 등에 유산균이 풍부합니다. 만약 소화 기능 문제가 없다면 유산균은 체내에서 저절로 자생을 잘하기 때문에 굳이 따로 유산균 제품을 복용하는 것이 아니라 이런 음식들을 잘 챙기는 것이 좋습니다. 소화 기능 문제가 있는 경우에는 유산균 제품을 아무리 잘 복용해도 장까지 도달을 못하거나 장에는 도달해도 지속해서 잘 증식하지 못합니다. 그러므로 소화 기능 개선을 위한 꾸준한 식습관 개선이 더 중요합니다.

인스턴트, 첨가물, 밀가루, 유탕처리, 가공 음식 등은 피할수록 좋으며 자연식품 중에서도 소화가 어려운 음식은 아직 어리기 때문에 자제하는 것이 좋습니다. 주의할 점은 체중이 적다고 해서 탄수화물류나 당분을 많이 먹이면 안 됩니다. 그렇게 하면 오히려 소화·흡수 기능이 더 떨어져서 체중이 안 늘거나 소화기에 탈이 나서 더 빠질 수 있습니다.

유산균을 먹으면 면역력이 좋아지나요?

Q

안녕하세요. 지모 원장님. 저희 아이는 2살인데요. 비염이랑 지루성 피부염을 갖고 있어요. 심할 때는 얼굴부터 목까지 발진이 말도 못하게 올라오고 피부도 엄청 거칠어요. 아빠 닮아서 비염도 있어요. 환절기가 찾아오면 눈까지 가려워하고 배에 가스가 많이 차는지 방귀 냄새도 독해요. 면역력이 좋아지면 괜찮아진다고 해서 유산균을 먹여볼까 싶어요. 괜찮은 유산균은 어떤 것이 있을까요? 추천 부탁드릴게요.

A

안녕하세요, 황지모 원장입니다.

알레르기 체질인 경우 환절기에 비염, 피부 증상이 더 심하게 나타나게 되는데 비염 증상이 심해지면 눈, 코 등은 물론 건조한 피부로 인해 가려움증이 더 심해집니다. 수시로 보습을 해주는 것이 좋으며 무엇보다 중요한 것은 아이의 피부 면역력을 높여주어 스스로 외부물질로부터 반응하지 않도록 하는 것이 필요하겠습니다. 면역력이 약한 아이들은 외부 변화에 능동적으로 대처하기 어려워 피부질환이 자주 나타날 수 있기 때문이죠.

아무리 좋은 유산균을 먹어도 단시간에 면역력이 높아지는 것이 아니기 때문에 음식/영양 섭취에 큰 문제가 있지 않다면 꼭 유산균을 복용할 필요는 없습니다. 소화기관 균형을 잡아주면 체내에서 유산균이 저절로 자생이 되기 때문에 균형 잡힌 꾸준한 식생활 관리와, 자연식품 섭취가 가장 바람직합니다. 공장에서 제조된 음식이나 외식은 가급적 삼가고 필요한 영양성분을 소화가 잘 되도록 보충해 주는 것이 더 중요합니다. 예를 들어 변성되지 않은 불포화지방, 탄수화물, 미네랄, 비타민을 골고루 섭취하는 것이 면역력 증강에는 더 좋습니다. 유산균 제품은 시중에 이미 충분히 나와 있으나 일시적인 보충제로서의 의미 외에 증상의 치료 혹은 면역력 증강의 효과는 약하며, 지속성 면에서 보면 더욱 미약합니다.

아이 첫돌에 녹용 보약 먹이는 것이 좋나요?

Q

저희 아이가 돌이 됐는데 주변에서 첫돌 보약을 지어 먹이면 좋다고 하더라고요. 안 그래도 평소에 아이가 잔병치레가 많아서 시댁 부모님께서 녹용을 먹여보라고 하시는데 녹용을 먹이면 면역력에 도움이 될까요? 한약이나 녹용을 어렸을 때 잘 못 먹으면 살찐다는 말이 있어서 고민이 되네요.

A

이 '첫돌 녹용 보약'을 지금 이 순간도 끊임없이 저에게 질문을 자주 해주시는데요, 널리 알려져 있는 것에 비해서 사실 정확한 근거는 충분하지 못합니다. 다만 민간과 한의학에서 경험적으로 아기의 첫돌 즈음에 아이의 체질에 맞게 녹용이 들어간 보약을 해주는 것이 건강이나 면역, 소화·흡수, 성장 등의 측면에서 좋았다는 것입니다.

그런데 이런 경험적 지식의 바탕에는 사실 역사적인 환경요인이 있습니다. 불과 1980년대만 해도 특히 우리나라는 육류의 섭취가 쉽지 않아서, 일반 서민 입장에서는 한 번씩 외식이나 특별한 날 일주일에 한두 번 정도 고기를 먹었으며 소고기는 고가라 더더욱 섭취가 어려웠습니다. 당연히 어른이든 아이든 육류의 섭취가 부족할 수밖에 없었고, 그래서 우유 마시기의 적극적인 권장이 있었습니다. 이런 시대에는 녹용은 처방으로서 약리적인 작용을 제외하고도 음식으로서 영양적인 면에서 대부분의 아이들과 어른들에게 많은 도움이 되었던 것이 사실이며, 따라서 한창 성장 발달이 필요한 유아들에게도 녹용 보약이 참 좋았습니다.

그러나 지금은 시대가 변하여서 먹거리가 너무 많고, 또 너무 많이 먹여서 문제인 시대입니다. 녹용이라는 약재의 특성과 아이의 체질을 고려하지 않고 막연히 첫돌 녹용 보약을 먹게 된다면 걱정하시는 바와 같이 간혹 식욕이 너무 증진되는 수도 있습니다. 저는 진료실에서 식욕 자체가 부진한 경우와 체질적 특성 두 가지 기준에 따라서 꼭 필요한 경우를 제외하고는 녹용 처방을 잘 하지 않고 있으며, 꼭 필요한 경우라 해도 아이의 체질 개선이 어느 정도 이루어지고 소화·흡수 및 대사순환에 문제가 없는 경우에 처방을 하고 있습니다.

구체적으로는 이유식을 시작했지만 고기를 먹기 거부하거나 잘 씹어 먹지 못하는 경우, 고기뿐 아니라 전반적인 식욕 자체가 뚜렷하게 저하된 아이, 위장 운동력이나 위산 분비가 너무 작은 아이의 경우에 체질 개선 후에 보약으로 사용합니다. 일반 홍삼 등의 보약이 열만 많은 것이라면 녹용은 열과 함께 순환력도 좋습니다. 다만 주의해야 할 점은 한의학에서 정식 한약재로 쓰이는 녹용은 국내에서 유통되는 사슴농장 등의 꽃사슴 과가 아닙니다. 식약처에서 의약품으로 관리되는 의료기관 것이 아닌 시중의 건강식품은 약성은 물론이고 안전의 위험도 있습니다.

그러므로 녹용 보약이 도움이 될 것인가와 도움이 된다면 언제, 어느 정도 처방할 것인가는 막연히 추측하지 마시고 정확하게 전문가 한의사 선생님의 진료와 진단 후에 결정하는 것이 문제가 없겠습니다.

코피 자주 나는 아이에게
도움되는 방법에 대해서 알려주세요

Q

저희 아이가 지금 4살인데 얼마 전부터 코피를 자주 흘려요. 양이 많은 건 아니지만 이틀에 한 번 꼴로 나니까 걱정이 되네요. 요즘 들어 눈 밑 다크 서클도 좀 짙어지는 것 같고 코감기가 오래갔는데 인터넷에 찾아보니 코 점막이 약해서 그렇다는 말도 있고 비염일 수도 있다라고요. 이럴 때 코피에 도움되는 거 뭐 없을까요? 비염 치료를 해야 할까요?

A

근본원인이 무엇이건 일단 코피가 난다는 것은 코 내부의 점막과 혈관이 예민해지고 부어서 약해져 있다는 것이 공통점입니다. 만성/알레르기성 비염으로 인해서도 약해지고, 체력이 약해서, 과거에 많았던 영양분이 부족해서도 약해집니다.

그 상태에서 단순히 코를 만지거나 누르거나 혹은 비염 등으로 코가 답답해서 코를 파게 되면 조그만 자극에도 피가 터지는 것이죠. 지금 아이가 코감기를 오래 앓았고, 눈 밑 다크 서클이 진하다는 것은 비염 증상을 의미합니다. 비염 상태에서는 코를 파지 않고 코만 풀어도 피가 날수도 있습니다.

보다 정확히 하려면 진료를 봐서 비염 상태가 맞다면 원인치료 및 근본 치료를 해주어야 합니다. 우선은 코 주위나 내부를 만지지 않도록 아이에게 계속 주의를 주면서 코 점막을 붓게 하고 악화시키는 설탕이 많이 들어간 음식/과자/사탕/초콜릿 등을 주의하고, 고열량보다는 신선한 채소와 살코기 위주의 단백질 섭취를 돕는 것이 좋겠습니다. 실내 습도를 최소 50% 이상 유지하고, 물을 자주 마시도록 하는 것도 상당히 도움이 됩니다.

어린 아기들도 진맥이 있나요?
짧게 진맥만 보고 체질을 알 수 있는지요

Q

안녕하세요, 황지모 원장님. 진료 내용을 보다가 궁금한 것이 있어서 질문드려요. 보통 한의원 하면 진맥 보는 것이 가장 먼저 떠오르고, 원장님께서도 진맥을 보시는 것 같습니다. 그런데 어린 아기들은 혈관도 가늘고 약해서 진맥이 나올는지 모르겠어요. 아기들도 진맥으로 판단이 가능한지 궁금하고요, 체질을 짧은 진맥만으로 알 수 있는지 궁금합니다.

A

안녕하세요, 진맥은 한의학의 독특한 진단법으로서 병의 현재 상태와 체질을 파악하는 데 있어 중요합니다. 매우 오래전 과거부터 부위는 조금씩 달랐지만 진맥을 보는 것이 지속되어왔을 만큼 그 유효성과 문헌적 근거는 매우 충분합니다. 질문 주신 어린 아기의 경우도 이미 그렇게 진맥을 보아왔으며 충분히 가능합니다. 당연히 어른과는 혈관의 크기나 심박동 주기나 크기 및 패턴이 다르므로 그런 부분까지 모두 고려해서 증상 및 체질에 대한 진단기준을 가지고 있습니다.

진맥은 신체의 12개 오장육부 및 신체 각 부위의 강약과 한열(寒熱), 순환력을 모두 파악하는 것으로, 진맥 보시는 분이 숙련된 경우에는 다른 사람이 봐서는 그 모습이 간단하게 보일 수 있으나 실제 그 내용은 복잡다단합니다. 그래서 그런 부분을 말로는 설명하기 어렵기 때문에 저희 병원에서는 만 3세 이상으로 진맥 기기를 통한 검사가 가능한 경우에는 별도의 진맥검사를 해서 실제 육안으로 확인되는 그래프를 보여드립니다. 물론 그 이하의 연령(0~3세)에서도 한의사의 진맥은 가능합니다만 기계를 통해 보여드릴 수는 없습니다. 기계가 아직은 사람만큼 민감하지 못하기 때문이지요. 최초 내원 시의 증상 상태와 체질 특징, 그리고 치료 및 체질 개선 과정의 중간과정, 종료 후의 결과까지 제가 진맥을 보는 것과 같은 상태를 알 수 있도록 해서 내원하시는 분들의 이해를 돕고 있습니다.

'내 손톱 밑에 가시'가 박혀 있을 때 다른 사람이 보면 아무것도 아닌 것 같지만, 당사자인 나는 너무 아프고 괴롭고 신경이 쓰입니다. 누구나 다른 사람의 고통에는 아무래도 둔감하기 마련입니다. 모든 질환과 증상이 그렇듯 야경증/야제증도 그렇습니다. 힘든 시기에 정신없이 아이를 키워오셨던 할아버지, 할머니나 주변 사람들은 아기가 잠을 못 자는 것은 응급실 갈 일도 아니고 큰 통증이나 기질적 질환(신체 조직의 이상 및 변이)도 아니므로 별것 아니라고 생각합니다. 시간이 지나면 괜찮아지니 좀 더 참고 이겨내라고, 엄마 아빠 되는 게 그렇게 쉬운 줄 알았냐고 쉽게 말씀들 하십니다. 심지어 당사자인 엄마 아빠도 그렇게 생각하시는 경우가 있습니다. 더 큰 문제는 엄마가 주된 양육자일 경우입니다. 아빠의 무관심과 몰이해로 우리 엄마들은 상처받고 눈물 흘릴 때가 많습니다. 하지만 그런 엄마조차 정작 우리 아기가 얼마나, 왜 힘든 상황인지에 대한 이해는 별로 없는 경우도 많습니다.

이해가 우선되어야 합니다. 대부분의 세상일은 서로 잘 알지 못하기 때문에 두려움, 오해와 불신이 생깁니다. 야경증/야제증으로 힘들어하는 우리 아이들이 대체 왜 잠을 못 자는지, 얼마나 힘든지, 어떻게 해줘야 하는지를 잘 알게 되면 아기와 부모가 모두 마음이 편안해집니다. 잘 알지 못하면 그만큼 아기는 아기대로 부모는 부모대로 지금 같은 고통의 시간이 얼른 지나가기만을 바라게 될 뿐이고, 그러면 문제는 해결되지 않은 채 속에서 더 곪기 쉽습니다.

제가 이 책을 시작한 것은 일차적으로는 아기의 가족들, 특히 아기 양육자분들이 정말 제대로 된 야경증/야제증에 대한 이해와 관심을 갖게 하는 것이 목적이었습니다. 그러나 아무래도 이 책의 텍스트 자체가 병원에서 진료하는 실제 임상가인 저의 손에서 나오다 보니 치료에 포커스를 둔 글들도 많게 되었습니다. 그래서 이 책을 꼭 저희 병원에 와서 진료를 하라는 것으로 받아들이시기보다는 '아, 야경증/야제증이 이런 거구나, 이제부터 아이의 건강을 위해서 신경 쓰고 잘 대처해주는 것이 중요하겠구나' 하고 생각하신다면 더 바랄 것이 없을 것 같습니다. 그런 생각에서 식습관이나 음식의 종류를 결정하는 마인드도 출발하기 때문입니다. 조만간 곧 구체적인 질환 및 면역력, 식습관 등에 대해서도 책을 출판할 계획입니다. 나중에 참고하시면 더 좋을 것입니다.

그동안 틈틈이 써온 글들을 정리하다 보니 새삼 느끼는 것이 너무 졸저라 세상에 내어놓기 부끄럽다는 점이었습니다. 그래도 그동안 저의 소박한 진료 내용과 직접적 경험들, 아이와 부모님들에 대한 조언을 나름 정리한 것이므로 꼼꼼히 살펴보시면 많은 도움이 있을 것입니다. 부족한 부분은 질정(叱正)해주시면 향후 수정과 보완을 약속드리며, 이 책이 나오기까지 교정과 조언을 아끼지 않은 김상용 선생님과 처음부터 끝까지 항상 격려와 응원을 보내준 아내에게 감사드립니다.